Thieme

Examen Pflege

Mündliche Prüfung
Teil 2

herausgegeben von
Susanne Schewior-Popp
Renate Fischer

unter Mitarbeit von
Walter Hell
Katrin Hüsges
Marion Kaster
Simone Müller-Boldt
Sandra Reinheimer
Astrid Steinberger

110 Abbildungen
15 Tabellen

Georg Thieme Verlag
Stuttgart · New York

Die Deutsche Bibliothek –
CIP-Einheitsaufnahme

Die Deutsche Bibliothek verzeichnet diese Publikation in der Deutschen Nationalbibliografie; detaillierte bibliografische Daten sind im Internet über http://dnb.ddb.de abrufbar

Wichtiger Hinweis: Wie jede Wissenschaft ist die Medizin ständigen Entwicklungen unterworfen. Forschung und klinische Erfahrung erweitern unsere Erkenntnisse, insbesondere was Behandlung und medikamentöse Therapie anbelangt. Soweit in diesem Werk eine Dosierung oder eine Applikation erwähnt wird, darf der Leser zwar darauf vertrauen, dass Autoren, Herausgeber und Verlag große Sorgfalt darauf verwandt haben, dass diese Angabe **dem Wissensstand bei Fertigstellung des Werkes** entspricht.

Für Angaben über Dosierungsanweisungen und Applikationsformen kann vom Verlag jedoch keine Gewähr übernommen werden. **Jeder Benutzer ist angehalten**, durch sorgfältige Prüfung der Beipackzettel der verwendeten Präparate und gegebenenfalls nach Konsultation eines Spezialisten festzustellen, ob die dort gegebene Empfehlung für Dosierungen oder die Beachtung von Kontraindikationen gegenüber der Angabe in diesem Buch abweicht. Eine solche Prüfung ist besonders wichtig bei selten verwendeten Präparaten oder solchen, die neu auf den Markt gebracht worden sind. **Jede Dosierung oder Applikation erfolgt auf eigene Gefahr des Benutzers.** Autoren und Verlag appellieren an jeden Benutzer, ihm etwa auffallende Ungenauigkeiten dem Verlag mitzuteilen.

Rüdigerstraße 14
D-70469 Stuttgart
Unsere Homepage: www.thieme.de

Printed in Germany

Zeichnungen: Malgorzata & Piotr Gusta, Paris
Umschlaggestaltung: Thieme Verlagsgruppe
Satz: medionet Publishing Services Ltd, 10787 Berlin
Druck: Firmengruppe APPL, aprinta druck, Wemding

ISBN 978-3-13-143431-9 1 2 3 4 5 6

Herausgeberinnen

Prof. Dr. Susanne Schewior-Popp
Katholische Fachhochschule Mainz
Fachbereich Gesundheit und Pflege
Saarstr. 3
55122 Mainz

Renate Fischer
Dipl.-Pflegepädagogin (FH)
Schule für Gesundheits- und Krankenpflege
Katholisches Klinikum Koblenz
Thielenstr. 13
56073 Koblenz

Autorinnen und Autoren

Renate Fischer
Gesundheits- und Krankenpflegerin mit
Fachweiterbildung Endoskopie
Dipl. Pflegepäd. (FH)
Schule für Gesundheits- und Krankenpflege
Katholisches Klinikum Koblenz
Thielenstr. 13
56073 Koblenz

Walter Hell
Richter am Amtsgericht
Am Alten Einlaß 1
86150 Augsburg

Katrin Hüsges
Gesundheits- und Krankenpflegerin
cand. Pflegepäd. (FH)
Schule für Gesundheits- und Krankenpflege
Katholisches Klinikum Koblenz
Thielenstr. 13
56073 Koblenz

Marion Kaster
Gesundheits- und Krankenpflegerin
Dipl.- Pflegewirtin (FH)
Dipl. - Sozialmanagerin (FH)
Marienhaus Klinikum St. Antonius Waldbreitbach
Margaretha – Flesch – Str. 4
56588 Waldbreitbach

Simone Müller-Boldt
Gesundheits- und Krankenpflegerin
Dipl.- Berufspäd. (FH)
Schule für Gesundheits- und Krankenpflege
der Barmherzigen Brüder Montabaur
Koblenzer Str. 11-13
56410 Montabaur

Sandra Reinheimer
Gesundheits- und Kinderkrankenpflegerin
Lehrerin für Gesundheits- und Pflegeberufe
Rheinisches Bildungszentrum für
Berufe im Gesundheitswesen der
Marienhaus GmbH
Langendorfer Str. 76–78
56564 Neuwied

Astrid Steinberger M.A.
Erziehungswissenschaft, Psychologie, Soziologie
Gesundheits- und Krankenpflegerin
Freiberufliche Dozentin
Nonnenwies 8
55442 Roth

Vorwort und Benutzerhinweise

Liebe Schülerinnen und Schüler, liebe Lehrerinnen und Lehrer!

Dieses Buch ist der fünfte und damit letzte Band einer insgesamt 5-bändigen Reihe zur Examensvorbereitung für Schülerinnen und Schüler in der Gesundheits- und Kranken-/Kinderkrankenpflege. Die Bände 1–3 dienen dabei der Vorbereitung auf den schriftlichen Teil der Prüfung, die Bände 4 und 5 beziehen sich auf den mündlichen Teil.

Die mündliche Prüfung erstreckt sich gemäß der Ausbildungs- und Prüfungsverordnung (KrPflAPrV § 14) auf drei thematische Teilbereiche, die jeweils in 10 bis 15 Minuten geprüft werden sollen. Die Gesamtzeit der mündlichen Prüfung beträgt damit 30 bis 45 Minuten. Teil 1 der mündlichen Prüfung ist Gegenstand des vierten Bandes unserer Buchreihe.

Der Ihnen hier vorliegende Band zur Prüfungsvorbereitung bezieht sich auf die Teilthemenbereiche 2 und 3:

- Teil 2: Berufliches Selbstverständnis entwickeln und lernen, berufliche Anforderungen zu bewältigen
- Teil 3: Bei der medizinischen Diagnostik und Therapie mitwirken und in Gruppen und Teams zusammenarbeiten

Beide Themenbereiche beziehen sich jeweils auf sehr vielgestaltige Lehr-Lerngebiete. Dies gilt insbesondere für den zweiten Prüfungsteil. Hier geht es zum einen um historische und aktuelle berufliche und berufspolitische Prozesse, zum anderen aber auch um typische berufliche Herausforderungen, die oftmals mit erheblicher, auch psychischer Belastung verbunden sind. Wir haben uns daher entschlossen, diesen Prüfungsteil im Sinne einer effektiven Prüfungsvorbereitung thematisch zu differenzieren.

Bei Teil 3 der mündlichen Prüfung haben wir uns gegen eine weitere Unterteilung entschieden, weil hier eine unmittelbare, fallbezogene Verknüpfung der einzelnen Aspekte sinnvoll erscheint: Die Mitwirkung bei Diagnostik und Therapie setzt ein kooperatives Arbeiten in Gruppen und Teams voraus.

Gliederung des Buches

Entsprechend unserer vorstehend beschriebenen Intentionen gliedert sich dieses Buch in drei thematische Bereiche:

1. Berufliches Selbstverständnis entwickeln
2. Lernen, berufliche Anforderungen zu bewältigen
3. Bei der medizinischen Diagnostik und Therapie mitwirken und in Gruppen und Teams zusammenarbeiten

Jedem dieser drei thematischen Bereiche sind jeweils acht Aufgabenstellungen bzw. Fallbeispiele zugeordnet. Dabei unterscheiden sich die dargestellten „Fälle" insofern von denen, die Grundlage der schriftlichen Prüfungsteile sind, dass sie v.a. einem praktisch-anschaulichen Bezug der jeweiligen Thematik dienen. Die Bearbeitung der Aufgabenstellungen erfolgt anhand mehrerer möglicher Prüfungsfragen, die dazu geeignet sind, die jeweilige Thematik insgesamt zu erschließen. Natürlich sind in der realen Prüfungssituation auch Überschneidungen zwischen einzelnen Prüfungsteilen möglich, so kann z.B. die Thematik „Mobbing" (Prüfungsteil 2) durchaus etwas mit dem Arbeiten in Gruppen und Teams (Prüfungsteil 3) zu tun haben. Diese Überschneidungen sind thematisch begründet und kaum zu verhindern, in gewisser Weise erscheinen sie vor dem Hintergrund vernetzten Denkens sogar sehr wünschenswert. Unser Anliegen ist es vielmehr, ein thematisch möglichst breites Fundament für die Prüfungsvorbereitung zu legen, ohne Anspruch auf Vollständigkeit.

Da es sich um eine mündliche Prüfung handelt, haben wir den Raum für Notizen im Arbeitsteil bewusst auf Stichpunkte begrenzt, anhand derer Sie, liebe Schülerinnen und Schüler, das mündliche Prüfungsgespräch simulieren können, dessen inhaltliche Basis Sie dann verschriftlicht im Lösungsteil finden. Wir gehen davon aus, dass so für jeden Lernenden eine möglichst effektive Prüfungsvorbereitung möglich ist, wobei natürlich ein gewisses „Restrisiko" der dann tatsächlichen Prüfungsgestaltung übrig bleibt. Dann, so sind wir überzeugt, steht Ihrem Prüfungserfolg – fast – nichts mehr im Wege. Wir wünschen Ihnen viel Glück und einen guten Start in den Beruf!

Dank an alle, die mitgewirkt haben

Im letzten Band unserer 5-bändigen Reihe zur Prüfungsvorbereitung und am Ende eines mehrjährigen Planungs- und Arbeitsprozesses wollen wir als Herausgeberinnen es auf keinen Fall versäumen, allen, die an dieser Reihe mitgewirkt haben, ein ganz herzliches Danke! zu sagen.

Dazu gehören natürlich die zahlreichen Autorinnen und Autoren, die mit viel Fachkunde und Engagement einzelne Fallbeispiele bzw. Themenbereiche bearbeitet haben, aber auch die vielen ungenannten „Ideengeber", die den Prozess begleitet haben. Vergessen werden sollen auch nicht die zahlreichen Schülerinnen und Schüler, die so manche Aufgabenstellung „vortesten" mussten und damit einen wichtigen Beitrag in Richtung „Machbarkeit" geleistet haben. Und schließlich der Georg Thieme Verlag in Stuttgart mit den vielen Personen, die von der Planung bis zur Realisierung dieses Buchreihenprojekts verantwortlich und beteiligt waren. Stellvertretend sollen hier die Leiterin der Programmplanung Pflege, Frau Christine Grützner, und die verantwortliche Redakteurin, Frau Dorothee Halbig-Mathy genannt werden. Ihnen sagen wir unseren ganz besonderen Dank für Engagement, konstruktiven Diskurs, fachliche Umsicht und vor allem Geduld!

Wenn es mit dieser Buchreihe gelingen sollte, einen, wenn auch noch so kleinen Beitrag zur Verbesserung von Ausbildungs- und damit von Pflegequalität zu leisten, so rechtfertigte das mit Sicherheit alles genannte Engagement!

Mainz und Koblenz, im Februar 2009

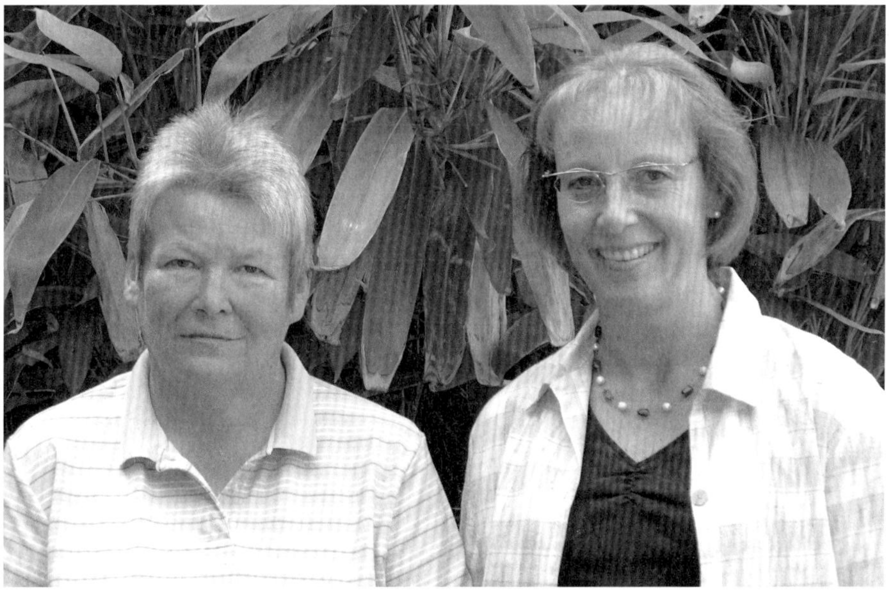

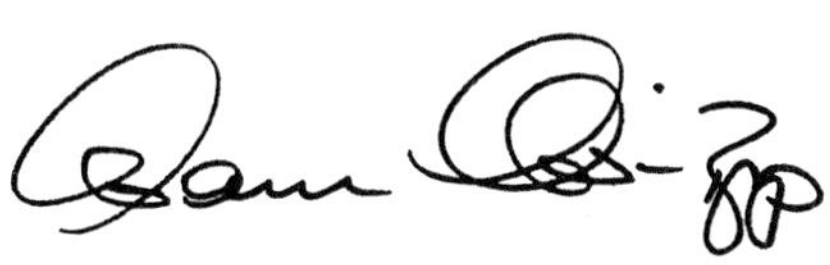

Prof. Dr. phil. Susanne Schewior-Popp

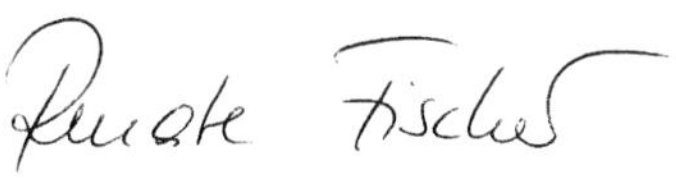

Renate Fischer

Inhaltsverzeichnis

Aufgabenstellungen

I. *Beruflisches Selbstverständnis entwickeln*

II. *Lernen, berufliche Anforderungen zu bewältigen*

III. *Bei der medizinischen Diagnostik und Therapie mitwirken und in Gruppen und Teams zusammenarbeiten*

Aufgabenstellungen 1–24

Aufgabenstellung 1

Katholische Pflegeorden – erste deutsche Krankenpflegeschule – Theodor Fliedner

Sie absolvieren Ihre Ausbildung zur Gesundheits- und Krankenpflegerin an einem Krankenhaus, dessen Träger eine katholische Ordensgemeinschaft ist. Im Unterricht zur Geschichte der Pflege lernen Sie, dass katholische Pflegeorden auf eine lange Tradition bis ins 15. Jahrhundert n. Chr., den Beginn der sog. Neuzeit, zurückblicken können, und dass die erste deutsche Krankenpflegeschule in Heidelberg gegründet wurde.

Mögliche Prüfungsfragen

1. Beschreiben Sie, wie es zur Gründung katholischer Pflegeorden kam. Gehen Sie hierbei auf Juan de Dios und Vinzenz von Paul ein.
2. Wer gründete die erste deutsche Krankenpflegeschule?
3. Beschreiben Sie den Einfluss, den Theodor Fliedner auf die Krankenpflege im 19. Jahrhundert hatte.

Bearbeitung der Prüfungsfragen

1. Beschreiben Sie, wie es zur Gründung katholischer Pflegeorden kam. Gehen Sie hierbei auf Juan de Dios und Vinzenz von Paul ein.

2. Wer gründete die erste deutsche Krankenpflegeschule?

3. Beschreiben Sie den Einfluss, den Theodor Fliedner auf die Krankenpflege im 19. Jahrhundert hatte.

Aufgabenstellung 2

Florence Nightingale – Pflegeausbildung in Deutschland und Großbritannien im Vergleich

Sie nehmen als Auszubildende in der Gesundheits- und Krankenpflege an einem internationalen Pflegekongress in London teil und kommen mit Kolleginnen aus Großbritannien ins Gespräch. Ihnen wird berichtet, dass die Pflegeausbildung dort an Universitäten stattfindet und nicht, wie hierzulande, an Krankenhäusern. Ihre britische Kollegin erläutert Ihnen, dass Florence Nightingale in diesem Zusammenhang eine große Rolle gespielt hat und schlägt Ihnen vor, am Nachmittag mit Ihnen gemeinsam das Florence-Nightingale-Museum zu besuchen.

Mögliche Prüfungsfragen

1. Beschreiben Sie die Entwicklung der Pflege bzw. Pflegeausbildung in Großbritannien durch Florence Nightingale.
2. Vergleichen Sie die Entwicklung der Pflegeausbildung in Großbritannien mit der in Deutschland.

Bearbeitung der Prüfungsfragen

1. Beschreiben Sie die Entwicklung der Pflege bzw. Pflegeausbildung in Großbritannien durch Florence Nightingale.

2. Vergleichen Sie die Entwicklung der Pflegeausbildung in Großbritannien mit der in Deutschland.

Aufgabenstellung 3

Henri Dunant – Rotes Kreuz heute

Sie bewerben sich nach Ihrem Abschluss in der Gesundheits- und Krankenpflege in einem großen Krankenhaus in Trägerschaft des Roten Kreuzes. In der Eingangshalle hängt ein Portrait von Jean Henri Dunant. Beim Vorstellungsgespräch erzählen Sie, dass Sie schon seit vielen Jahren ehrenamtlich beim Roten Kreuz aktiv sind, mehrfach Kinderfreizeiten betreut haben und regelmäßig bei Blutspendeterminen helfen.

Mögliche Prüfungsfragen

1. Erläutern Sie die Entwicklung des Roten Kreuzes und gehen Sie insbesondere auf die Person von Henri Dunant ein.
2. Welche Grundsätze und welche Aufgaben hat das Rote Kreuz heute?

Bearbeitung der Prüfungsfragen

1. Erläutern Sie die Entwicklung des Roten Kreuzes und gehen Sie insbesondere auf die Person von Henri Dunant ein.

2. Welche Grundsätze und welche Aufgaben hat das Rote Kreuz heute?

Aufgabenstellung 4

Agnes Karll – Berufsverbände heute

Sie gehen mit ihrer Freundin in Neuwied am Rhein bummeln und stehen am Ende der Fußgängerzone vor dem Agnes-Karll-Haus. Sie berichten Ihrer Freundin, dass Sie Agnes Karll in Ihrer Ausbildung zur Gesundheits- und Krankenpflegerin kennengelernt haben und dass diese den ersten Berufsverband für Krankenpflege in Deutschland gegründet hat.

Mögliche Prüfungsfragen

1. Erläutern Sie die Situation in der Pflege gegen Ende des 19. Jahrhunderts, und gehen Sie auf die Person von Agnes Karll ein.
2. Welche Aufgaben haben Berufsverbände für Pflegende heute?

Bearbeitung der Prüfungsfragen

1. Erläutern Sie die Situation in der Pflege gegen Ende des 19. Jahrhunderts, und gehen Sie auf die Person von Agnes Karll ein.

2. Welche Aufgaben haben Berufsverbände für Pflegende heute?

Aufgabenstellung 5

Pflege im Nationalsozialismus – Auswirkungen auf das heutige Gesundheitswesen

Während Ihrer Pflegeausbildung besuchen Sie im Rahmen einer Exkursion die Gedenkstätte Hadamar, die sich im Zentrum für soziale Psychiatrie befindet. Sie erfahren, dass zwischen 1941 und 1945 hier 14 524 Menschen in als Duschräume getarnten Gaskammern umgebracht wurden und dass auch Pflegekräfte daran beteiligt waren.

Mögliche Prüfungsfragen

1. Beschreiben Sie, wie sich die Pflege und Pflegeausbildung nach der Ernennung Adolf Hitlers zum Reichskanzler entwickelte.
2. Nennen Sie ein Beispiel dafür, welche Auswirkungen der Nationalsozialismus auch heute noch auf das Gesundheitswesen hat.

Bearbeitung der Prüfungsfragen

1. Beschreiben Sie, wie sich die Pflege und Pflegeausbildung nach der Ernennung Adolf Hitlers zum Reichskanzler entwickelte.

2. Nennen Sie ein Beispiel dafür, welche Auswirkungen der Nationalsozialismus auch heute noch auf das Gesundheitswesen hat.

Aufgabenstellung 6

Entwicklung der Pflegeausbildung nach 1945 – Krankenpflegegesetze von 1985 und 2003

Sie arbeiten nach Ihrer Abschlussprüfung als Gesundheits- und Krankenpflegerin in der ambulanten Pflege. Eines Morgens spricht Sie eine ältere Patientin an, deren 15-jährige Enkelin sich für eine Ausbildung zur „Kinderkrankenschwester" interessiert. Sie erklären Ihrer Patientin, dass sich nicht nur die Berufsbezeichnung mit dem neuen Gesetz über die Berufe in der Krankenpflege geändert hat, sondern auch vieles mehr.

Mögliche Prüfungsfragen

1. Erläutern Sie die Entwicklung der Pflegeausbildung nach 1945.
2. Vergleichen Sie Zugangsvoraussetzungen, Ziele und Inhalte der Ausbildung nach den Krankenpflegegesetzen bzw. Ausbildungs- und Prüfungsverordnungen von 1985 und 2003.

Bearbeitung der Prüfungsfragen

1. Erläutern Sie die Entwicklung der Pflegeausbildung nach 1945.

2. Vergleichen Sie Zugangsvoraussetzungen, Ziele und Inhalte der Ausbildung nach den Krankenpflegegesetzen bzw. Ausbildungs- und Prüfungsverordnungen von 1985 und 2003.

Aufgabenstellung 7

Fort- und Weiterbildung – Studium – Arbeitsfelder der Pflege

In wenigen Wochen findet die mündliche Prüfung als letzter Teil Ihrer Abschlussprüfung in der Gesundheits- und Krankenpflege statt. Obwohl Sie sich darauf freuen, dass der Lernstress der vergangenen Monate bald endlich ein Ende haben wird, gehen Ihre Gedanken bereits weiter in die Zukunft und Sie denken darüber nach, ob nach der Ausbildung noch ein Studium für Sie in Frage kommt.

Mögliche Prüfungsfragen

1. Begründen Sie die Notwendigkeit der beruflichen Fort- und Weiterbildung im Gesundheitswesen. Erläutern Sie Möglichkeiten, die für Gesundheits- und Krankenpfleger hierzu in Betracht kommen.
2. Welche Arbeitsfelder eröffnen sich Ihnen nach Ihrer Abschlussprüfung?

Bearbeitung der Prüfungsfragen

1. Begründen Sie die Notwendigkeit der beruflichen Fort- und Weiterbildung im Gesundheitswesen. Erläutern Sie Möglichkeiten, die für Gesundheits- und Krankenpfleger hierzu in Betracht kommen.

2. Welche Arbeitsfelder eröffnen sich Ihnen nach Ihrer Abschlussprüfung?

Aufgabenstellung 8

Pflegekammer

In der Ausbildung zur Gesundheits- und Krankenpflegerin haben Sie eine berufspolitisch sehr engagierte Lehrerin, die sich nachdrücklich für die Einführung einer Pflegekammer in Deutschland ausspricht. Sie argumentiert damit, dass die Pflege damit endlich ein eigenständiger Beruf mit einer beruflichen Selbstverwaltung und berufsfachlicher Kontrolle der Berufsangehörigen würde.

Mögliche Prüfungsfragen

1. Was ist eine Berufskammer, und was spricht für die Einrichtung einer Pflegekammer in Deutschland?
2. Welche Aufgaben hätte eine Pflegekammer?
3. Welche Bedeutung hat die Errichtung einer Pflegekammer für den Berufsstand?

Bearbeitung der Prüfungsfragen

1. Was ist eine Berufskammer, und was spricht für die Einrichtung einer Pflegekammer in Deutschland?

2. Welche Aufgaben hätte eine Pflegekammer?

3. Welche Bedeutung hat die Errichtung einer Pflegekammer für den Berufsstand?

Aufgabenstellung 9

Fallbeispiel Verena Peters

Astrid Steinberger

Verena Peters hat vor drei Jahren ihre Ausbildung zur Gesundheits- und Kinderkrankenpflegerin abgeschlossen. Hoch motiviert hat sie ihre erste Arbeitsstelle auf der Kinderintensivstation an einem Universitätsklinikum angetreten und ist voller Enthusiasmus in ihren Traumberuf gestartet. Verena nimmt sich gerne viel Zeit für die Bedürfnisse ihrer kleinen Patienten und ist durch ihr fröhliches Wesen bei allen beliebt.
Zunehmend bemerken ihre Arbeitskollegen jedoch, dass sich Verena verändert hat. Sie lacht seltener und wirkt häufig genervt. Dies fällt umso mehr auf, weil gerade ihr ausgeglichenes und freundliches Wesen sie charakterisiert hatten. Auch ihr Umgang mit den Kindern und deren Angehörigen hat sich verändert; Verena wirkt oft genervt, und ab und zu unterlaufen ihr Fehler. Wenn sie ihre hochgesteckten Ziele nicht erreicht, ist sie frustriert und schlecht gelaunt. Verena fühlt sich oft niedergeschlagen, erschöpft und stellt selbst ihre Kompetenz in Frage. Manchmal fragt sie sich, ob die Gesundheits- und Kinderkrankenpflege überhaupt der richtige Beruf für sie ist.

Mögliche Prüfungsfragen

1. Auf welchen Prozess lassen die im Fallbeispiel geschilderten Symptome bei Verena schließen? Gehen Sie auf Ursachen, Symptome und Verlauf ein.
2. Welche Möglichkeiten der Intervention sehen Sie bei Verena?
3. Welche Bedeutung haben diese Kenntnisse für Ihre persönlichen Handlungs- und Verhaltensstrategien?

Bearbeitung der Prüfungsfragen

1. Auf welchen Prozess lassen die im Fallbeispiel geschilderten Symptome bei Verena schließen? Gehen Sie auf Ursachen, Symptome und Verlauf ein.

2. Welche Möglichkeiten der Intervention sehen Sie bei Verena?

3. Welche Bedeutung haben diese Kenntnisse für Ihre persönlichen Handlungs- und Verhaltensstrategien?

Aufgabenstellung 10

Fallbeispiel Marina Baum

Astrid Steinberger

Sie arbeiten auf einer geriatrischen Station und haben vor zwei Monaten eine neue Mitarbeiterin bekommen. Marina Baum hat gerade ihr Examen zur Gesundheits- und Krankenpflegerin gemacht und dies ist ihre erste Arbeitsstelle.
Ihnen fällt auf, dass die neue Kollegin scheinbar nur für ihren Beruf lebt. Häufig gibt sie Patienten überflüssige oder von diesen nicht gewünschte Hilfestellungen und nur selten lässt sie sich von Kollegen in ihrem Arbeitseifer unterstützen.
Marina ist gerade bei alleinstehenden Patienten sehr beliebt und macht häufig auch in ihrer Freizeit für sie kleinere Besorgungen. Einer als Notfall eingelieferten älteren Frau bot sie neulich sogar an, sich für die Zeit ihres Krankenhausaufenthaltes um deren Katze zu kümmern. Sie beobachten auch, dass Marina oft mindestens eine halbe Stunde früher zum Dienst erscheint und nach Feierabend häufig noch einen Rollstuhlpatienten im Park spazieren fährt.
Wird sie von Kollegen auf ihr Verhalten angesprochen, sagt sie: „Die alten Menschen haben doch niemanden mehr. Ich möchte ihnen einfach nur eine kleine Freude bereiten."

Mögliche Prüfungsfragen

1. Auf welches Syndrom könnte dieses Verhalten hinweisen? Gehen Sie auf Merkmale, Ursachen und Hinweise im Verhalten des Betroffenen ein.
2. Welche Bedeutung haben Ihre Kenntnisse für Ihre persönlichen Handlungs- und Verhaltensstrategien?

Bearbeitung der Prüfungsfragen

1. Auf welches Syndrom könnte dieses Verhalten hinweisen? Gehen Sie auf Merkmale, Ursachen und Hinweise im Verhalten des Betroffenen ein.

2. Welche Bedeutung haben Ihre Kenntnisse für Ihre persönlichen Handlungs- und Verhaltensstrategien?

Aufgabenstellung 11

Fallbeispiel Patricia Brand

Astrid Steinberger

Nach ihrem Examen beginnt die gerade 20-jährige Gesundheits- und Krankenpflegerin Patricia Brand eine Tätigkeit auf einer gynäkologischen Station. Auf der Station werden insbesondere Schwangere mit einer drohenden Frühgeburt oder mit der Diagnose „intrauteriner Fruchttod" behandelt.
Als Patricia eine Patientin, bei der in der 18. Schwangerschaftswoche ein intrauteriner Fruchttod festgestellt wurde, zur Toilette begleitet, kommt es zum Abort. Auf den ersten Blick ist zu erkennen, dass das Kind schwere Missbildungen aufweist.
Patricia ist sehr erschrocken und mit der Situation völlig überfordert. Glücklicherweise kommt ihr jedoch eine erfahrene Kollegin zur Hilfe und übernimmt alle medizinisch notwendigen Schritte, sodass sich Patricia um die verzweifelt schluchzende Frau kümmern kann.
Bei dem kleinen Mädchen kann nur noch der Tod festgestellt werden. Nach dem Dienst bricht Patricia zusammen. Sie weint und ist sich plötzlich nicht mehr sicher, ob ihre Berufswahl die richtige Entscheidung war. Auch in den folgenden Tagen lässt sie das Erlebte nicht los, ihre Gedanken drehen sich nur um dieses Thema; immer wieder muss sie weinen und stellt auch ihren eigenen Kinderwunsch in Frage. Angebote von Kollegen, über das Erlebte zu reden, weist sie schroff zurück mit der Bemerkung: „Das hilft mir auch nicht weiter!"

Mögliche Prüfungsfragen

1. Patricia befindet sich in einer Krise. Welche Merkmale im beschriebenen Fallbeispiel kennzeichnen diese Krise?
2. Welche Ursachen können Krisen in der Pflege haben, und welche Arten von Krisen kennen Sie?
3. Welche Möglichkeiten zur Bewältigung von Krisen sehen Sie?

Bearbeitung der Prüfungsfragen

1. Patricia befindet sich in einer Krise. Welche Merkmale im beschriebenen Fallbeispiel kennzeichnen diese Krise?

2. Welche Ursachen können Krisen in der Pflege haben, und welche Arten von Krisen kennen Sie?

3. Welche Möglichkeiten zur Bewältigung von Krisen sehen Sie?

Aufgabenstellung 12

Fallbeispiel Carmen Schneider

Astrid Steinberger

Gesundheits- und Krankenpflegerin Carmen Schneider arbeitet seit 20 Jahren in einem Altenheim und kommt gerade zum Frühdienst. Suchend blickt sie sich um. „Ist sonst noch keiner da? Dabei bin ich schon spät dran heute, mein Bus hatte Verspätung.“ Die Nachtschwester wirkt erschöpft und lässt sich auf den Stuhl im Stationszimmer fallen: „Nein, du bist die Erste. Meine Güte, war das eine Nacht! Frau Solbach von Zimmer 4 ist kurz nach Mitternacht über ihre Bettseitenteile aus dem Bett gestürzt und hatte eine Platzwunde am Kopf. Der Arzt vom Notdienst hat sie ins Krankenhaus eingewiesen, vermutlich kommt sie aber heute Vormittag wieder zurück. Und dann ...“ In diesem Moment klingelt das Telefon und Altenpflegerin Monika meldet sich krank.

Eine viertel Stunde später erscheint endlich auch Alexander, ein Altenpflegeschüler im ersten Ausbildungsjahr. „Auf, jetzt müssen wir uns aber sputen!“ Carmen ist bereits ganz hektisch. In aller Eile versucht sie, die teilweise erheblich pflegebedürftigen Bewohner an dem bereits jetzt schon heißen Sommertag mit ausreichend Flüssigkeit zu versorgen. Unter Zeitdruck reicht sie einer Bewohnerin, welche vor längerer Zeit einen Schlaganfall erlitten hatte und die unter Schluckstörungen leidet, Saft an. Sie versucht genervt, der Bewohnerin rasch den gesamten Becher zu verabreichen. Diese wehrt jedoch ab und schlägt dabei Schwester Carmen den Becher aus der Hand.

Mögliche Prüfungsfragen

1. Worum handelt es sich in diesem Fallbeispiel? Welche Gründe bzw. Ursachen könnte das Verhalten von Pflegerin Carmen und der Bewohnerin haben?

2. Wie kann aggressiven Verhaltenstendenzen in der Pflege vorgebeugt werden, und wie sollte professionell mit ihnen umgegangen werden?

Bearbeitung der Prüfungsfragen

1. Worum handelt es sich in diesem Fallbeispiel? Welche Gründe bzw. Ursachen könnte das Verhalten von Pflegerin Carmen und der Bewohnerin haben?

2. Wie kann aggressiven Verhaltenstendenzen in der Pflege vorgebeugt werden, und wie sollte professionell mit ihnen umgegangen werden?

Aufgabenstellung 13

Fallbeispiel Jannis Blum

Astrid Steinberger

Jannis Blum hat vor einem viertel Jahr seine Ausbildung zum Gesundheits- und Krankenpfleger begonnen und befindet sich nach zehn Wochen Theorieblockunterricht nun in seinem ersten Praxiseinsatz auf der orthopädischen Station. Leider ist die Praxisanleiterin der Station zurzeit krank, deshalb kümmert sich der Stationsleiter Herr Michels selbst um Jannis.
Schon in der ersten Woche geraten die beiden aneinander. Herr Michels ist der Meinung, Jannis sei entschieden zu langsam und trödele herum: „Es ist sehr schön, dass du dich so viel mit den Patienten unterhältst, aber zuerst einmal muss hier die Arbeit geschafft werden! Eineinhalb Stunden für eine Körperpflege sind eindeutig viel zu lang. Wo kämen wir hin, wenn jeder so lange bummeln würde!"
Jannis spricht zu Hause mit seiner Freundin darüber. Er erklärt ihr, dass er sich seine Arbeit nicht so vorgestellt hat. Für ihn sei es wichtig, auf die Bedürfnisse und Wünsche der Patienten ausführlich einzugehen und das, was er in der Schule gelernt hat, auch umzusetzen: „Begreifst du, es bedeutet mir sehr viel, das, was ich bisher gelernt habe und machen darf, fachlich auch richtig zu tun. Und vor allem darauf zu achten, dass es dem Patienten dabei gut geht. Kannst du das verstehen? Ich weiß jetzt einfach nicht, wie ich mit der Situation und insbesondere mit der Kritik von Herrn Michels umgehen soll. Immerhin bin ich auch noch in der Probezeit!"

Mögliche Prüfungsfragen

1. Analysieren Sie dieses Fallbeispiel. Welche Konfliktformen liegen hier vor?
2. Wie kann dieser Konflikt gelöst werden?
3. Welche Bedeutung haben Ihre Kenntnisse für Ihre persönlichen Handlungs- und Verhaltensstrategien?

Bearbeitung der Prüfungsfragen

1. Analysieren Sie dieses Fallbeispiel. Welche Konfliktformen liegen hier vor?

2. Wie kann dieser Konflikt gelöst werden?

3. Welche Bedeutung haben Ihre Kenntnisse für Ihre persönlichen Handlungs- und Verhaltensstrategien?

Aufgabenstellung 14

Fallbeispiel Sabine Freitag

Astrid Steinberger

Die 28-jährige Sabine Freitag arbeitet seit einem Jahr als Gesundheits- und Krankenpflegerin im Altenheim St. Albertus. Bereits nach einem halben Jahr wurde sie zur stellvertretenden Wohnbereichsleitung befördert; gleichzeitig wurde der engagierten jungen Frau das Angebot gemacht, berufsbegleitend ein Studium in Pflegemanagement zu absolvieren. Nach erfolgreichem Abschluss, so wurde ihr in Aussicht gestellt, könne man sie sich gut in der Position einer Pflegedienst- oder sogar Heimleitung vorstellen. Sabine freute sich sehr über die neue berufliche Herausforderung und berichtete begeistert den Kolleginnen in ihrem Wohnbereich davon.
Bei der Teambesprechung in der vergangenen Woche thematisierte Sabine ihre neue Idee, in St. Albertus einen Abend für Angehörige ins Leben zu rufen. Die Kollegen reagierten jedoch unerwartet ablehnend. Überhaupt hat Sabine bereits seit Längerem das Gefühl, dass sie absichtlich zu unbeliebten Diensten eingeteilt wird und gerade ihr immer die schwierigen Bewohner zugeteilt werden. Ihr fällt auf, dass ihre Kollegen stets das Thema wechseln, wenn sie den Raum betritt. Bei Feierlichkeiten innerhalb des Teams scheint gerade sie immer zum Dienst eingeteilt zu werden, sodass sie nicht teilnehmen kann. Sabine fühlt sich zunehmend unwohl und klagt häufig über Kopfschmerzen. Inzwischen geht sie nur noch lustlos zur Arbeit.

Mögliche Prüfungsfragen

1. Auf welchen Prozess lassen diese Verhaltensweisen schließen? Gehen Sie auf Ursachen, Erklärungsansätze, Verlauf und Folgen ein.
2. Wie sollte Sabine Freitag mit dieser Situation umgehen?
3. Wie können Pflegende der Entwicklung solcher Prozesse vorbeugen?

Bearbeitung der Prüfungsfragen

1. Auf welchen Prozess lassen diese Verhaltensweisen schließen? Gehen Sie auf Ursachen, Erklärungsansätze, Verlauf und Folgen ein.

2. Wie sollte Sabine Freitag mit dieser Situation umgehen?

3. Wie können Pflegende der Entwicklung solcher Prozesse vorbeugen?

Aufgabenstellung 15

Fallbeispiel Martina Schuck

Astrid Steinberger

Martina Schuck arbeitet als Gesundheits- und Krankenpflegerin seit längerer Zeit bei einem ambulanten Pflegedienst. Vor zwei Monaten hat der Pflegedienst eine neue Leitung bekommen. Die ehemalige Pflegedienstleiterin, Frau Becher, war aus gesundheitlichen Gründen ausgeschieden, was vom gesamten Pflegeteam sehr bedauert wurde. Frau Becher hatte einen sehr kooperativen Führungsstil und ihren Mitarbeiterinnen viel Freiheit und Mitbestimmungsrecht eingeräumt. Diese wiederum arbeiteten sehr motiviert und beschwerten sich auch nicht, wenn es einmal etwas später wurde.
Die neue Vorgesetzte hat nun verschiedene Änderungen in der Organisation des Arbeitsablaufes eingeführt. So wurde es z.B. allen Mitarbeitern untersagt, selbstständig und ohne Rücksprache Änderungen im vorgegebenen Tourenplan vorzunehmen. Weiterhin wurden die Zeiten, welche für die Versorgung der einzelnen Patienten bisher zur Verfügung standen, pauschal verkürzt. Überstunden müssen genauestens begründet werden.
Martina stellt fest, dass sie unter diesen Bedingungen ihren Ansprüchen an eine gute Pflege kaum noch gerecht werden kann. Seit einiger Zeit leidet sie bereits unter Schlafstörungen und Verspannungen im Nackenbereich. Ihr Freund bemerkt, dass sie noch nie so häufig krank war wie in den letzten Monaten.

Mögliche Prüfungsfragen

1. Um welche Stressform handelt es sich in diesem Fallbeispiel? Nennen Sie Belastungen in der Pflege, welche zu Stress führen könnten.
2. Nennen Sie verschiedene mögliche Stressreaktionen.
3. Welche Bedeutung haben Ihre Kenntnisse für Ihre persönlichen Handlungs- und Verhaltensstrategien bezüglich der Bewältigung und Prävention von Stress?

Bearbeitung der Prüfungsfragen

1. Um welche Stressform handelt es sich in diesem Fallbeispiel? Nennen Sie Belastungen in der Pflege, welche zu Stress führen könnten.

2. Nennen Sie verschiedene mögliche Stressreaktionen.

3. Welche Bedeutung haben Ihre Kenntnisse für Ihre persönlichen Handlungs- und Verhaltensstrategien bezüglich der Bewältigung und Prävention von Stress?

Aufgabenstellung 16

Fallbeispiel Stephan Berens

Astrid Steinberger

Sie beginnen nach Ihrem Examen in der Gesundheits- und Krankenpflege eine Tätigkeit auf einer onkologischen Station. Trotz der hohen Arbeitsbelastung und der sehr anspruchsvollen Tätigkeit mit schwerkranken und sterbenden Patienten gefällt Ihnen die Arbeit sehr gut. Auch mit Ihren Kollegen kommen Sie gut zurecht und fühlen sich schon nach kurzer Zeit auf der Station heimisch.
Bereits nach kurzer Zeit fällt Ihnen jedoch Ihr Kollege Stephan Berens auf. Stephan ist 37 Jahre alt, verheiratet und hat vier Kinder, zwei davon aus seiner ersten Ehe. Er spricht oft davon, wie viel Stress er mit seiner Exfrau hat und wie schwierig die Situation für seine Kinder ist. Sie bemerken, dass Stephan im Dienst häufig unkonzentriert wirkt und ihm übertragene Aufgaben einfach vergisst. Wird er darauf angesprochen, reagiert er schnell aggressiv. Oft kommt er auch zu spät zum Dienst, insbesondere, wenn er zum Frühdienst eingeteilt ist. Auffallend sind auch seine zahlreichen, meist nur ein bis zwei Tage andauernden Fehlzeiten. Die telefonische Krankmeldung für diese Zeit erfolgt meist durch seine Ehefrau. Kollegen, die Stephan noch von früher kennen, beschreiben ihn als einen hoch motivierten und ehrgeizigen Menschen, für den der Beruf im Vordergrund gestanden hat.
Als Sie heute früh mit Stephan gemeinsam einen Patienten vom Bett in den Rollstuhl mobilisieren, haben Sie zum wiederholten Mal das Gefühl, dass er trotz seines starken Parfümduftes irgendwie nach Alkohol riecht.

Mögliche Prüfungsfragen

1. Welche Ursachen für das Problem „Sucht in der Pflege" sind Ihnen bekannt? Gehen Sie auf Phasen der Sucht, Entstehungsbedingungen und Risikopersönlichkeiten ein.
2. Welche Anzeichen lassen auf eine Suchtproblematik schließen?
3. Wie sollte im kollegialen Team mit der Suchtproblematik eines Mitarbeiters umgegangen werden?
4. Welche Möglichkeiten zur Suchtprävention sehen Sie im beruflichen Alltag?

Bearbeitung der Prüfungsfragen

1. Welche Ursachen für das Problem „Sucht in der Pflege" sind Ihnen bekannt? Gehen Sie auf Phasen der Sucht, Entstehungsbedingungen und Risikopersönlichkeiten ein.

2. Welche Anzeichen lassen auf eine Suchtproblematik schließen?

3. Wie sollte im kollegialen Team mit der Suchtproblematik eines Mitarbeiters umgegangen werden?

4. Welche Möglichkeiten zur Suchtprävention sehen Sie im beruflichen Alltag?

Aufgabenstellung 17

Fallbeispiel Frieda Lieser

Sandra Reinheimer

Die 4-jährige Frieda ist das erste Kind von Ria und Gerald Lieser und wurde mit dem Downsyndrom geboren. Die veränderten Lebensumstände, die Friedas Geburt und die intensive Betreuung des behinderten Mädchens mit sich brachten, führten zur Scheidung der Eltern, als Frieda gerade zwei Jahre alt war. Die Eltern haben sich vor dem Familiengericht für das gemeinsame Sorgerecht ausgesprochen und Frieda verbringt jedes zweite Wochenende bei ihrem Vater. Frau Lieser hat inzwischen einen neuen Partner, der auch zwei Kinder hat und die jedes zweite Wochenende bei ihm verbringen. Frieda liebt diese Kinder-Wochenenden sehr.

Heute hat Frau Lieser einen Königskuchen gebacken und im Inneren des Kuchens eine Nuss versteckt; wer die Nuss in seinem Kuchenstück findet, darf an diesem Tag König sein. Angespornt durch die beiden älteren Kinder schlingt Frieda ihren Kuchen herunter, auch die Ermahnungen der Mutter halten sie nicht davon ab. Dann passiert es. Frieda verschluckt sich mit vollem Mund, ringt nach Luft und hustet heftig. Frau Lieser klopft dem Kind kontinuierlich auf den Rücken, doch es dauert fast zehn Minuten, bis die Hustenintensität ein wenig nachlässt. Da das Kind auch am späten Nachmittag immer wieder hustet, fährt Frau Lieser mit Frieda in die Kinderklinik.

Sie arbeiten auf der pädiatrischen Kleinkinderstation und nehmen Frieda auf. Dabei erläutern Sie der Mutter direkt, dass für alle möglichen Eingriffe immer beide Elternteile einwilligen müssen und sie sich am besten direkt mit ihrem Mann in Verbindung setzen soll. Nach eingehender Diagnostik kann eine Fremdkörperaspiration gesichert werden. Frau Lieser steht bereits während des Aufklärungsgespräches mit dem Stationsarzt unter absolutem Stress. „Wenn ich jetzt meinen Ex-Mann anrufe, das gibt wieder den allergrößten Ärger. Zumal er verreist ist und Stunden bräuchte, um hier sein zu können. Kann ich denn jetzt einfach die Einwilligung für diese geplante Bronchoskopie unterschreiben? Dass das aber auch ausgerechnet mir passieren musste!" Der Stationsarzt schüttelt den Kopf. „Es stimmt nicht, was die Schwester sagt. Sie als Mutter können in die Bronchoskopie alleine einwilligen."

Noch am selben Abend wird Frieda bronchoskopiert. Postnarkotisch sprechen Sie Frau Lieser an. „Frieda ist stark verschleimt und schläft noch sehr tief. Ich werde Mund und Nase mit diesem Schlauch hier absaugen und das angesammelte Sekret entfernen. Sie können sich ruhig neben Frieda ans Bett setzen und ihre Hand halten, bis sie richtig wach wird. Das dauert bestimmt nicht mehr lange."

Mögliche Prüfungsfragen

1. Was ist ein Downsyndrom? Gehen Sie auf Risikofaktoren, Symptome, Therapie sowie die Möglichkeiten der pränatalen Diagnostik ein.
2. Welche Vorbereitungs- und Nachsorgemaßnahmen sind bei der Durchführung einer starren Bronchoskopie beim Kind notwendig? Begründen Sie Ihre Antworten.
3. Beschreiben Sie die Durchführung einer oralen bzw. transnasalen Absaugung beim Kind.
4. Darf die Mutter von Frieda in die Bronchoskopie einwilligen, obwohl die Eltern ein gemeinsames Sorgerecht haben?

Bearbeitung der Prüfungsfragen

1. Was ist ein Downsyndrom? Gehen Sie auf Risikofaktoren, Symptome, Therapie sowie die Möglichkeiten der pränatalen Diagnostik ein.

2. Welche Vorbereitungs- und Nachsorgemaßnahmen sind bei der Durchführung einer starren Bronchoskopie beim Kind notwendig? Begründen Sie Ihre Antworten.

3. Beschreiben Sie die Durchführung einer oralen bzw. transnasalen Absaugung beim Kind.

4. Darf die Mutter von Frieda in die Bronchoskopie einwilligen, obwohl die Eltern ein gemeinsames Sorgerecht haben?

Aufgabenstellung 18

Fallbeispiel Louisa Herder

Sandra Reinheimer

Sie sind angehende Gesundheits- und Kinderkrankenpflegerin im 3. Ausbildungsjahr und haben derzeit Ihren praktischen Einsatz auf der Infektionsstation der Kinderklinik. Bei der Übergabe berichtet die Stationsleitung Frau Esch von der Aufnahme der kleinen Patientin Louisa Herder. „Louisa wurde vor ca. 30 Minuten mit Verdacht auf eine bakterielle Meningitis auf die Station gebracht. Die Klinikeinweisung erfolgte per Notfallkonsil über den behandelnden Kinderarzt. Wie die Eltern in der Aufnahme berichtet haben, hat das Kind seit ein paar Tagen einen leichten Infekt der oberen Luftwege. Die Eltern fanden das recht undramatisch und haben Louisa deshalb auch weiterhin in den Kindergarten geschickt. Heute Morgen bekam Frau Herder einen Anruf in der Schule, sie ist Lehrerin am Gymnasium. Die Erzieherin berichtete ihr, dass Louisa mehrfach massiv erbrochen hätte und sich sehr warm anfühlen würde. Die erste Untersuchung beim Kinderarzt ergab eine Körpertemperatur von 39,6°C. Louisa klagte zudem über starke Kopfschmerzen und war sehr weinerlich. Die Mutter berichtete, dass sie das Kind so eigentlich gar nicht kennt. Für eine 5-Jährige hätte Louisa alle Erkrankungen bisher immer ganz tapfer gemeistert. Daher sei sie hellhörig geworden und sofort mit Louisa zum Kinderarzt gefahren."
Nach der Übergabe soll zügig die angeordnete Lumbalpunktion durchgeführt werden. „Ich habe mir im Hinblick auf die praktischen Lernanliegen von unserer Oberkursschülerin ..." – Frau Esch schaut Sie an – „... gedacht, dass Sie alle notwendigen Vorbereitungen für die Punktion treffen und auch während der Durchführung assistieren. Die Antibiotikatherapie soll sofort nach der Lumbalpunktion angehängt werden, ein venöser Zugang ist schon gelegt. Louisa ist auch bereits isoliert. Die Eltern sind beide anwesend und müssten noch gezielt in die notwendigen Isolierungsmaßnahmen eingewiesen werden. Ich habe ihnen unser Informationsblatt zur Isolation schon mal ausgehändigt."

Mögliche Prüfungsfragen

1. Was ist eine Meningokokken-Meningitis? Gehen Sie auf Übertragungswege, Symptome, Diagnostik, Therapie, Komplikationen und Maßnahmen für Kontaktpersonen ein.
2. Welche Vorbereitungs-, Assistenz- und Nachsorgemaßnahmen sind bei der Durchführung einer Lumbalpunktion beim Kind notwendig? Begründen Sie Ihre Antworten.
3. Beschreiben Sie pflegerische Schwerpunkte in der Überwachung eines Kindes mit Penicillintherapie.
4. Sie erhalten die Aufgabe, ein Informationsblatt zu erstellen, aus dem die erforderlichen Isolierungsmaßnahmen für alle an der Behandlung beteiligten Berufsgruppen ersichtlich sind. Welche Inhalte muss es haben?

Bearbeitung der Prüfungsfragen

1. Was ist eine Meningokokken-Meningitis? Gehen Sie auf Übertragungswege, Symptome, Diagnostik, Therapie, Komplikationen und Maßnahmen für Kontaktpersonen ein.

2. Welche Vorbereitungs-, Assistenz- und Nachsorgemaßnahmen sind bei der Durchführung einer Lumbalpunktion beim Kind notwendig? Begründen Sie Ihre Antworten.

3. Beschreiben Sie pflegerische Schwerpunkte in der Überwachung eines Kindes mit Penicillintherapie.

4. Sie erhalten die Aufgabe, ein Informationsblatt zu erstellen, aus dem die erforderlichen Isolierungsmaßnahmen für alle an der Behandlung beteiligten Berufsgruppen ersichtlich sind. Welche Inhalte muss es haben?

Aufgabenstellung 19

Fallbeispiel Frau Thalheim

Simone Müller-Boldt

Julia Thalheim ist 21 Jahre alt, studiert Betriebswissenschaft im 3. Semester und lebt seit einem Jahr mit ihrem Freund Yannick zusammen. Frau Thalheim kam heute früh in Begleitung ihres Freundes und ihrer Mutter zur stationären Aufnahme in die Urologie zur Nierenbeckenplastik bei subpelviner Nierenabgangsstenose.
Etwa vor einem Jahr hatte Frau Thalheim auf der Geburtstagsfeier ihrer Schwester heftigste Flankenschmerzen auf der rechten Seite bekommen. Schon mehrmals konnte sie beobachten, dass sie nach vermehrter Flüssigkeitsaufnahme diese Schmerzen hatte.
Nach eingehender Diagnostik wurde von ihrem Urologen die Diagnose der subpelvinen Nierenabgangsstenose gestellt; ihre rechte Niere war II. Grades gestaut und in ihrer Funktion eingeschränkt. Diese Einschränkung ging nach Einlage einer DJ-Schiene deutlich zurück. Somit wurde die Indikation zur Operation gestellt.
Sie sind frisch examinierte Gesundheits- und Krankenpflegerin und Frau Thalheims Bezugspflegeperson. Frau Thalheim und Sie haben schnell einen guten Draht zueinander. In einem Gespräch erklären Sie Frau Thalheim, dass Sie von der Aufnahme bis zur Entlassung für ihre Pflege verantwortlich sind und ihr als Ansprechpartnerin zur Verfügung stehen.
In der Ausbildung waren Sie im Unterkurs auf der Urologie eingesetzt. Um wieder einen besseren Einblick zu bekommen, haben Sie sich entschieden, bei der Operation der Nierenbeckenplastik zuzuschauen. Des Weiteren möchten Sie auch den Ablauf des Katheterisierens der Harnblase noch einmal üben, um wieder routinierter zu werden.
Sie erklären Ihrer Patientin, dass Sie bei der OP anwesend sein werden und ihr auch den Blasendauerkatheter legen, sobald sie narkotisiert ist. Der behandelnde Arzt hat das Gespräch zufällig im Patientenzimmer mitverfolgt und fragt Sie anschließend scherzhaft prüfend: „Habe ich das denn angeordnet und erlaubt, dass Sie den Katheter legen dürfen?"

Mögliche Prüfungsfragen

1. Was ist eine subpelvine Nierenabgangsstenose? Gehen Sie auf Ursachen, Symptome, Diagnostik und Therapie ein.
2. Welche prä- und postoperativen Pflegemaßnahmen sind im Rahmen einer Nierenbeckenplastik notwendig? Begründen Sie Ihre Antworten.
3. Beschreiben Sie das Legen eines transurethralen Blasendauerkatheters.
4. Ist für das routinemäßige Legen eines Blasendauerkatheters präoperativ in jedem Einzelfall eine ärztliche Anordnung notwendig?

Bearbeitung der Prüfungsfragen

1. Was ist eine subpelvine Nierenabgangsstenose? Gehen Sie auf Ursachen, Symptome, Diagnostik und Therapie ein.

2. Welche prä- und postoperativen Pflegemaßnahmen sind im Rahmen einer Nierenbeckenplastik notwendig? Begründen Sie Ihre Antworten.

3. Beschreiben Sie das Legen eines transurethralen Blasendauerkatheters.

4. Ist für das routinemäßige Legen eines Blasendauerkatheters präoperativ in jedem Einzelfall eine ärztliche Anordnung notwendig?

Aufgabenstellung 20

Fallbeispiel Herr Sander und Herr Bertels

Renate Fischer

Auf Ihrer Station liegt seit der vergangenen Nacht der 52-jährige Herr Sander. Seine Frau hatte gegen 23.30 Uhr den Notarzt gerufen, als bei ihrem Mann die bereits seit ein paar Tagen andauernden leichten Oberbauchschmerzen immer heftiger wurden. „Wir haben gestern Abend mit einem befreundeten Ehepaar im Garten gegrillt und richtig geschlemmt. Natürlich wurde dazu auch Einiges getrunken – Bier und ein paar Verdauungsschnäpschen. Mein Mann hat schon öfter mal über Bauchschmerzen geklagt, aber das ging immer wieder von selbst weg. Gestern Abend aber nicht. Er krümmte sich plötzlich vor Schmerzen, da habe ich doch Angst bekommen", berichtete Frau Sander bei der Aufnahme der Nachtschwester und übergibt ihr ein kleines Fläschchen: „Mein Mann hat übrigens seit Jahren ein Glaukom und benötigt regelmäßig seine Augentropfen – das darf auf keinen Fall vergessen werden. Ich habe sie Ihnen mitgebracht." Bei der morgendlichen Visite ordnet der Stationsarzt für den folgenden Tag eine ERCP an und erklärt Herrn Sander: „Das, was Sie uns berichtet haben und Ihre Laborwerte sprechen bei Ihnen für den akuten Schub einer chronischen Pankreatitis."
Eine viertel Stunde später – Sie telefonieren gerade mit der Endoskopie-Abteilung wegen der ERCP für Herrn Sander – hören Sie einen Hilferuf aus dem hinteren Teil des Stationsflurs. Hektisch suchen Sie das Zimmer, aus dem der Ruf kommt. Nachdem Sie in alle Zimmer in der fraglichen Richtung geschaut haben, entdecken Sie endlich Yvonne, eine Gesundheits- und Krankenpflegeschülerin aus dem ersten Ausbildungsjahr, auf dem Boden kniend. Yvonne hatte den Auftrag, den herzkranken Herrn Bertels zur Toilette zu begleiten und blickt Sie ängstlich an: „Er hat plötzlich die Augen verdreht, fiel um und reagiert jetzt nicht mehr!" Sie stellen fest, dass der Patient auch nicht mehr normal atmet und rufen über das Patiententelefon den Stationsarzt auf seinem Mobiltelefon an. Dieser eilt herbei und reagiert höchst ärgerlich: „Jetzt macht doch endlich mal voran und steht nicht im Wege herum! Als Erstes brauche ich mal den Notfallkoffer!!!!" Yvonne schaut Sie fragend an: „Wo ist der denn?" Sie laufen selbst los, und als Sie endlich wieder mit dem Notfallkoffer im Patientenzimmer angekommen sind und der Arzt das Laryngoskop zur Intubation verwenden will, stellen Sie fest, dass das Glühbirnchen defekt ist.

…ehen Sie auf Ursachen, Symptome, Dia-

…naßnahmen sind bei der Durchführung …re Antworten.

…entropfen.

…situation und beschreiben Sie, wie eine …n können.

…iopulmonalen Reanimation bei einem

…en

… Sie auf Ursachen, Symptome, Diagnostik und Therapieverfahren ein.

2. Welche Vorbereitungs- und Nachsorgemaßnahmen sind bei der Durchführung einer ERCP notwendig? Begründen Sie Ihre Antworten.

3. Beschreiben Sie die Applikation von Augentropfen.

4. Analysieren Sie die geschilderte Notfallsituation und beschreiben Sie, wie eine solche Situation hätte verhindert werden können.

5. Schildern Sie das Vorgehen der kardiopulmonalen Reanimation bei einem Erwachsenen.

Aufgabenstellung 21

Fallbeispiel Frau Sommer

Renate Fischer

Sie arbeiten im Krankenhaus auf der pneumologischen Station. Vor einer Stunde hat Ihr Spätdienst begonnen, und die Übergabe ist gerade beendet. Das Telefon klingelt und der diensthabende Arzt Dr. Stein meldet sich: „So wie es aussieht, werden Sie heute Nachmittag Frau Sommer notfallmäßig auf Ihre Station aufnehmen müssen. Sie sitzt hier mit ihrem Ehemann in der Notaufnahme mit akuter Dyspnoe. Ich werde sie jetzt untersuchen, ein Röntgen Thorax veranlassen und melde mich dann noch mal bei Ihnen." „Oh je", seufzt Ihre Kollegin Ina, als Sie die Information an diese weitergeben, „hoffentlich hat sich ihr Zustand nicht zu sehr verschlechtert. Schließlich ist für die kommende Woche doch der nächste Zyklus der Zytostatika-Therapie bei Frau Sommer geplant".

Die 55-jährige Frau Sommer ist in der pneumologischen Abteilung bereits bekannt. Vor einem Jahr wurde bei ihr ein kleinzelliges Bronchialkarzinom diagnostiziert. Sie war starke Raucherin, hatte es aber geschafft, nach der Diagnosestellung den Nikotinkonsum einzustellen. Frau Sommer hat bereits mehrere Zyklen der Zytostatika-Therapie hinter sich, die sie stets im Ambulanzbereich der pneumologischen Station erhält.

Eine Stunde später übernehmen Sie Frau Sommer aus der Notaufnahme. „Ich werde gleich auf die Station kommen, um bei Frau Sommer eine Pleurapunktion durchzuführen", erklärt Dr. Stein, „in der Röntgen-Thorax-Aufnahme ist ein ausgeprägter Pleuraerguss zu erkennen, der auf ein Rezidiv schließen lässt. Bitte bereiten Sie alles für eine Pleurapunktion vor und assistieren mir anschließend bei der Untersuchung."

Unter der kontinuierlichen Sauerstofftherapie fühlt sich Frau Sommer am nächsten Morgen schon etwas besser. Sie haben heute Frühdienst und führen beim ersten Rundgang die Vitalzeichenkontrollen bei Frau Sommer durch. „Was meinen Sie, wie es mit mir aussieht, Schwester?", fragt Frau Sommer Sie beunruhigt. „Ich merke doch, dass etwas nicht stimmt. Der Arzt wollte gestern nicht recht raus mit der Sprache und hat gemeint, ich müsste jetzt erst mal die weiteren Untersuchungen abwarten. Aber jetzt mit dem Pleuraerguss – das sieht nicht gut aus für mich, oder?"

Mögliche Prüfungsfragen

1. Was ist ein kleinzelliges Bronchialkarzinom? Gehen Sie auf Risikofaktoren, Symptome, Diagnostik, Therapie und Prognose ein.
2. Welche Vorbereitungs-, Assistenz- und Nachsorgemaßnahmen sind bei der Durchführung einer Pleurapunktion notwendig? Begründen Sie Ihre Antworten.
3. Beschreiben Sie Grundsätze für den sicheren Umgang mit Zytostatika auf der Station.
4. Grenzen Sie Ihren Verantwortungsbereich im Hinblick auf die Aufklärung eines Patienten zu seiner Diagnose gegenüber dem des Arztes ab. Wie handeln Sie in der beschriebenen Situation?

Bearbeitung der Prüfungsfragen

1. Was ist ein kleinzelliges Bronchialkarzinom? Gehen Sie auf Risikofaktoren, Symptome, Diagnostik, Therapie und Prognose ein.

2. Welche Vorbereitungs-, Assistenz- und Nachsorgemaßnahmen sind bei der Durchführung einer Pleurapunktion notwendig? Begründen Sie Ihre Antworten.

3. Beschreiben Sie Grundsätze für den sicheren Umgang mit Zytostatika auf der Station.

4. Grenzen Sie Ihren Verantwortungsbereich im Hinblick auf die Aufklärung eines Patienten zu seiner Diagnose gegenüber dem des Arztes ab. Wie handeln Sie in der beschriebenen Situation?

Aufgabenstellung 22

Fallbeispiel Herr Brinkmann

Renate Fischer

Iris arbeitet seit zwei Wochen als frischgebackene Gesundheits- und Krankenpflegerin auf der gastroenterologischen Station 2. Vor einer halben Stunde wurde der 67-jährige ehemalige Verputzer Herr Brinkmann eingewiesen. Herr Brinkmann ist in der Klinik bereits bekannt; er leidet unter einer alkoholtoxischen Leberzirrhose und lag bereits mehrfach auf der Station. Vor drei Wochen war bereits eine Aszitespunktion bei ihm durchgeführt worden.

Inzwischen hat sein Bauchumfang wieder erheblich zugenommen und Herr Brinkmann klagt über zunehmende Dyspnoe. Der Arzt erläutert nach der Aufnahme, dass er noch heute eine Entlastungspunktion durchführen möchte. „Bitte nehmen Sie ihm gleich Blut ab, ich möchte die Gerinnung vorliegen haben, bevor ich punktiere. Wir führen die Punktion unten im Ultraschallraum durch, ich benötige dann eine Pflegeperson zur Assistenz." Schwester Irmgard, die stellvertretende Stationsleiterin, nickt Iris zu. „Kannst du das bitte erledigen, ich muss heute unbedingt noch den Dienstplan fertigstellen, und das Abendessen kommt auch jeden Augenblick." Mit hektisch roten Flecken im Gesicht schaut Iris Schwester Irmgard an. „Also, ich weiß aber nicht, wie das geht und was ich dazu alles benötige. Es ist so viel, was ich noch lernen muss. Und jeden Tag kommen neue Dinge hinzu. Ich blicke hier überhaupt noch nicht durch, und mir wächst so langsam aber sicher alles über den Kopf." Iris versagt die Stimme und sie bricht in Tränen aus.

Mögliche Prüfungsfragen

1. Was ist eine alkoholtoxische Leberzirrhose? Wie entsteht Aszites? Gehen Sie auf die Pathogenese sowie auf Symptome, Diagnostik und Therapie ein.
2. Welche Vorbereitungs-, Assistenz- und Nachsorgemaßnahmen sind bei der Durchführung einer Aszitespunktion notwendig? Begründen Sie Ihre Antworten.
3. Beschreiben Sie die Durchführung der venösen Blutentnahme mit dem Vacutainer-System.
4. Beurteilen Sie die Situation der neuen Mitarbeiterin und machen Sie Vorschläge zur Vermeidung einer solchen Problematik.

Bearbeitung der Prüfungsfragen

1. Was ist eine alkoholtoxische Leberzirrhose? Wie entsteht Aszites? Gehen Sie auf die Pathogenese sowie auf Symptome, Diagnostik und Therapie ein.

2. Welche Vorbereitungs-, Assistenz- und Nachsorgemaßnahmen sind bei der Durchführung einer Aszitespunktion notwendig? Begründen Sie Ihre Antworten.

3. Beschreiben Sie die Durchführung der venösen Blutentnahme mit dem Vacutainer-System.

4. Beurteilen Sie die Situation der neuen Mitarbeiterin und machen Sie Vorschläge zur Vermeidung einer solchen Problematik.

Aufgabenstellung 23

Fallbeispiel Herr Arnold

Renate Fischer

Bei Herrn Arnold ist seit vier Jahren eine koronare Herzkrankheit (KHK) bekannt, die bisher konservativ behandelt wurde. Dem 68-jährigen adipösen Mann wurde empfohlen, sein Gewicht zu reduzieren und das Rauchen aufzugeben – der langjährig bestehende Diabetes mellitus Typ 2 wurde neu medikamentös eingestellt.

Gestern Vormittag wurde Herr Arnold auf die kardiologische Station aufgenommen. Er hatte seinen Hausarzt wegen plötzlich zunehmender heftiger Angina pectoris-Beschwerden beim Treppensteigen konsultiert, die auch mit Nitroglyzerin-Spray nicht sofort zu beheben waren. Bei der Aufnahme berichtete er: „Vorher konnte ich völlig beschwerdefrei langsam zu meiner Wohnung hinauf in den 2. Stock gehen. Aber seit ein paar Tagen ist das plötzlich anders geworden. Mein Hausarzt hat mir empfohlen, mich mal richtig durchchecken zu lassen."

Das sofort durchgeführte Ruhe-EKG sowie der Troponin-T-Test zeigten keine Veränderungen, und aufgrund des Vorbefundes ordnete der Stationsarzt für den folgenden Tag eine Linksherzkatheteruntersuchung an.

Sie arbeiten als Gesundheits- und Krankenpflegerin auf der kardiologischen Station und haben die Aufgabe, Herrn Arnold für die Untersuchung vorzubereiten. Da er für die Untersuchung nüchtern bleiben muss, muss auch der Blutzucker morgens vor der Untersuchung kontrolliert werden. Um kurz vor 8.00 Uhr wird Herr Arnold vom Herzkatheterlabor abgerufen und Sie fahren ihn mit dem Bett in den Funktionsbereich. Die zuständige Pflegeperson kontrolliert die mitgebrachten Akten und stellt fest, dass Herr Arnold seine Patienteninformation nicht unterzeichnet hat. Auf ihre Frage hin, ob denn der Arzt mit ihm gesprochen habe, schüttelt Herr Arnold den Kopf. „Nein, mir wurde nur dieser Zettel hier hingelegt. Dann hat sich von den Ärzten keiner mehr blicken lassen! Aber die Schwester hier – er deutet auf Sie – hat mir ja schon sehr schön erklärt, was mit mir gemacht wird. Also geben Sie her, ich unterschreibe das rasch!"

Mögliche Prüfungsfragen

1. Was ist eine KHK? Was ist eine Angina Pectoris? Gehen Sie auf Risikofaktoren, Diagnostik, Therapie und Prognose ein.
2. Welche Vorbereitungs- und Nachsorgemaßnahmen sind bei einer Linksherzkatheteruntersuchung notwendig? Begründen Sie Ihre Antworten.
3. Beschreiben Sie die Aufzeichnung eines Ruhe-EKGs.
4. Grenzen Sie Ihren Verantwortungsbereich im Hinblick auf die Aufklärung eines Patienten zu einem ärztlichen Eingriff gegenüber dem des Arztes ab. Wie sollte in der beschriebenen Situation gehandelt werden?

Bearbeitung der Prüfungsfragen

1. Was ist eine KHK? – Was ist eine Angina Pectoris? Gehen Sie auf Risikofaktoren, Diagnostik, Therapie und Prognose ein.

2. Welche Vorbereitungs- und Nachsorgemaßnahmen sind bei einer Linksherzkatheteruntersuchung notwendig? Begründen Sie Ihre Antworten.

3. Beschreiben Sie die Aufzeichnung eines Ruhe-EKGs.

4. Grenzen Sie Ihren Verantwortungsbereich im Hinblick auf die Aufklärung eines Patienten zu einem ärztlichen Eingriff gegenüber dem des Arztes ab. Wie sollte in der beschriebenen Situation gehandelt werden?

Aufgabenstellung 24

Fallbeispiel Frau Daum

Renate Fischer

Bei der 74-jährigen Frau Daum war seit einigen Monaten eine Gangunsicherheit mit zunehmender Schwäche in den Beinen aufgetreten, die sie selbst zunächst auf ihr zunehmendes Alter zurückgeführt hatte. Als Frau Daum schließlich während eines Einkaufs im Supermarkt stürzte und sich dabei eine Fraktur der rechten Hand zuzog, fiel im Krankenhaus eine hyperchrome Anämie mit einem Hb von 8,3 mg/dl auf. Frau Daum hatte ihre Blutarmut bis dahin nicht bemerkt. Bei den weiterführenden Laboruntersuchungen zeigte sich ein stark erniedrigter Vitamin B_{12}-Spiegel im Serum. Zur Abklärung einer perniziösen Anämie (M. Biermer) aufgrund einer chronisch atrophischen Gastritis Typ A soll bei Frau Daum am folgenden Tag nun eine Gastroskopie durchgeführt werden.
Als Sie Frau Daum am nächsten Morgen in die Endoskopie-Abteilung bringen, kontrolliert die zuständige Pflegeperson die mitgebrachten Akten und informiert Sie darüber, dass sie die Patientin gleich wieder mit zur Station nehmen können. „Leider sind schon wieder die Laborwerte nicht vollständig. So können wir Frau Daum nicht untersuchen. Das ist wirklich für alle Beteiligten sehr ärgerlich! Bitte nehmt Frau Daum wieder mit; wenn Ihr alle Werte habt, kommt sie sofort dran." Frau Daum wird erst am frühen Nachmittag gastroskopiert.
Zwei Tage später ist das histologische Ergebnis der Untersuchung da: Die chronisch atrophische Gastritis Typ A hat sich bestätigt. Der Arzt ordnet für Frau Daum die Injektion von Vitamin B_{12} 100 µg/d i.m. an.

Mögliche Prüfungsfragen

1. Was ist eine chronisch atrophische Gastritis Typ A – was ist eine perniziöse Anämie? Gehen Sie auf die Pathogenese sowie auf Maßnahmen der Diagnostik und Therapie ein.
2. Welche Vorbereitungs- und Nachsorgemaßnahmen sind im Rahmen einer diagnostischen Gastroskopie notwendig? Begründen Sie Ihre Antworten.
3. Beschreiben Sie das Auffinden der Injektionsstelle für die intramuskuläre Injektion nach A. von Hochstetter.
4. Nennen Sie Maßnahmen, die verhindern, dass Patienten mit unvollständigen Unterlagen zur Untersuchung gebracht werden.

Bearbeitung der Prüfungsfragen

1. Was ist eine chronisch atrophische Gastritis Typ A – was ist eine perniziöse Anämie? Gehen Sie auf die Pathogenese sowie auf Maßnahmen der Diagnostik und Therapie ein.

2. Welche Vorbereitungs- und Nachsorgemaßnahmen sind im Rahmen einer diagnostischen Gastroskopie notwendig? Begründen Sie Ihre Antworten.

3. Beschreiben Sie das Auffinden der Injektionsstelle für die intramuskuläre Injektion nach A. von Hochstetter.

4. Nennen Sie Maßnahmen, die verhindern, dass Patienten mit unvollständigen Unterlagen zur Untersuchung gebracht werden.

Bearbeitungsvorschläge und fachlicher Hintergrund 1-24

Aufgabenstellung 1

Katholische Pflegeorden – erste deutsche Krankenpflegeschule – Theodor Fliedner

Bearbeitungsvorschläge und Hintergrundinformationen

Renate Fischer, Marion Kaster

1. Beschreiben Sie, wie es zur Gründung katholischer Pflegeorden kam. Gehen Sie hierbei auf Juan des Dios und Vinzenz von Paul ein.

Die Gründung katholischer Pflegeorden begann in der Neuzeit. Als Neuzeit wird die Zeit ab 1500 n. Chr. bezeichnet. In dieser Zeit wurde Europa durch Kriege, Hunger und Seuchen erschüttert.

Wichtige geschichtliche Ereignisse dieser Zeit waren:

- **Reformation**: Der Augustinermönch Martin Luther (1483–1546) löste die Glaubensspaltung mit protestantischer Reformation und katholischer Gegenreformation aus.
- **Bauernkrieg**: Im Jahr 1525 kam es in Deutschland zum Bauernkrieg, dem zehntausende Bauern zum Opfer fielen und der die Bauern weiterhin zum harten, elenden Leben in Unfreiheit verurteilte.
- **Dreißigjähriger Krieg**: Der Dreißigjährige Krieg (1618–1648) begann zunächst als Krieg zwischen der evangelischen und der katholischen Fürstenpartei in Deutschland und endete als europäischer Machtkampf. Er kostete alleine in Deutschland mindestens 6 Millionen Menschen das Leben und hinterließ ein zerstörtes und entvölkertes Land.

Medizinische Errungenschaften

Im 16. und 17. Jahrhundert kam es zu zahlreichen neuen Erkenntnissen in vielen Bereichen der Medizin, so z.B. in der Anatomie und Physiologie:

- **Blutkreislauf:** Die bedeutendste Entdeckung machte der Engländer William Harvey (1578–1657), der den Blutkreislauf nachwies.
- **Kapillaren:** Der italienische Anatom Marcello Malpighi (1629–1694) entdeckte die Kapillaren und konnte die bis dahin noch immer gültige Theorie der Blut- und Nährstoffverteilung von Galen ablösen.

Weitere medizinische Errungenschaften sind in **Tab. 1.1** dargestellt.

Die Reformation hatte ihre Spuren auch in den Klöstern hinterlassen. In den Ländern, die sich zur Reformation bekannten, wurden die Klöster zweckentfremdet. Die Ordensleute verließen sie, und die Klöster wurden zu Irrenhäusern, Gefängnissen oder Armenhäusern. In den nördlich gelegenen protestantischen Ländern kam es daher zu einem Mangel an Pflegepersonen. Neue Organisationsformen wurden notwendig, um die Personallücken zu füllen.

Lohnwartesystem

In vielen Städten entstand das sog. Lohnwartesystem. Gegen Lohn wurde hier von Wärtern und Wärterinnen der Dienst am Kranken ausgeführt. Unter Lohn wurde damals Naturlohn verstanden, d.h., die Wärter erhielten Unterkunft, Kost und ein Bett im Krankensaal. Die Caritas, die christliche Nächstenliebe, welche ehemals die Motivation für die Ausübung der Pflege gewesen, drohte unterzugehen. Hinzu kam, dass das Lohnwartpersonal häufig aus den unteren Bevölkerungsschichten kam. Die meisten konnten weder lesen noch schreiben, und häufig fielen sie zudem durch Unzuverlässigkeit, Vernachlässigung der Kranken und Unehrlichkeit auf. Erst die Gründung neuer katholischer Pflegeorden führte zu einer Verbesserung in der Versorgung der Kranken.

Tab. 1.1 Medizinische Errungenschaften in der Neuzeit (Lauber 2007).

Wann	*Wer*	*Was*
1543	Andreas Vesal (1514–1564) griechischer Arzt, Chirurg, Anatom	veröffentlichte ein 663 Seiten umfassendes Lehrbuch der menschlichen Anatomie und markiert damit den Beginn der wissenschaftlichen Anatomie
1689	Walter Harris (1647–1712) englischer Arzt	veröffentlicht die erste größere Abhandlung über „Akute Krankheiten der Kinder" in London
1761	Leopold Auenbrugger (1722–1809) österreichischer Arzt	erfindet die medizinische Untersuchungstechnik Perkussion
1788	Jenner Edward (1749–1823) englischer Arzt, Chirurg	begründet die Pockenimpfung

Katholische Pflegeorden

Maßgeblichen Anteil an dieser Entwicklung hatten die katholischen Pflegeorden von
- Juan de Dios und
- Vinzenz von Paul.

Katholischer Pflegeorden von Juan de Dios

Der Portugiese Juan de Ciudad (1495–1550), später als Juan de Dios oder Johannes von Gott heiliggesprochen, gründete 1540 im spanischen Granada ein Hospital sowie eine Vereinigung von Weltleuten, die sich der caritativen und pflegerischen Betreuung der Kranken widmeten. Anfänglich arbeitete seine kleine Vereinigung noch ohne Satzung, doch bereits 1586 nannte sie sich mit päpstlicher Genehmigung „Orden der Barmherzigen Brüder" und verbreitete sich über ganz Europa. Der Orden wurde zum Symbol der christlichen Krankenpflege. Neben den drei Gelübden Armut, Gehorsam und Ehelosigkeit wurde als 4. Gelübde das der Hospitalität abgelegt, womit sich die Brüder zum unentgeltlichen Krankendienst sowie zum ausschließlichen Wirken als Krankenpfleger verpflichteten.

Erstes Hospital der Barmherzigen Brüder. Im bayerischen Neuburg an der Donau wurde von 1623–1626 das erste Hospital der Barmherzigen Brüder auf deutschem Boden gebaut. Im Unterschied zu den städtischen Hospitälern, die mehr Sozialasylen glichen, nahmen die Barmherzigen Brüder in ihren Häusern überwiegend Kranke auf, allerdings ausschließlich Männer.

Dokumentation. Bereits 1658 wurden in Neuburg Krankenprotokolle eingeführt, die sowohl Inhalte der Krankengeschichte als auch der Pflege dokumentierten. Juan de Dios gilt in der katholischen Kirche noch immer als Schutzpatron der Krankenhäuser, der Kranken und des Pflegepersonals.

Katholischer Pflegeorden von Vinzenz von Paul

Im Bereich der weiblichen Krankenpflege kam es zu grundsätzlich Neuem durch den später heiliggesprochenen Franzosen Vinzenz von Paul (1581–1660). Vinzenz von Paul (**Abb. 1.1**) studierte zunächst Theologie in Toulouse. Während einer Pfarrvertretungszeit in Châtillon-les-Dombes wurde ihm die vernachlässigte Armen- und Krankenfürsorge bewusst, woraufhin er die Confrérie de la Charité, eine weibliche Caritasbruderschaft, gründete. Nach drei Monaten der Prüfung erhielt die Gruppe feste Regeln. Nun konnten sich Frauen, gleich ob verheiratet, unverheiratet oder verwitwet, der Gemeinschaft anschließen.

Als Vinzenz von Paul 1621 nach Paris zurückkehrte, gründete er auf Anregung von Mme. Groussalt die Gesellschaft der „Dames de la Charité", zu der vornehmlich höher gestellte Damen gehörten. Die Damen halfen im Hôtel Dieu den Augustinerinnen und wurden von Vinzenz von Paul beraten. Ihre Tätigkeit dehnte sich aus auf die Gefangenenfürsorge, die Betreuung sittlich gefährdeter Mädchen sowie auf die Beaufsichtigung eines Hospizes für alte Ehepaare. Gesellschaftliche Verpflichtungen, Angst vor Ansteckung oder der Einspruch der Ehemänner führten dazu, dass die Frauen zunehmend Dienstboten zu den Fürsorgediensten schickten.

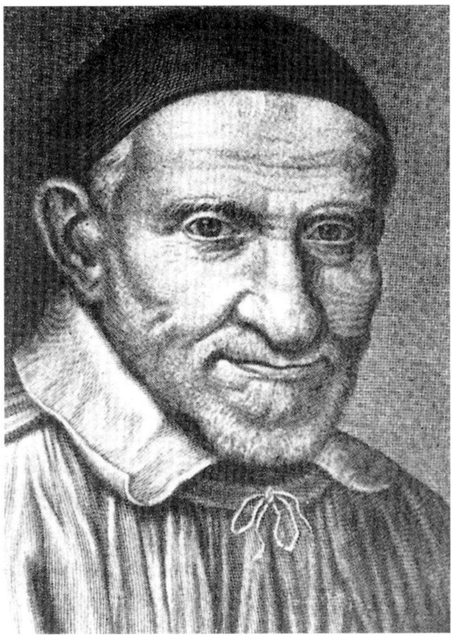

Abb. 1.1 Vinzenz von Paul.

Orden der Vinzentinerinnen. Da die Dienstboten oft unzuverlässig waren, stellte Vinzenz von Paul junge, dienstwillige, gläubige und kräftige Mädchen vom Land ein, die zunächst bei den Damen wohnten und dort in die Arbeit eingeführt wurden. Die Zahl der Mädchen nahm so zu, dass eine systematische Ausbildung notwendig wurde. Eine der engsten Anhängerinnen Vinzenz von Pauls, Madame le Gras, übernahm die Betreuung der Mädchen und bezog am 29. November 1633 mit einigen jungen Mädchen in Paris ein kleines Haus. Dieses sollte zur Wiege eines neuen Ordens werden, dem Orden der Barmherzigen Schwestern, auch Vinzentinerinnen genannt.

Vinzenz von Paul ging es v.a. darum, dass seine Schwestern zur praktischen Arbeit am Krankenbett ausgebildet wurden. Gelübde, Klausur und mehrere Andachten täglich schienen hierbei eher im Wege zu stehen. In der weltlichen Tracht der einfachen Bauersfrau sollten die Schwestern auftreten und ihre Arbeit verrichten (**Abb. 1.2**). Dennoch wurden bereits am 26. März 1634 feste Regeln aufgestellt, die jedoch nicht mit denen der traditionellen, strengen kirchlichen Gemeinschaften zu vergleichen waren. Ebenso stellten die Gelübde, die auf ein Jahr befristet waren, keine eigentliche religiöse Weihe einer Ordensfrau dar.

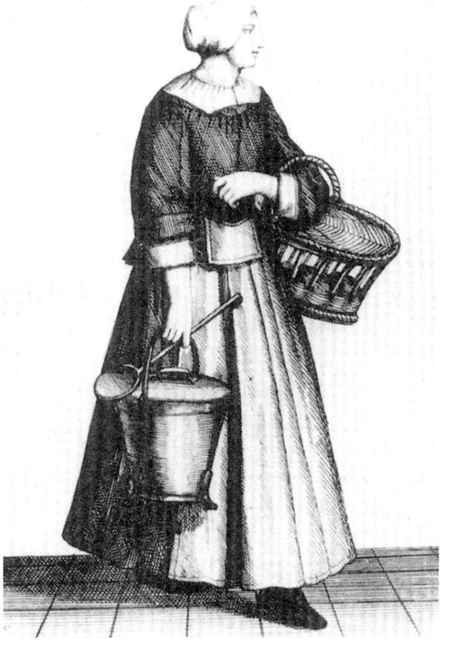

Abb. 1.2 Barmherzige Schwester um 1635.

Ausbildung. Einen besonderen Stellenwert erhielt die fachliche Ausbildung der Schwestern. Sie mussten Lesen, Schreiben und Rechnen lernen, wurden mit den Grundregeln praktischer pflegerischer Tätigkeit vertraut gemacht und durften zur Ader lassen und schröpfen. Von Vinzenz von Paul hörten sie Vorträge über die ethischen Grundsätze der Krankenpflege.

Mutterhaussystem und Gestellungsverträge. Der gute Ruf der Schwesternschaft verbreitete sich über die Grenzen von Paris hinaus. Es kam zu zahlreichen Neugründungen, die zugleich eine wesentliche Neuerung, das sog. Mutterhaussystem mit sich brachten. Vom Mutterhaus konnten die Schwestern dorthin entsandt werden, wo sie benötigt wurden. So forderte 1639 das Hospital von Angers zur Übernahme der kompletten Pflege des Hauses eine Gruppe barmherziger Schwestern an. Madame le Gras nahm dies zum Anlass, für ihre Schwestern einen Vertrag abzuschließen. Der Vertrag, der zum Vorbild für alle weiteren Mutterhaus- oder Gestellungsverträge wurde, legte das Verhältnis zwischen Schwestern, Hospital und Mutterhaus fest. Die Gestellungsverträge – eine Sonderform der Arbeitnehmerüberlassung – wurden später vom Roten Kreuz übernommen und finden dort bis heute noch ihre Anwendung.

Anerkennung durch den Papst. Der Orden wurde 1655 vom Papst als Krankenpflegeorden anerkannt. Vinzenz von Paul betreute den Orden weiterhin und leitete die Kriegsfürsorge in Lothringen und anderen Kriegsgebieten. Des Weiteren war er an der Organisation transportabler Volksküchen für Arme sowie an der Gründung von Hospitälern beteiligt.

2. Wer gründete die erste deutsche Krankenpflegeschule?

Anfang bis Mitte des 18. Jahrhunderts waren die Hospitäler von Hilfsbedürftigen aller Art hoffnungslos überfüllt. Die hygienischen Verhältnisse waren katastrophal. Vor diesem Hintergrund konnte eine geordnete Pflege nicht stattfinden. Das Niveau des pflegenden Standes sank kontinuierlich, zumal immer häufiger Lohnwärter allenfalls Aufseherdienste erfüllten und selbst die Pflegeorden nur noch lernunfähigen Pflegenachwuchs anbieten konnten.

In der zweiten Hälfte des 18. Jahrhunderts entwickelten sich die Hospitäler zu Krankenhäusern. Es sollten nur noch Kranke aufgenommen werden, die geheilt und deren Krankheit erforscht wurde. Die Mediziner, bisher nur Ratgeber, zogen als forschende, lehrende und praktizierende Berufsgruppe in das Krankenhaus ein. Die wenigen vorhandenen Pflegepersonen waren für die neue Situation jedoch nicht ausgebildet.

Franz Anton Mai

Der Heidelberger Professor der Geburtshilfe Franz Anton Mai (1742–1814) erkannte die Notwendigkeit einer Ausbildung für Pflegende und eröffnete 1782 in Heidelberg die erste deutsche Krankenpflegeschule. Hiermit gelang es ihm zumindest annähernd, die Pflege in den Hospitälern zu verbessern (**Abb. 1.3**).

Mai stellte fest, dass eine mangelhafte Pflege nicht nur die Genesung behinderte, sondern sogar zum Tod führen konnte. Andererseits konnte eine gute Pflege einen Beitrag dazu leisten, die verlorene Gesundheit wiederherzustellen. Nach seinen Plänen wurde am 15. April 1782 eine „öffentliche Schule zur Erziehung wohl unterrichteter Krankenwärter" ins Leben gerufen. Die Ausbildung dauerte drei Monate und endete mit einer Prüfung.

Im Sommersemester hielt Mai eine Vorlesung über die Krankenwärterlehre an der Universität Heidelberg. Ein Jahr später forderte Mai, die Krankenwärterlehre an den Universitäten einzuführen. Im Jahr 1801 eröffnete er gemeinsam mit der Universität Heidelberg eine „Schule für Gesundheits- und Krankenwärterlehre weiblicher Zöglinge" mit dem Ziel, heranwachsenden Mädchen Kenntnisse in der Gesundheitslehre zu vermitteln. Nach erfolgreichem Schulbesuch sollten sie in die berufsmäßige Krankenpflege wechseln.

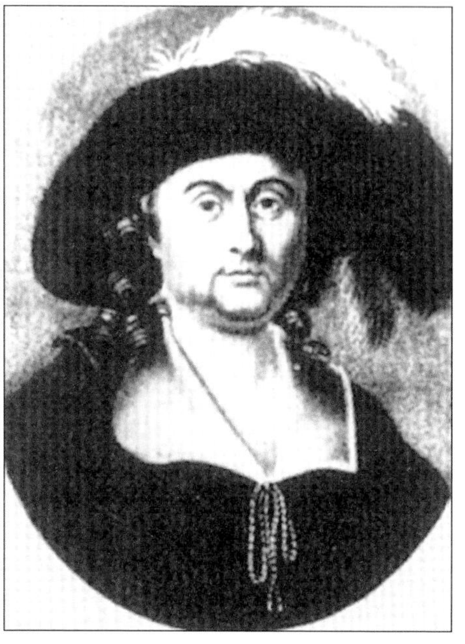

Abb. 1.3 Franz Anton Mai. 1742–1814.

Sowohl die Krankenwärterschule als auch Mais Planung für den Unterricht an der Universität wurden abgelehnt. Seine Krankenwärterschule wurde von seinen Kollegen als Pfuscherschule verurteilt und 1806, nachdem Mai Heidelberg verlassen hatte, wieder geschlossen.

3. Beschreiben Sie den Einfluss, den Theodor Fliedner auf die Krankenpflege im 19. Jahrhundert hatte.

Das 19. Jahrhundert wurde entscheidend von der Industrialisierung beeinflusst, die ihren Anfang mit der Erfindung der Dampfmaschine durch James Watt im Jahr 1769 nahm. Im Gegensatz zu England setzte sich die Industrialisierung in Deutschland nur langsam durch. Zur industriellen Revolution kam es durch die Zunahme der technischen Erfindungen, der verbesserten Hygiene und Gesundheitsvorsorge, der wachsenden Nahrungsmittelproduktion und der stetig ansteigenden Bevölkerungszahl.

Einführung der Sozialversicherung

In der zweiten Hälfte des 18. Jahrhunderts kam es zur sog. Landflucht, d.h., die Menschen suchten Arbeit in den Städten. Die Familien hausten in beengten Wohnverhältnissen und konnten sich mit ihren Einkünften nur knapp am Leben halten. Fehlende Hygiene und eine unzureichende Ernährung förderten Seuchen und die Entstehung von Krankheiten, die schlimme soziale und existenzielle Folgen hatten, da keine finanziellen Rücklagen gebildet werden konnten. Als Antwort auf die daraus entstehende soziale Krise wurde Ende des 19. Jahrhunderts die Sozialversicherung eingeführt, die in 3 Gesetzen ihren Ausdruck fand:

- Krankenversicherungsgesetz (1883)
- Unfallversicherungsgesetz (1884)
- Gesetz betreffend der Invaliditäts- und Altersversicherung (1889)

Neuorganisation der Pflege

Im 19. Jahrhundert wurden in der Medizin weitere bahnbrechende Entdeckungen gemacht, die in **Tab. 1.2** dargestellt sind. Anfangs des 19. Jahrhunderts konnte jeder, der wollte, ohne jegliche Fachkenntnis die Krankenpflege ausüben; dementsprechend schlecht angesehen und unzureichend war die Pflege auch.

Industrialisierung. Gleichzeitig kam es durch die Industrialisierung zu einem Bevölkerungswachstum mit einer parallel verlaufenden Zunahme der Arbeiterschicht. Da die familiären Bindungen innerhalb der Familien schwächer wurden, waren die Arbeiter im Krankheitsfall auf die Hilfe des Krankenhauses angewiesen. Innerhalb der Pflege war eine Neuorganisation notwendig, denn weder die Ordenspflege noch die im Lohnwartesystem Beschäftigten konnten quantitativ und qualitativ den steigenden Anforderungen gerecht werden. Es kam zur Gründung zahlreicher konfessioneller und weltlicher Krankenpflegevereinigungen, die versuchten, sich den Problemen zu stellen.

Differenzen zwischen religiösen und weltlichen Mutterhäusern. Indes verschärften sich die Differenzen zwischen den religiösen und weltlichen Mutterhausverbänden: Während die Angehörigen der freiberuflichen Krankenpflege diese als Beruf sahen, der eine qualifizierte Ausbildung zur Grundlage haben und eine entsprechende Bezahlung umfassen sollte, herrschte bei den Mutterhausverbänden die Auffassung vor, dass die Krankenpflege in erster Linie als ein mehr

Tab. 1.2 Medizinische Errungenschaften im 19. Jahrhundert (nach Lauber 2007).

Wann	*Wer*	*Was*
1807	**Samuel Hahnemann** (1755–1843) deutscher Arzt	begründet die Homöopathie
1819	**Rene Theophile Hyacinthe** Laennec (1871–1926) französischer Arzt	erfindet das Stethoskop
1847	**Ignaz Semmelweis** (1818–1865) ungarischer Arzt	entdeckt die Ursache des Kindbettfiebers und führt die Händedesinfektion ein
1858	**Rudolf Virchow** (1821–1902) deutscher Arzt, Pathologe, Wissenschaftler	begründet die Zellularpathologie
1877	**Robert Virchow** (1843–1910) deutscher Arzt, Bakteriologe	entdeckt Tuberkelbakterium, Cholera- und Milzbranderreger und wird der Begründer der Bakteriologie und Infektionslehre
1894	**Arthur Schlossmann** (1867–1932) deutscher Arzt	gründet die weltweit erste Klinik für kranke Säuglinge in Dresden
1895	**Wilhelm Conrad Röntgen** (1845–1923) deutscher Physiker	entdeckt die Strahlen, die Weichteile durchdringen können und Fotografien des knöchernen Skeletts möglich machen (Röntgenstrahlen)

oder weniger unentgeltlicher Dienst zu versehen sei. Aus diesen unterschiedlichen Positionen konnte sich kaum ein berufliches Selbstverständnis entwickeln. Die Krankenpflege am Anfang des 19. Jahrhunderts konnte nur noch als desolat und inhaltlich zerrissen beschrieben werden.

Katholische Ordenspflege

Die katholische Ordenspflege bildete im frühen 19. Jahrhundert den Anfang der organisierten Krankenpflege. Folgende drei weibliche katholische Pflegeorden, die alle in der Tradition der Barmherzigen Schwestern standen, waren in Deutschland von Bedeutung:

- Borromäerinnen
- Clemensschwestern
- Vinzentinerinnen

Evangelische Diakonie

Die Bemühungen, die katholische Ordenspflege wieder aufleben zu lassen, blieben nicht ohne Einfluss auf die protestantisch besiedelten Räume; das positive katholische Vorbild sollte Nachahmer unter den Protestanten finden. Deren Bemühungen basierten, wie schon in den katholischen Kreisen, auf der allgemeinen Kritik an der Krankenpflege, dass diese keine Nähe mehr zu der christlichen Nächstenliebe habe. Die wichtigsten Vertreter waren:

- Amalie Sieveking
- Johann Daniel Neubauer
- Freiherr vom Stein
- Johannes Evangelista Gossner
- Theodor Fliedner

Theodor Fliedner

Der protestantische Pfarrer Theodor Fliedner (1800–1864, **Abb. 1.4**) erkannte, dass eine Verbesserung der bisher unzulänglichen Versorgung der Kranken notwendig war. Die Tatsache, dass ein großer Bedarf an besserem Pflegepersonal bestand, wurde von Fliedner mit dem Gedanken der Diakonie verknüpft.

Er begann seine Bemühungen mit der Gründung des „Evangelischen Vereins für christliche Krankenpflege in der Rheinprovinz und Westfalen" im Jahr 1863. In Kaiserswerth kaufte er ein Haus und bezog es 1836 mit 33 Kranken und vier Pflegerinnen. Fliedner ging es v.a. um die armen Menschen unter den Kranken. Sie sollten sowohl im Krankenhaus als auch in ihren Wohnungen gepflegt werden.

Diakonissen. Die Pflege sollte von weiblichen Diakonissen ausgeübt werden. Als Diakonissen wurden neben Frauen aus eher ländlichen Gegenden v.a. auch bürgerliche Frauen gewonnen. Die Frauen verpflichteten sich, auf der eingesetzten Stelle zu dienen; als Gegenleistung wurden sie auf Lebenszeit versorgt. Insbesondere für viele bürgerliche Frauen schien es attraktiv zu sein, im Geist des frühchristlichen Diakoniegedankens unter Führung und Versorgung des Mutterhauses in der Öffentlichkeit tätig zu sein, sodass die Zahl der Diakonissen schnell anstieg.

Ausbildung. Nach Fliedner galt es, die Ausbildung der Diakonissen zu fördern, denn seiner Meinung nach konnten nur ausgebildete Krankenschwestern eine gute Pflege ausüben. Als Vorbild für die Organisation dienten die Barmherzigen Schwestern. So übernahm er u.a. den Gedanken des Mutterhauses. Die Unterrichtung der Schwestern sollte durch einen Arzt erfolgen, der sowohl praktische als auch theoretische Anweisungen zu geben hatte; die Schwestern sollten bewusst als Helferin des Arztes ausgebildet werden.

Ergänzt wurde der Unterricht durch seine Frau Friederike Fliedner (1800–1842) und durch die erste Diakonisse Gertrud Reichard, die eine erfahrene Pflegerin war. Das von Friedrich Dieffenbach verfasste Buch „Anleitung zur Krankenwartung" wurde dem Unterricht zugrunde gelegt.

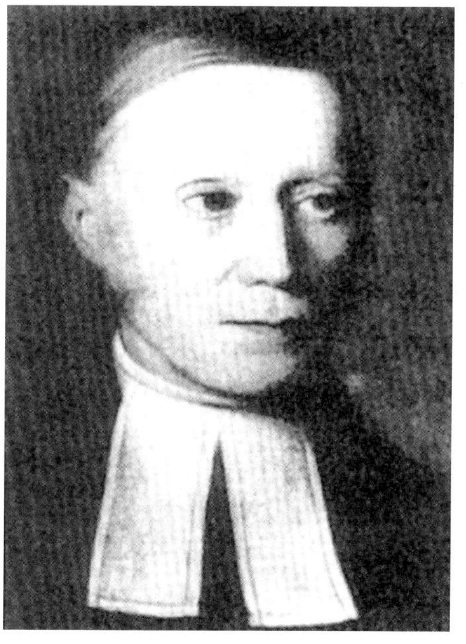

Abb. 1.4 Theodor Fliedner (1800–1864). Bildnis von O. Mengelberg (ca. 1857).

Die Verbindung des Diakoniegedankens mit der Ausübung der Krankenpflege brachte jedoch auch Probleme mit sich. Ging es Fliedner, dem Theologen, v.a. darum, dass der Krankendienst als kirchliches Amt von frommen Frauen ausgeführt wurde, so sah seine Frau Friederike v.a. die freiwillige Bereitschaft der Frauen, die sich zum Krankendienst meldeten. Diese waren jedoch häufig der geistlichen Verantwortung einer Diakonisse nicht gewachsen. So kam es, dass tüchtige Krankenpflegerinnen aufgenommen wurden, die jedoch nicht die Voraussetzung zum Diakonissenamt mitbrachten, und umgekehrt.

Standeserhöhung. Die Verpflichtung der unverheirateten Frauen, sich für fünf Jahre im Diakonissenverein zu engagieren, verschaffte ihnen das Recht, unangefochten in der Öffentlichkeit einem Beruf nachzugehen. Die Frauen erhielten freie Dienstkleidung und ein festes Gehalt. Hinzu kamen freie Kost und Wohnung, Medikamente und ärztliche Behandlung, Versorgung bei Dienstunfähigkeit und im Alter sowie weitere Vorteile, sodass ein Eintritt in die Diakonissenanstalt für die meisten Pflegerinnen mit einer Standeserhöhung verbunden war.

Die Historikerin Anna Sticker, die ein Buch über das Ehepaar Fliedner geschrieben hat, bezeichnete den 13. Oktober 1836, den Tag, an dem das Diakonissenmutterhaus in Kaiserswerth eröffnet wurde, als den Beginn der neuzeitlichen Krankenpflege.

Kritik. Die Bemühungen der konfessionellen Verbände wurden allerdings nicht ausschließlich positiv aufgenommen. So sprach der Mediziner Virchow diesen die Existenzberechtigung ab, weil seiner Meinung nach jede kirchliche Aufgabe eines Pflegenden verhindere, dass die Pflege rein sachlich angesehen werden konnte.

Aufgabenstellung 2

Florence Nightingale – Pflegeausbildung in Deutschland und Großbritannien im Vergleich

Bearbeitungsvorschläge und Hintergrundinformationen

Renate Fischer, Marion Kaster

1. Beschreiben Sie die Entwicklung der Pflege bzw. Pflegeausbildung in Großbritannien durch Florence Nightingale.

Die Entwicklung der Pflege im 19. Jahrhundert wurde in England v.a. von Florence Nightingale beeinflusst.

Florence Nightingale

Florence Nightingale (1820–1910, **Abb. 2.1**) stammte aus einer wohlhabenden englischen Familie und wurde während einer Italienreise ihrer Eltern in der italienischen Stadt Florenz, die ihr den Vornamen gab, geboren. Florence erhielt standesgemäß eine ausgezeichnete höhere Schulbildung und konnte auf den zahlreichen Reisen mit ihren Eltern ihre umfangreichen Fremdsprachenkenntnisse festigen. Schon früh wurde es ihr zu einem Bedürfnis, sich karitativen Anliegen und hier v.a. der Krankenpflege zu widmen. Für eine junge Dame aus höheren Kreisen war dies aber nicht standesgemäß, sodass ihre Eltern es verboten. Dies hinderte sie jedoch nicht daran, sich über mehrere Jahre hinweg mit Publikationen des In- und Auslandes über Krankenhauswesen und Krankenpflege zu beschäftigen.

Ausbildung an der Diakonissenanstalt Kaiserswerth. Auf der Rückreise von einer Ägyptenreise nutzte Nightingale im Jahr 1850 die Gelegenheit zu einem Besuch der Diakonissenanstalt in Kaiserswerth. Die Arbeit der Diakonissen, v.a. aber deren geistige Haltung, beeindruckte sie sehr. Die praktische pflegerische Arbeit wurde ihrer Meinung nach jedoch nicht gleichwertig geschult. Im Jahr darauf kehrte sie für drei Monate, während der Kur ihrer Schwester in Karlsbad, nach Kaiserswerth zurück und nahm an der praktischen Ausbildung teil, wobei sie später stets von Kaiserswerth als ihrer geistigen Heimat sprach.

1853 ging Florence Nightingale für einige Wochen nach Paris, um am Maison de la Providence die praktische Krankenpflege der katholischen Barmherzigen Schwestern kennenzulernen.

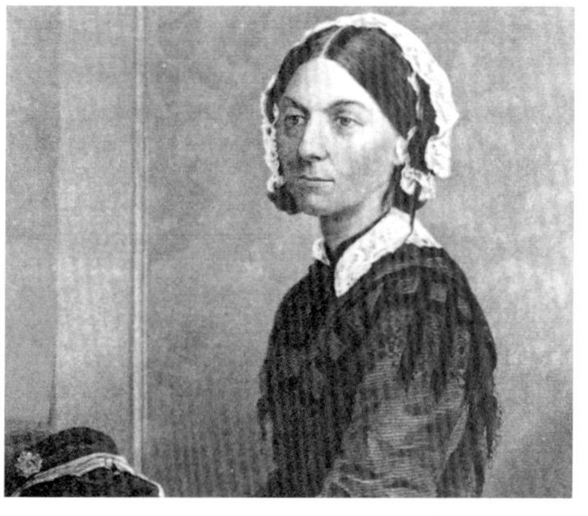

Abb. 2.1 Florence Nightingale. 1820–1910.

Leitung eines Pflegeheims. Nach London zurückgekehrt, übernahm sie die Leitung eines Pflegeheims für invalide Gouvernanten. Ein Jahr lange übte sie diese Tätigkeit aus, bis sie der Ruf des Kriegsministers erreichte, sich der im Krimkrieg verwundeten Landsleute anzunehmen.

1854 hatten Großbritannien, Frankreich und die Türkei gemeinsam Russland den Krieg erklärt. Schon bald nach Kriegsbeginn gelangten Berichte von grauenvollen Verhältnissen in den englischen Lazaretten an die Öffentlichkeit. Sie waren schließlich der Auslöser für die Bitte des Kriegsministers an Florence Nightingale, sich im Krimkrieg einzusetzen.

Einsatz im Krimkrieg. Im November 1854 kam Florence Nightingale mit einer Gruppe von 38 Schwestern, hiervon 18 Barmherzigen Schwestern und 20 Pflegerinnen, in Skutari (Istanbul) in der Türkei an und fand hier katastrophale hygienische Verhältnisse vor. Es waren weder Wasser und Seife noch Handtücher vorhanden. Florence Nightingale übernahm die Leitung des Pflegedienstes und blieb bis zum 7. August 1856 in Skutari (**Abb. 2.2**).

Ihre Bemühungen und ihr unermüdlicher Einsatz ließen sie schon bald zum „Engel des Krimkrieges" oder zur „lady with the

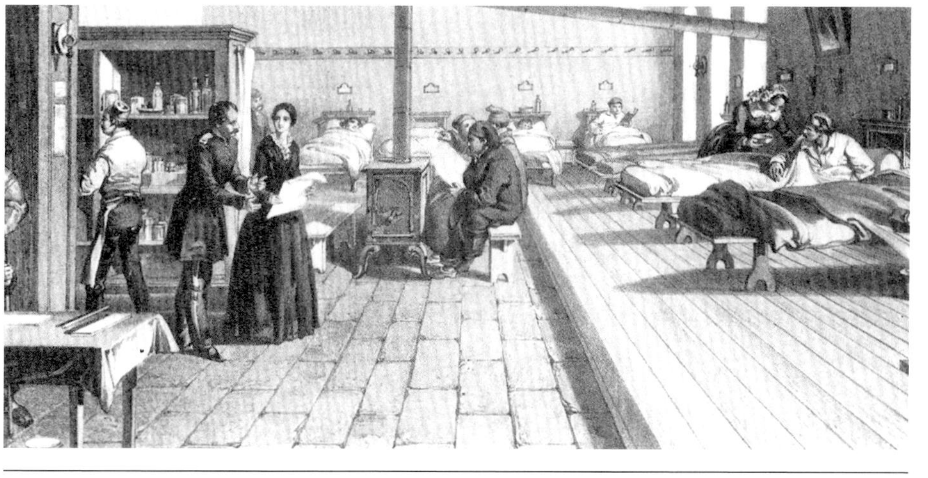

Abb. 2.2 Florence Nightingale. Hier in einem Feldlazarett während des Krimkrieges (1854–1856).

lamp“ werden. Letztere Bezeichnung wurde ihr zuteil, weil sie nachts auf den Schlachtfeldern mit einer Lampe nach Verwundeten suchte. Unermüdlich setzte sie sich mit ihren Helferinnen für verbesserte Verhältnisse in den Lazaretten ein und sorgte dafür, dass die Sterblichkeitsrate von 42% auf 2,2% sank. Während ihres zwei Jahre andauernden Einsatzes verbesserte sie die praktische Kriegskrankenpflege und erprobte eine grundlegende Umgestaltung des englischen Militärsanitätswesens innerhalb des Lazarettbetriebes. Auf 830 Seiten fasste sie ihre Vorschläge zusammen und leitete zugleich theoretische Verallgemeinerungen für Krankenhauswesen und Krankenpflege im zivilen Leben ab.

Erste Pflegetheoretikerin. Florence Nightingale leistete mit ihren beiden Veröffentlichungen „Notes on nursing“ (Die Pflege bei Kranken und Gesunden) und „Hints on hospitals“ (Bemerkungen über Hospitäler) einen wichtigen Beitrag zur weiteren Entwicklung der Krankenpflege und kann so als erste Pflegetheoretikerin der Neuzeit bezeichnet werden.

Gründung einer Krankenpflegeschule in London. Im Jahr 1860 nahm Florence Nightingale sich ihres wichtigsten Anliegens an: Die Krankenpflege sollte zu einem gut ausgebildeten und öffentlich anerkannten Beruf werden. Die Grundlage hierfür sollte der 1855 errichtete Nightingale-Fond sein, der sich aus Spenden von britischen Offizieren und Soldaten zusammensetzte, die dank Florence eine verbesserte Lazarettpflege erfahren hatten. Am 4. Juni 1860 wurde am St. Thomas-Hospital in London eine nach den Vorstellungen von Florence Nightingale organisierte Krankenpflegeschule angegliedert. Die Schule wurde von der Stiftung finanziert und war deshalb auch unabhängig vom Krankenhaus, welches die praktische Ausbildung gewährleistete.

Die Schule begann mit 15 Schülerinnen, die eine 1-jährige Ausbildung erhielten, nebenbei als Hilfspflegerinnen im Krankenhaus arbeiteten und dann für zwei weitere Fortbildungsjahre verpflichtet wurden. Die Ausbildung vermittelte einen im internationalen Vergleich einmalig hohen Anteil an theoretischem Wissen.

Reform der Krankenpflege. Zwei wesentliche Inhalte führten durch die Ausbildung zu einer Reform der Krankenpflege. So wurde einerseits die Krankenpflege auf den sozialen Stand eines erlernten Berufes gehoben, und andererseits bekam die Frau innerhalb der Gesellschaft die Möglichkeit, eine öffentlich anerkannte Ausbildung zu erhalten.

Tag der Krankenpflege. Florence Nightingale arbeitete in den Jahren bis zu ihrem Tod an vielen Problemen der öffentlichen Gesundheitspflege und des Hospitalwesens. Ihr Geburtstag, der 12. Mai, wird seit 1967 vom ICN als der Tag der Krankenpflege gefeiert.

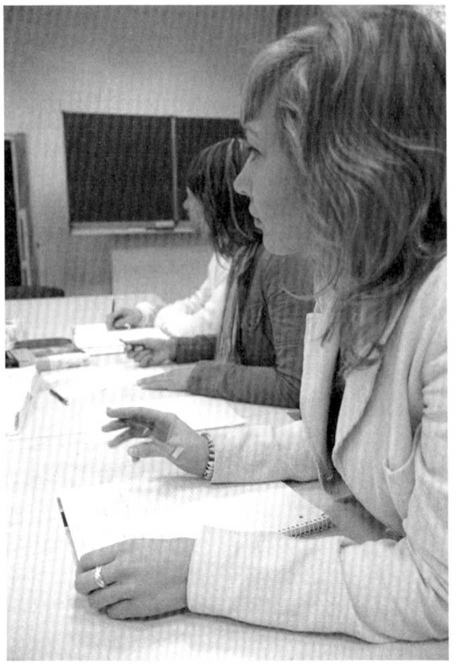

Abb. 2.3 Krankenpflege in Großbritannien. Krankenpflege wird in Großbritannien an Universitäten studiert. Die Studierenden sind nicht im Krankenhaus angestellt, sondern durchlaufen institutionsunabhängig Praxiseinsätze in verschiedenen Kliniken und ambulanten Einrichtungen.

2. Vergleichen Sie die Entwicklung der Pflegeausbildung in Großbritannien mit der in Deutschland.

Das Nightingale-System, also die vom Krankenhaus unabhängige und ihm nur zu Ausbildungszwecken angegliederte Krankenpflegeschule, fand Verbreitung in den englischen Kolonien, in Amerika und in den skandinavischen Ländern.

Noch heutzutage sind diese Wurzeln erkennbar. Inzwischen ist die Pflegeausbildung in Großbritannien als Universitätsstudium organisiert (**Abb. 2.3**). Das Studium kann sowohl als Vollzeit- als auch als Teilzeitstudium organisiert werden und entweder mit einem „Diploma of Higher Education“ oder mit einem Bachelor of Nursing abgeschlossen werden. Die Studierenden sind nicht Angestellte eines Krankenhauses, sondern absolvieren im Rahmen ihres Studiums Praxiseinsätze an verschiedensten Einrichtungen des Gesundheitswesens. Krankenhäuser bzw. einzelne Abteilungen müssen bestimmte Kriterien erfüllen, um Studierende zugewiesen zu bekommen und werden nach den Praxis-Einsätzen von diesen beurteilt.

In Deutschland fand die Ausbildungsorganisation nach Nightingale keine Anerkennung und dementsprechend keine Verbreitung, es blieb zunächst beim Mutterhaussystem (s. Kap.1, S. 79). Die enge Bindung zwischen Krankenhaus und Pflegeausbildung ist auch heute noch erkennbar, denn in Deutschland sind Schulen für Gesundheits- und Krankenpflege i.d.R. nach wie vor Krankenhäusern angeschlossen. Auszubildende sind Angestellte des jeweiligen Krankenhauses und erhalten als solche eine Ausbildungsvergütung.

Lediglich in einigen der neuen Bundesländern (z.B. in Mecklenburg-Vorpommern) gingen nach der Wende die Krankenpflegeschulen in höhere Berufsschulen über und unterliegen damit der Schulaufsicht des jeweiligen Kultusministeriums. Aktuell gibt es zunehmend sogenannte „duale“ Studiengänge, die Schulausbildung und Studium durch eine Kooperation von Pflegeschulen und Fachhochschulen verbinden (s. S. 99).

Aufgabenstellung 3

Henri Dunant – Rotes Kreuz heute

Bearbeitungsvorschläge und Hintergrundinformationen

Renate Fischer, Marion Kaster

1. Erläutern Sie die Entwicklung des Roten Kreuzes und gehen Sie insbesondere auf die Person von Henri Dunant ein.

Jean Henri Dunant (**Abb. 3.1**), ein Schweizer Bankier, wurde auf einer Italienreise Augenzeuge der Schlacht bei Solferino, die zwischen Frankreich und Sardinien gegen Österreich stattfand. Am 24. Juni 1859 gab es bei Solferino 40 000 gefallene und verwundete Soldaten. Dunant erlebte die ungenügende ärztliche und pflegerische Versorgung der Verwundeten auf dem Schlachtfeld und organisierte daraufhin spontan eine freiwillige Hilfsaktion der Einwohner aus den umliegenden Ortschaften.

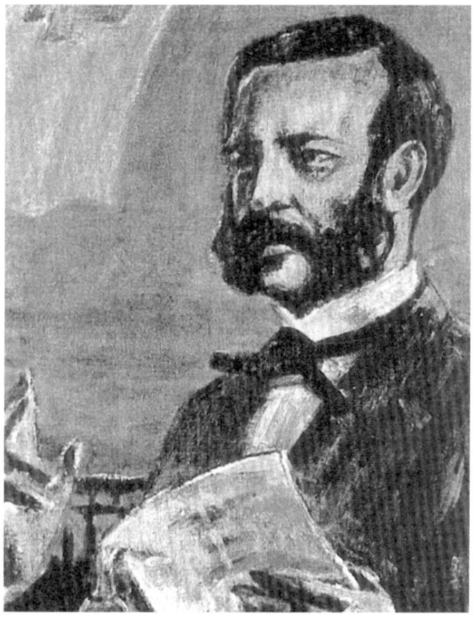

Abb. 3.1 Jean Henri Dunant (1828–1910). Hier im Jahre 1863.

Drei Jahre später fasste er seine Erinnerungen an diese Aktion und an die Schrecken der verletzten und sterbenden Soldaten in einer Broschüre unter dem Titel „Un souvenir de Solferino" (Eine Erinnerung an Solferino) zusammen. Er verband damit zugleich ein ihm wichtig gewordenes Anliegen, wonach in allen Ländern Freiwilligen-Vereine zu gründen seien, in denen ausgebildete Helfer in der Lage wären, zu Kriegszeiten den Militärsanitätsdienst zu unterstützen, um damit ähnliche Missstände in künftigen Kriegen zu vermeiden.

Gründung des Roten Kreuzes

Seine Vorschläge stellte Dunant der in Genf seit 1810 tätigen Wohlfahrtsorganisation, der Schweizerischen Gemeinnützigen Gesellschaft, vor und fand starke Befürworter seiner Idee. Die Gesellschaft gründete eine Kommission, die sich wiederum aus Privatpersonen mehrerer europäischer Länder zusammensetzte. Im Oktober 1863 fand eine erste internationale Konferenz statt, die allgemein als Gründungsakt des Roten Kreuzes gilt.

Erste Genfer Konvention

Am 22. August 1864 unterzeichneten in einer zweiten Konferenz Bevollmächtigte von 12 Staaten die erste Genfer Konvention. Hier wurde v.a. die Neutralität der Feldlazarette und der sich dort aufhaltenden Verwundeten, Kranken sowie des militärischen Pflegepersonals und der zivilen Hilfskräfte vereinbart. Zum allgemein verbindlichen Schutzzeichen wurde das rote Kreuz im weißen Feld (**Abb. 3.2**), die Flagge der Schweiz mit umgekehrten Farben.

Einem internationalen Komitee vom Roten Kreuz mit Sitz in Genf wurde die Verbindung zwischen den verschiedenen europäischen Staaten aufgetragen. Dunant trat, nachdem er einen wirtschaftlichen Konkurs als Bankier erleiden musste, für einige Jahre aus der Öffentlichkeit und aus der Führung der Rot-Kreuz-Bewegung zurück. Im Jahre 1895 wurde er durch mehrere Zeitungsartikel wieder in das öffentliche Bewusstsein gerückt und erhielt in den folgenden Jahren viele Ehrungen, deren Höhepunkt die Verleihung des ersten Friedensnobelpreises im Jahr 1901 war.

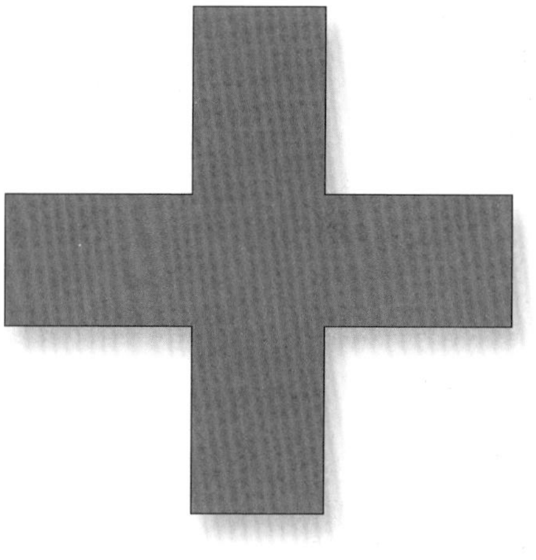

Abb. 3.2 Rotes Kreuz. Erkennungs- und Schutzzeichen des Roten Kreuzes.

Auswirkungen der Rot-Kreuz-Idee auf die Krankenpflege in Friedenszeiten

Die Weiterentwicklung der Rot-Kreuz-Idee hatte auch Auswirkungen auf die Krankenpflege in Friedenszeiten. So fanden die sich verbreitenden Rot-Kreuz-Gesellschaften Unterstützung und Anhänger unter den männlichen Hilfskräften, aber auch von schon bestehenden oder entstehenden Frauenvereinen, die sich dann häufig „Frauenvereine unter dem Rothen Kreuz" nannten. Der von der Großherzogin Luise von Baden (1838–1923) geschaffene „Badische Frauenverein" wurde 1866 vom Internationalen Komitee als erste nationale Rot-Kreuz-Organisation anerkannt.

Während sich in Deutschland die Übernahme des Mutterhaussystems für die Rot-Kreuz-Schwestern nach katholischem oder evangelischem Vorbild durchsetzte, entwickelten sich die Rot-Kreuz-Schwesternschaften in anderen europäischen und außereuropäischen Ländern in jeweils unterschiedlichen Organisations- und Ausbildungsformen. Mit der Übernahme des Mutterhaussystems blieb es dabei, dass die Berufsausübung in Deutschland v.a. als karitative Tätigkeit auf religiöser Grundlage verstanden wurde.

Aufgaben in Kriegs- und Friedenszeiten. Im deutsch-französischen Krieg von 1870/71 waren zahlreiche Frauenvereine des Roten Kreuzes im Einsatz und betreuten die verwundeten und kranken Soldaten. Der „Verband der Deutschen Frauenhilfs- und Pflegevereine", in dem sich die verschiedenen Vereine zusammenschlossen, legte im August 1871 die Aufgaben für Kriegs- und Friedenszeiten fest. So sollte in Friedenszeiten v.a. Sorge für die Förderung und Hebung der Krankenpflege getragen werden. In Kriegszeiten hingegen sollten die Vereine an der Betreuung der im Felde Verletzten und Erkrankten und an der Unterstützung der dort tätigen Einrichtungen teilnehmen.

Ausbildung der Rot-Kreuz-Krankenschwestern. Bis zum Ende des Jahrhunderts wurden von den Frauenvereinen in 25 deutschen Städten Ausbildungskrankenhäuser für die Rot-Kreuz-Krankenschwestern eingerichtet. Die Ausbildung in den Häusern war v.a. von der ethischen Erziehung geprägt, während die eher praktisch orientierten Inhalte v.a. auf kriegschirurgische Assistenzleistung ausgerichtet waren. Theoretische Kenntnisse wurden nur in geringem Umfang vermittelt, weil die führenden Persönlichkeiten des Roten Kreuzes der Meinung waren, dass zu viel Theorie eine Vernachlässigung der praktischen Arbeit nach sich ziehen und zu einem Verlust der zum Beruf gehörenden Bescheidenheit führen würde.

2. Welche Grundsätze und welche Aufgaben hat das Rote Kreuz heute?

Grundsätze des Roten Kreuzes und Roten Halbmondes

Die Grundsätze des Roten Kreuzes und des Roten Halbmondes wurden von der XX. Internationalen Rotkreuzkonferenz 1965 in Wien proklamiert. Diese waren:
- Menschlichkeit
- Unparteilichkeit
- Neutralität
- Unabhängigkeit
- Freiwilligkeit
- Einheit
- Universalität

Der nachfolgende Text ist den Statuten der Internationalen Rotkreuz- und Rothalbmondbewegung entnommen, die von der XXV. Internationalen Rotkreuzkonferenz 1986 in Genf angenommen wurde (online im Internet: www.drk.de/voelkerrecht/grundsaetze.html).

Menschlichkeit. „Die internationale Rotkreuz- und Rothalbmondbewegung entstanden aus dem Willen, den Verwundeten der Schlachtfelder unterschiedslos Hilfe zu leisten, bemüht sich in ihrer internationalen und nationalen Tätigkeit, menschliches Leiden überall und jederzeit zu verhüten und zu lindern. Sie ist bestrebt, Leben und Gesundheit zu schützen und die Würde des Menschen Achtung zu verschaffen. Sie fördert gegenseitiges Verständnis, Freundschaft, Zusammenarbeit und einen dauerhaften Frieden unter den Völkern."

Unparteilichkeit. „Die Rotkreuz- und Rothalbmondbewegung unterscheidet nicht nach Nationalität, Rasse, Religion, sozialer Stellung oder politischer Überzeugung. Sie ist einzig bemüht, den Menschen nach dem Maß ihrer Not zu helfen und dabei den dringendsten Fällen den Vorrang zu geben."

Neutralität. „Um sich das Vertrauen aller zu bewahren, enthält sich die Rotkreuz- und Rothalbmondbewegung der Teilnahme an Feindseligkeiten wie auch, zu jeder Zeit, an politischen, rassistischen, religiösen oder ideologischen Auseinandersetzungen."

Unabhängigkeit. „Die Rotkreuz- und Rothalbmondbewegung ist unabhängig. Wenn auch die Nationalen Gesellschaften den Behörden bei ihrer humanitären Tätigkeit als Hilfsgesellschaften zur Seite stehen und den jeweiligen Landesgesetzen unterworfen sind, müssen sie dennoch eine Eigenständigkeit bewahren, die ihnen gestattet, jederzeit nach den Grundsätzen der Rotkreuz- und Rothalbmondbewegung zu handeln."

Freiwilligkeit. „Die Rotkreuz- und Rothalbmondbewegung verkörpert freiwillige und uneigennützige Hilfe ohne jedes Gewinnstreben."

Einheit. „In jedem Land kann es nur eine einzige Rotkreuz- und Rothalbmondbewegung geben. Sie muss allen offen stehen und ihre humanitäre Tätigkeit im ganzen Gebiet ausüben."

Universalität. „Die Rotkreuz- und Rothalbmondbewegung ist weltumfassend. In ihr haben alle Nationalen Gesellschaften gleiche Rechte und die Pflicht, einander zu helfen."

Aufgaben des Roten Kreuzes

Das Rote Kreuz engagiert sich in folgenden Bereichen:
- „Verbreitung der Kenntnisse des humanitären Völkerrechts sowie der Grundsätze und Ideale der internationalen Rotkreuz- und Rothalbmondbewegung,
- Hilfe für die Opfer von bewaffneten Konflikten, Naturkatastrophen und anderen Notsituationen,
- Verhütung und Linderung menschlicher Leiden, die sich aus Krankheit, Verletzung, Behinderung oder Benachteiligung ergeben,
- Förderung der Gesundheit, der Wohlfahrt und der Jugend,
- Förderung der Entwicklung nationaler Rotkreuz- und Rothalbmond-Gesellschaften" (www.roteskreuzcalw.de).

Konkret bedeutet das eine Vielzahl von Aufgaben, von denen hier nur einige genannt werden können:
- Ausbildung in Erster Hilfe
- Blutspendedienst
- Rettungs- und Sanitätsdienst (**Abb. 3.3**)
- Katastrophenschutz
- Bergwacht
- Kleidersammlung und Kleiderkammern für Bedürftige
- Menübringdienst („Essen auf Rädern")
- Tages-, Kurzzeit- und ambulante Krankenpflege
- Suche nach Vermissten
- Veranstaltung von Kursen sowie Publikationen zum humanitären Völkerrecht

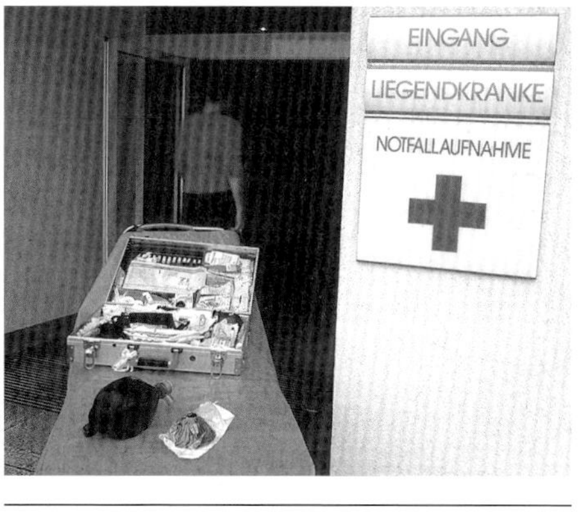

Abb. 3.3 Aufgaben des Roten Kreuzes. Der Rettungs- und Sanitätsdienst ist nur eine der vielfältigen Aufgaben des Roten Kreuzes.

Aufgabenstellung 4

Agnes Karll – Berufsverbände heute

Bearbeitungsvorschläge und Hintergrundinformationen

Renate Fischer, Marion Kaster

1. Erläutern Sie die Situation in der Pflege gegen Ende des 19. Jahrhunderts, und gehen Sie auf die Person von Agnes Karll ein.

Gegen Ende des 19. Jahrhunderts kam es erneut zu einem Mangel an Pflegekräften, der u.a. auch durch die Verabschiedung des Krankenversicherungsgesetzes im Jahr 1883 (S. 80) ausgelöst wurde. Nun waren auch solche Bevölkerungsschichten im Krankenhaus anzutreffen, die sich vorher einen Krankenhausaufenthalt nicht leisten konnten. Die Anzahl der Krankenhäuser und der Krankenhausbetten stieg in den folgenden Jahren von 100 000 im Jahr 1877 auf 260 000 im Jahr 1900.

Mutterhausschwestern und „wilde Schwestern"

Fast alle in der Krankenpflege tätigen Schwestern waren an ein Mutterhaus gebunden. Die konfessionellen Schwestern, Rotkreuzschwestern sowie viele weltliche, bürgerliche Schwestern hatten als Organisationsform das Mutterhaussystem übernommen und orientierten sich an den christlich motivierten Werten in der Ausübung der Krankenpflege. Die nichtkonfessionell gebundenen, in der Pflege tätigen Schwestern wurden vielfach als „wilde Schwestern" tituliert. Man warf ihnen unehrenhafte Motive, v.a. im Umgang mit Männern, vor. J. Stangenberger schrieb 1901: „Nur den weltlichen Schwestern, den sogenannten ‚wilden'... ist der ganze männliche Körper schrankenlos preisgegeben, und sie machen von dieser Lizenz den ausgiebigsten Gebrauch ... Angesichts dieser Zustände kann man nicht dringend genug an Eltern und Erzieher die Mahnung richten: Hütet Eure Pflegebefohlenen! Hütet Eure Töchter vor der Krankenpflege, und können sie wirklich dem inneren Drange nicht widerstehen, so gebt nicht zu, dass sie in eine andere als religiöse Schwesterngemeinschaft eintreten ..." (Möller 1994, S. 96). Es herrschte zudem die Überzeugung vor, dass nur Mutterhausschwestern eine reine, moralisch einwandfreie Gesinnung haben konnten. Beruflich ausgeübte Pflegetätigkeit ohne Einbindung in christliche Ethik galt als verwerflich.

Pflege als Liebestätigkeit

Nach dem Verständnis der konfessionellen Verbände und des Roten Kreuzes war die Krankenpflege v.a. als „Liebestätigkeit" zu verstehen und bedurfte selbstverständlich keiner Bezahlung. Bisher schlossen die Krankenhäuser mit den Mutterhäusern Verträge ab, in denen die finanziellen Inhalte geregelt waren. Danach erhielten die Schwestern allenfalls ein Taschengeld sowie freie Unterkunft und Verpflegung.

Die nicht gebundenen, freiberuflichen Schwestern arbeiteten vielfach in der Privatpflege und hatten zumeist unter katastrophalen Arbeitsbedingungen zu leiden. Die Arbeitszeiten betrugen oft 15 Stunden und mehr, es gab keine entsprechenden Erholungszeiten und für den Krankheits- oder Rentenfall keine Absicherung. Hinzu kam eine absolut unzureichende Bezahlung und völlige Arbeitsüberlastung. Der oft zweifelhafte Ruf der Schwestern war auch darauf zurückführen, dass sie häufig nur wenig oder gar nicht ausgebildet waren.

Agnes Karll

Eine ehemalige Rot-Kreuz-Angehörige war es schließlich, die auf die Missstände aufmerksam machte und Veränderungen herbeiführen wollte. Agnes Karll (1868–1927), in Embsen in der Lüneburger Heide geboren, besuchte bis zur 8. Klasse die Schule und trat anschließend in eine Privatschule für Erzieherinnen und Privatlehrerinnen ein (**Abb. 4.1**). Bis zu ihrem 19. Lebensjahr arbeitete sie als Hauslehrerin auf einem mecklenburgischen Gutshof. Nachdem zwei ihrer Geschwister sehr früh gestorben waren und sie von der Arbeit einer Schwester während einer Diphtherieepidemie auf dem Land erfahren hatte, wuchs in ihr der Wunsch, in die Krankenpflege zu gehen. Sie trat im August 1887 ins Rot-Kreuz-Mutterhaus „Clementinenstift" in Hannover ein und absolvierte dort zunächst eine Probezeit von sechs Monaten.

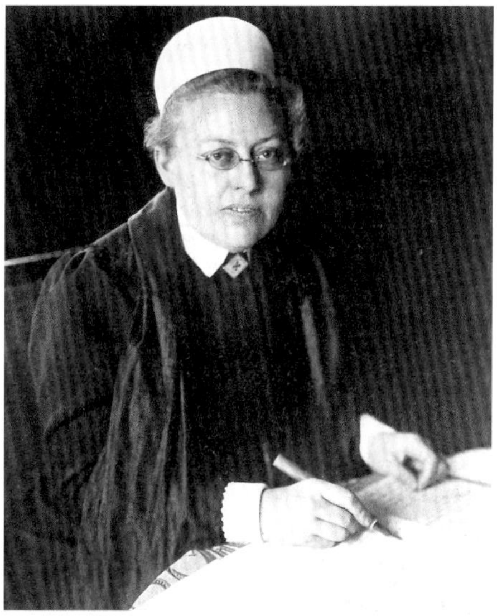

Abb. 4.1 Agnes Karll. Fotografie aus dem Jahre 1912.

Nach dieser Zeit, in der sie von den älteren Schwestern angelernt wurde und während der sie häufig unter der Heftigkeit und den Quälereien der Oberin zu leiden hatte, verpflichtete sie sich zu den üblichen drei Dienstjahren, in denen sie ein geringes Taschengeld erhielt. Dieses reichte bei Weitem nicht aus, um den inzwischen in Not geratenen Vater finanziell zu unterstützen.

Nach den drei Jahren, die ihr deutlich die Missstände in der Krankenpflege vor Augen führten, wechselte sie aus dem Mutterhausverband in die freiberufliche Pflege, um in

Berlin als Privatpflegerin zu arbeiten. Hier erfuhr sie zum einen Diskriminierung durch die Mutterhausverbände und zum anderen die Ausbeutung durch die Besitzerinnen der privaten Schwesternheime, in Form von katastrophalen Arbeitsbedingungen und der auch hier ungenügenden Bezahlung. In den zehn Jahren, die sie in der Privatpflege verbrachte, arbeitete sie sich an den Rand des körperlichen Ruins.

Krankenpflege als anerkannter Frauenberuf

Agnes Karll stand mit ihren Erfahrungen nicht allein und fand bald Mitstreiterinnen, die sich mit ihr für bessere Arbeitsbedingungen einsetzten. Ziel sollte es sein, die Krankenpflege zu einem nicht gesundheitsgefährdenden, gesellschaftlich anerkannten und selbstständigen Frauenberuf zu machen.

Gründung einer Berufsorganisation. Am 11. Januar 1903 kam es zur Gründungsversammlung der „Berufsorganisation der Krankenpflegerinnen Deutschlands" (B.O.K.D. oder B.O.), nachdem Agnes Karll hierfür die Satzung entworfen hatte. Die Berufsorganisation bot ihren Mitgliedern, die alle eine ausreichende Berufsausbildung und mindestens 3-jährige Berufserfahrung vorweisen mussten, die Vermittlung eines Arbeitsplatzes an, wobei die Selbstständigkeit im Vertragsabschluss gewährleistet wurde. Damit wurde die Bindung an ein Mutterhaus aufgegeben. Der Beitrag zur Organisation war gering, das Gehalt stand den Schwestern frei zur Verfügung. Darüber hinaus stand die B.O.K.D. ihren Mitgliedern in Arbeits- und Rechtsfragen zur Seite. Das Verbandsabzeichen stellte das Lazaruskreuz dar und es wurde eine Verbandstracht eingeführt.

Um die Mitglieder besser informieren und v.a. auch um Aufklärungs-, Bildungs- und Erziehungsarbeit leisten zu können, erschien am 5. Oktober 1905 die erste Ausgabe der „Mitteilungen an unsere Schwestern", die im Januar 1906 von der Zeitschrift „Unterm Lazaruskreuz" abgelöst wurde (**Abb. 4.2**).

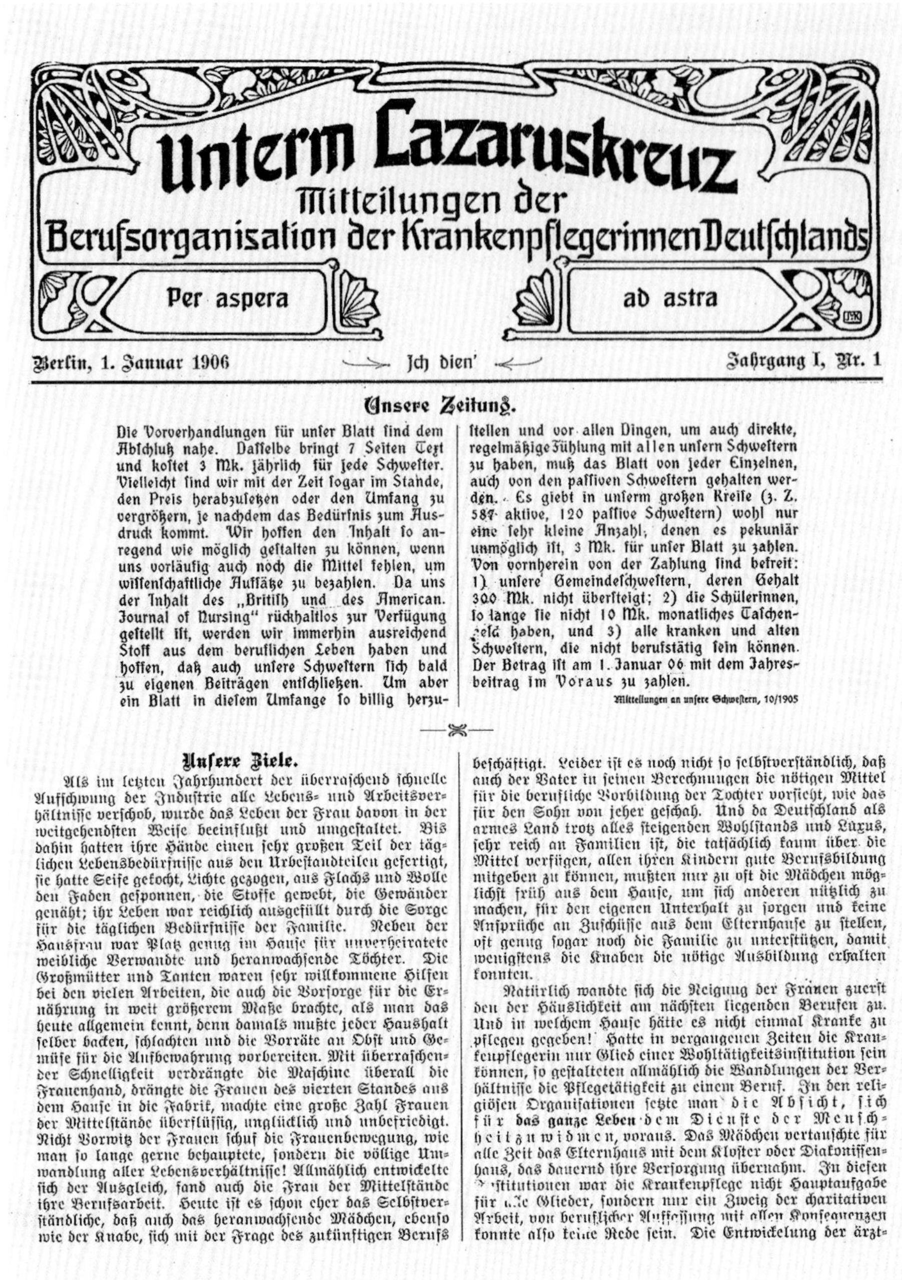

Unterm Lazaruskreuz

Mitteilungen der Berufsorganisation der Krankenpflegerinnen Deutschlands

Per aspera ad astra

Berlin, 1. Januar 1906 — Ich dien' — Jahrgang I, Nr. 1

Unsere Zeitung.

Die Vorverhandlungen für unser Blatt sind dem Abschluß nahe. Dasselbe bringt 7 Seiten Text und kostet 3 Mk. jährlich für jede Schwester. Vielleicht sind wir mit der Zeit sogar im Stande, den Preis herabzusetzen oder den Umfang zu vergrößern, je nachdem das Bedürfnis zum Ausdruck kommt. Wir hoffen den Inhalt so anregend wie möglich gestalten zu können, wenn uns vorläufig auch noch die Mittel fehlen, um wissenschaftliche Aufsätze zu bezahlen. Da uns der Inhalt des „British und des American. Journal of Nursing" rückhaltlos zur Verfügung gestellt ist, werden wir immerhin ausreichend Stoff aus dem beruflichen Leben haben und hoffen, daß auch unsere Schwestern sich bald zu eigenen Beiträgen entschließen. Um aber ein Blatt in diesem Umfange so billig herzustellen und vor allen Dingen, um auch direkte, regelmäßige Fühlung mit allen unsern Schwestern zu haben, muß das Blatt von jeder Einzelnen, auch von den passiven Schwestern gehalten werden. Es giebt in unserm großen Kreise (z. Z. 587 aktive, 120 passive Schwestern) wohl nur eine sehr kleine Anzahl, denen es pekuniär unmöglich ist, 3 Mk. für unser Blatt zu zahlen. Von vornherein von der Zahlung sind befreit: 1) unsere Gemeindeschwestern, deren Gehalt 300 Mk. nicht übersteigt; 2) die Schülerinnen, so lange sie nicht 10 Mk. monatliches Taschengeld haben, und 3) alle kranken und alten Schwestern, die nicht berufstätig sein können. Der Betrag ist am 1. Januar 06 mit dem Jahresbeitrag im Voraus zu zahlen.

Mitteilungen an unsere Schwestern, 10/1905

Unsere Ziele.

Als im letzten Jahrhundert der überraschend schnelle Aufschwung der Industrie alle Lebens- und Arbeitsverhältnisse verschob, wurde das Leben der Frau davon in der weitgehendsten Weise beeinflußt und umgestaltet. Bis dahin hatten ihre Hände einen sehr großen Teil der täglichen Lebensbedürfnisse aus den Urbestandteilen gefertigt, sie hatte Seife gekocht, Lichte gezogen, aus Flachs und Wolle den Faden gesponnen, die Stoffe gewebt, die Gewänder genäht; ihr Leben war reichlich ausgefüllt durch die Sorge für die täglichen Bedürfnisse der Familie. Neben der Hausfrau war Platz genug im Hause für unverheiratete weibliche Verwandte und heranwachsende Töchter. Die Großmütter und Tanten waren sehr willkommene Hilfen bei den vielen Arbeiten, die auch die Vorsorge für die Ernährung in weit größerem Maße brachte, als man das heute allgemein kennt, denn damals mußte jeder Haushalt selber backen, schlachten und die Vorräte an Obst und Gemüse für die Aufbewahrung vorbereiten. Mit überraschender Schnelligkeit verdrängte die Maschine überall die Frauenhand, drängte die Frauen des vierten Standes aus dem Hause in die Fabrik, machte eine große Zahl Frauen der Mittelstände überflüssig, unglücklich und unbefriedigt. Nicht Vorwitz der Frauen schuf die Frauenbewegung, wie man so lange gerne behauptete, sondern die völlige Umwandlung aller Lebensverhältnisse! Allmählich entwickelte sich der Ausgleich, fand auch die Frau der Mittelstände ihre Berufsarbeit. Heute ist es schon eher das Selbstverständliche, daß auch das heranwachsende Mädchen, ebenso wie der Knabe, sich mit der Frage des zukünftigen Berufs beschäftigt. Leider ist es noch nicht so selbstverständlich, daß auch der Vater in seinen Berechnungen die nötigen Mittel für die berufliche Vorbildung der Tochter vorsieht, wie das für den Sohn von jeher geschah. Und da Deutschland als armes Land trotz alles steigenden Wohlstands und Luxus, sehr reich an Familien ist, die tatsächlich kaum über die Mittel verfügen, allen ihren Kindern gute Berufsbildung mitgeben zu können, mußten nur zu oft die Mädchen möglichst früh aus dem Hause, um sich anderen nützlich zu machen, für den eigenen Unterhalt zu sorgen und keine Ansprüche an Zuschüsse aus dem Elternhause zu stellen, oft genug sogar noch die Familie zu unterstützen, damit wenigstens die Knaben die nötige Ausbildung erhalten konnten.

Natürlich wandte sich die Neigung der Frauen zuerst den der Häuslichkeit am nächsten liegenden Berufen zu. Und in welchem Hause hätte es nicht einmal Kranke zu pflegen gegeben! Hatte in vergangenen Zeiten die Krankenpflegerin nur Glied einer Wohltätigkeitsinstitution sein können, so gestalteten allmählich die Wandlungen der Verhältnisse die Pflegetätigkeit zu einem Beruf. In den religiösen Organisationen setzte man die Absicht, sich für **das ganze Leben** dem Dienste der Menschheit zu widmen, voraus. Das Mädchen vertauschte für alle Zeit das Elternhaus mit dem Kloster oder Diakonissenhaus, das dauernd ihre Versorgung übernahm. In diesen Institutionen war die Krankenpflege nicht Hauptaufgabe für alle Glieder, sondern nur ein Zweig der charitativen Arbeit, von beruflicher Auffassung mit allen Konsequenzen konnte also keine Rede sein. Die Entwickelung der ärzt-

Abb. 4.2 Unterm Lazaruskreuz. Deckblatt der Originalausgabe „Unterm Lazaruskreuz".

Dreijährige Ausbildung in der Krankenpflege

Ein Anliegen der Berufsorganisation und Agnes Karlls war es, für die Krankenpflege eine sachgemäße 3-jährige Ausbildung mit gesetzlicher Verankerung und staatlicher Prüfung einzufordern. Die Bemühungen der Berufsorganisation hatten nur teilweise Erfolg: Am 1. Juni 1907 trat in Preußen das erste Krankenpflegegesetz in Kraft, das allerdings lediglich eine 1-jährige Ausbildung vorsah. Damit wurde die Krankenpflege zugleich als staatlich anerkannter Beruf per Gesetz geregelt und ermöglichte den Frauen die wirtschaftliche Unabhängigkeit.

Der deutsche Berufsverband trat 1904 dem von der englischen Oberin Bedford-Fenwick im Jahr 1899 gegründeten „International Council of Nurses" (ICN), dem Weltbund der Krankenpflegerinnen, bei. Agnes Karll war von 1909–1912 Präsidentin des ICN. Der ICN tagt seitdem alle vier Jahre und umfasst die nationalen Berufsverbände aus fast allen Kulturstaaten. Nach ihrer Präsidentschaft im ICN hielt Agnes Karll im Wintersemester 1912 an der Frauenhochschule in Leipzig in einem von ihr initiierten Fortbildungskurs für Krankenschwestern Vorträge über die Geschichte der Krankenpflege.

Am 12. Februar 1927 starb Agnes Karll an einem Krebsleiden. Der Berufsverband musste 1933 seine Arbeit zunächst teilweise einschränken, um sie 1938 vollständig aufzugeben. Zu einer 3-jährigen Ausbildung kam es erst 1957.

Deutscher Berufsverband für Krankenpflege (DBfK)

Nach Kriegsende wurde der Verband unter dem Namen seiner Gründerin „Agnes-Karll-Verband" neu aufgebaut und 1973 nach dem Zusammenschluss mit mehreren Verbänden zum „Deutschen Berufsverband für Krankenpflege" (DBfK) umbenannt. Der DBfK ist föderal organisiert. Er nimmt seine Aufgaben sowohl durch Landesverbände als auch durch den Bundesverband wahr und vertritt Deutschland im International Council of Nurses (ICN). Daneben gibt es zahlreiche weitere Berufsverbände für Pflegende wie z.B.

- Deutscher Pflegeverband (DPV) und
- Arbeitsgemeinschaft Deutscher Schwesternverbände und Pflegeorganisationen e.V. (ADS).

2. Welche Aufgaben haben Berufsverbände für Pflegende heute?

Pflegende können sich heute in zahlreichen Pflegeverbänden organisieren, sich berufspolitisch vertreten und im Rahmen einer Berufshaftpflichtversicherung absichern lassen. Als Dachverband der elf bedeutendsten Pflege- und Berufsverbände fungiert der Deutsche Pflegerat e.V.

Aufgaben der Berufsverbände

Die Aufgaben der Berufsverbände bestehen insbesondere in folgenden Bereichen:

- Interessenvertretung
- Beratung der Mitglieder
- Vertretung der Mitglieder auf politischer Ebene
- Mitwirkung bei der Weiterentwicklung der Pflegeberufe
- Möglichkeit einer Berufs- und Haftpflichtversicherung
- Bereitstellung einer Verbands-/Fachzeitschrift

Freiwillige Registrierung

Der Deutsche Pflegerat engagiert sich in wichtigen Themen und setzt sich für die Weiterentwicklung der Pflegeberufe ein. Ein Beispiel hierfür ist die Initiative zur freiwilligen Registrierung von beruflich Pflegenden, die vom DBfK-Landesverband Berlin-Brandenburg initiiert wurde.

Ziel ist es zum einen, zuverlässige Daten über die Anzahl der in der Berufsgruppe Tätigen, die Einsatzorte und die Qualifikationen zu erheben. Zum anderen soll die Registrierung für die beruflich Pflegenden selbst als Qualitätsprädikat gelten, da nur diejenigen sich als registrierte Pflegende ausweisen dürfen, die entsprechende Qualifizierungsnachweise er bringen.

Aufgabenstellung 5

Pflege im Nationalsozialismus – Auswirkungen auf das heutige Gesundheitswesen

Bearbeitungsvorschläge und Hintergrundinformationen

Renate Fischer, Marion Kaster

1. Beschreiben Sie, wie sich die Pflege und Pflegeausbildung nach der Ernennung Adolf Hitlers zum Reichskanzler entwickelte.

Mit der Ernennung Adolf Hitlers zum Reichskanzler am 30. Januar 1933 begann der Nationalsozialismus in Deutschland. Das Ermächtigungsgesetz vom 24. März 1933 gab Hitler die Möglichkeit, das gesamte öffentliche Leben, Justiz, Wirtschaft und Kultur nach und nach unter die Kontrolle des mit der Partei gleichgesetzten Staates zu bringen.

Es folgten die planmäßige Vernichtung der Juden, die fast 6 Millionen Menschen das Leben kostete, sowie die Auslöschung „unwerten" Lebens durch die Euthanasie.

Zweiter Weltkrieg 1939–1945

Die Annexions-, Unterdrückungs- und Vernichtungspolitik gipfelte im 2. Weltkrieg (1939–1945), in dem in den Jahren 1939 und 1940 nacheinander Polen, Dänemark, Norwegen, Niederlande, Belgien und Frankreich unterworfen wurden. Mit der Kriegserklärung an die USA wurde zugleich die Wende im 2. Weltkrieg eingeleitet.

Die Invasion der westlichen alliierten Truppen im Juni 1944 führte am 8. Mai 1945 zur bedingungslosen Kapitulation des Deutschen Reichs. Mit dem Zusammenbruch Deutschlands wurde dem Nationalsozialismus ein Ende gesetzt.

Pflege im Nationalsozialismus

Schon kurze Zeit nach der Machtübernahme begann der nationalsozialistische Staat, das Bildungssystem und die Berufe nach den eigenen Vorstellungen auszurichten. Davon betroffen war auch die Ausbildung und Organisation der Krankenpflege. Die verschiedenen Schwesternverbände wurden zusammengeschlossen, der Beruf insgesamt aufgewertet.

Pflegekräfte waren in den Jahren 1933–1945 in der Gemeindepflege und in Krankenhäusern tätig; sie waren aber auch am Kriegsdienst, in den Konzentrationslagern und an der Euthanasie beteiligt.

Neuorganisation der Krankenpflege

Zunächst wurde versucht, die bestehende berufspolitische Zersplitterung mit einer Neuorganisation der Krankenpflege zu beheben. Ziel einer neuen Organisation sollte die Vereinheitlichung und Bündelung der einzelnen Berufsverbände sowie die inhaltliche Angleichung sein. Hiermit beabsichtigte man v.a., die kirchlichen Verbände zu verdrängen, da man bei ihnen den größten Widerstand gegen die nationalsozialistischen Ziele vermutete. Gleichzeitig sollte der Einfluss der Verbände, die nationalsozialistische Ziele vertraten, gesteigert werden.

Verantwortlich für die Neuordnung wurde Erich Hilgenfeldt, der Mitglied des Sachverständigenbeirates für Volksgesundheit und Leiter der nationalsozialistischen Volkswohlfahrt (NSV) war, die die einflussreichste Organisation des Gesundheitswesens darstellte. Zunächst wurden Reichsfachschaften gegründet, die die berufsständigen und berufsfachlichen Interessen vertreten sollten.

NS-Schwesternschaft „Braune Schwestern"

Darüber hinaus wurde das Amt für Volkswohlfahrt beauftragt, eine eigene NS-Schwesternschaft zu bilden, die zugleich Parteiorganisation der NSDAP sein sollte. Die meisten freien Schwestern wurden hier vereinigt und erhielten einen besseren Lohn sowie bessere Arbeits- und Ausbildungsbedingungen. Die NS-Schwestern sollten die Elite der deutschen Schwestern darstellen und wurden v.a. in der Gemeindepflege eingesetzt, da man annahm, dass sie dort den größten ideologischen Einfluss ausüben könnten. Sie wurden aufgrund ihrer braunen Berufskleidung auch als „braune Schwestern" bezeichnet.

Voraussetzung für die Aufnahme in die Ausbildung der NS-Schwesternschaft war ein Arier-Nachweis sowie die Teilnahme im weiblichen Arbeitsdienst, ein Jahr in der Landwirtschaft oder im Haushalt sowie Kenntnisse in der Wochen-, Säuglings- oder der allgemeinen Krankenpflege.

Nach ihrer Ausbildung legte die NS-Schwester folgenden Eid ab:

Eid der NS-Schwestern

„Ich schwöre Adolf Hitler, meinem Führer, unverbrüchliche Treue und Gehorsam. Ich verpflichte mich, an jedem Platz, an den ich gestellt werde, meine Berufsaufgaben als nationalsozialistische Schwester treu und gewissenhaft im Dienst der Volksgemeinschaft zu erfüllen, so wahr mir Gott helfe." (Bundesarchiv Koblenz, NS 37/1039)

Die verbliebenen freien Schwestern wurden im Oktober 1936 im „Reichsbund der freien Schwestern und Pflegerinnen" zusammengeführt. Damit waren im „Fachausschuss für Schwesternwesen" die bekannten 5 großen Gruppen der Schwesternverbände vertreten:

1. die NS-Schwesternschaft („Braune Schwestern")
2. der Reichsbund freier Schwestern und Pflegerinnen („Blaue Schwestern")
3. die Schwesternschaft des Deutschen Roten Kreuzes
4. die Diakoniegemeinschaft
5. der Caritasverband

Die nationalsozialistische Volkswohlfahrt (NSV) wurde zum führenden Spitzenverband der fünf Krankenpflegeverbände. Das eigentliche Ziel, die Gleichschaltung der verschiedenen Verbände, konnte jedoch trotz der straffen und vereinheitlichten Organisation nie erreicht werden.

Ausbildungsordnung im Nationalsozialismus

Die Ausbildung der NS-Schwestern dauerte zunächst zwei Jahre, die die Auszubildenden in einem Internat verbrachten. Die Freizeit diente der weltanschaulichen Grundschulung. Mit der Zeit wurden insgesamt 175 NS-Krankenpflegeschulen und 10 Säuglingspflegeschulen errichtet, in denen NS-Schwestern ausgebildet wurden.

Am 28. September 1938 trat das „Gesetz zur Ordnung der Krankenpflege" in Kraft und regelte damit erstmals die Krankenpflegeausbildung reichseinheitlich. Bis dahin hatte die preußische Ausbildungsordnung von 1921 gegolten, die immer mehr verändert und schließlich abgelöst wurde. Die Ausbildungsdauer wurde von bisher zwei auf 1,5 Jahre verkürzt, da der Bedarf an Schwestern bei einer 2-jährigen Ausbildung nicht mehr gedeckt werden konnte. Erst 1943 wurde die Ausbildung wieder auf zwei Jahre verlängert.

Die Ausbildungsinhalte, in § 8 geregelt, sahen v.a. praktische Inhalte vor. Die 200 theoretischen Stunden waren mindestens zur Hälfte von Ärzten zu erteilen. Fächer der Erb- und Rassenkunde erfuhren eine Aufwertung und sollten der Krankenschwester eine Hilfestellung sein, wenn es darum ging, zwischen „Wert" und „Unwert" eines Menschen zu unterscheiden. Die hier ausgebildeten Krankenschwestern hatten v.a. Träger der nationalsozialistischen Ideologie zu sein. Die Ausbildung endete mit der staatlichen Krankenpflegeprüfung. Erstmals wurde diskutiert, dass nur solche Personen die Krankenpflege ausüben, denen nach Abschluss der Ausbildung die Erlaubnis erteilt wurde.

Schon ab 1930 wurden aus den Säuglings- und Kleinkinderpflegerinnen die Säuglings- und Kleinkinderschwestern. Aufgrund verschiedener Vorschriften wurde die Ausbildung reichseinheitlich geregelt und belief sich weiterhin auf zwei Jahre.

Orientiert am Gesetz zur Ordnung der Krankenpflege wurde am 5. November 1939 eine Rechtsverordnung über die berufsmäßige Ausübung der Säuglings- und Kinderpflege und der Errichtung entsprechender Schulen erlassen.

Aufgabenfelder der Krankenpflege im Nationalsozialismus

Nach Steppe (1993) gehörten zu den wichtigsten Aufgaben der Krankenpflege im Nationalsozialismus:

- die Volksgesundheitspflege
- die Krankenhauspflege
- die krankenpflegerische Versorgung des Parteiapparates
- die Kriegskrankenpflege
- die Krankenpflege in den eroberten Gebieten
- die Beteiligung an den Programmen zur Euthanasie

Euthanasie und Menschenversuche

Die Beteiligung an „Euthanasieprogrammen" und an den „Menschenversuchen" sollte als schrecklichstes „Arbeitsgebiet" der deutschen Krankenpflege in die Geschichte eingehen.

Die Pflege war „als ausführendes Organ an allen Umsetzungsphasen der systematischen Vernichtung beteiligt" (Steppe 1993, S. 137) und gab sich dabei zugleich der Illusion hin, ihrem humanitären Berufsethos treu geblieben zu sein. Schwestern wie Pfleger waren sowohl während der Vergasungsaktionen in den Heilanstalten als auch in der Phase der „wilden Euthanasie" von November 1941 bis Juni 1943 anzutreffen. Während der Vergasungsaktionen wurden von Januar 1940 bis August 1941 in sechs Anstalten nacheinander über 70 000 meldepflichtige Menschen getötet (**Abb. 5.1**).

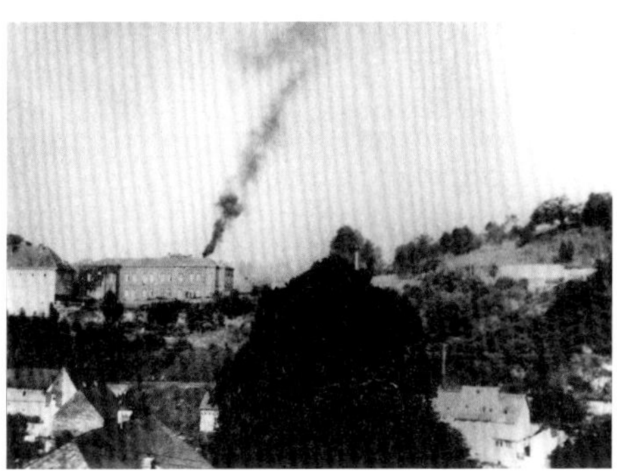

Abb. 5.1 Hadamar 1941. In Hadamar raucht der Schornstein des Krematoriums (Archiv des Landeswohlfahrtsverbandes Hessen, Fotosammlung).

Meldepflichtig waren sämtliche Patienten, die

- an Schizophrenie, Epilepsie, senilen Erkrankungen, Paralyse u.a. Lueserkrankungen, Schwachsinn jeder Ursache, Enzephalitis, Huntington und anderen neurologischen Erkrankungen litten,
- sich seit mindestens fünf Jahren ununterbrochen in Anstalten befanden,
- als kriminelle Geisteskranke verwahrt wurden,
- nicht die deutsche Staatsangehörigkeit besaßen oder nicht deutschen oder artverwandten Blutes waren.

Im Rahmen der „wilden Euthanasie" waren häufig die Pflegekräfte allein tätig – auf Anordnung der Ärzte. Durch Nahrungsentzug, Spritzen mit Luft oder durch Medikamentengabe wurde getötet.

Auf der Suche nach Erklärungen für dieses Verhalten kann man die Begründung häufig in einem von Unterwürfigkeit und Gehorsam geprägten Berufsverständnis finden. In den verschiedenen Prozessakten gaben Krankenschwestern Aussagen wie die folgenden zu Protokoll:

Aussagen von Krankenschwestern

„Ich habe die Tötungen als Unrecht empfunden, so etwas durfte nicht geschehen. Die geschilderte Tätigkeit habe ich deshalb ausgeführt, weil ich es als meine Pflicht angesehen habe, ich denke, weil es mir meine Vorgesetzten so gesagt haben" (Aussage Erna E., zitiert nach Steppe 1993, S. 164).

„Durch die langjährige Tätigkeit als Pflegerin, praktisch von meiner Jugend auf, war ich zu unbedingtem Gehorsam erzogen und Disziplin und Gehorsam waren oberstes Gebot in Pflegerinnenkreisen. Wir alle und so auch ich fassten die Anordnungen der Ärzte, der Oberpflegerinnen und Stationspflegerinnen als unbedingt zu befolgende Befehle auf und machten uns oder konnten uns auch keine eigene Ansicht über die Rechtmäßigkeit dieser Anordnungen machen. (...) Wie schon wiederholt in dieser Vernehmung erwähnt, sah ich die Tötung der Geisteskranken als ein großes Unrecht an, und ich habe nie mit dem Vorsatz, einen Menschen zu töten, ein Medikament verabreicht, sondern habe stets dahinter eine entsprechende Anordnung oder einen Befehl, meine Pflichterfüllung als Beamtin und die Unmöglichkeit einer Weigerung gesehen" (Aussage M. T., zitiert nach Steppe 1993, S. 165).

Die strikte Unterordnung unter die Ärzte und die damit verbundene Gehorsamspflicht schienen demnach vielen Pflegenden als Begründung für derartige Handlungen auszureichen. Die Krankenpflege im Dritten Reich führte in erschreckender Weise das fehlende berufliche Selbstverständnis vor Augen. In ungezählten Fällen wurde allein aufgrund ärztlicher Anordnungen das Auslöschen menschlichen Lebens legitimiert.

Widerstand des Pflegepersonals

Parallel zu den Entwicklungen in der Bevölkerung kam es auch unter den Pflegekräften vereinzelt zum Widerstand gegen das nationalsozialistische Regime. So liegen Berichte von einzelnen Krankenschwestern vor, die ihr Leben aufgrund antifaschistischer Äußerungen verloren. Die Diakonissin Ehrengard Frank-Schultz wurde, nachdem sie das Misslingen des Attentats auf Hitler bedauert hatte, in Berlin-Plötzensee hingerichtet. Ebenfalls hier wurde die Krankenschwester Helene Knotze hingerichtet, nachdem sie vor Patienten ihren Abscheu gegenüber Faschismus und Krieg geäußert hatte. Luise Zorn, eine Krankenschwester aus Frankfurt am Main, kümmerte sich um jüdische Patienten, nachdem sich ihrer kein Arzt und Krankenhaus mehr annahm.

Selbst in den Konzentrationslagern gab es viele Formen des Widerstandes, die häufig aus der Unterwanderung bestehender Vorschriften, wie z.B. dem Verbot der medizinischen Versorgung von jüdischen Patienten, bestanden. Im Konzentrationslager Dachau fälschte das Häftlingspersonal des Krankenhauses (Pflegekräfte, Ärzte) Unterlagen, um kranke Häftlinge vor dem Abtransport in die Gaskammer zu bewahren. Viele jüdische Krankenschwestern, die im Konzentrationslager Theresienstadt inhaftiert waren, versuchten unter übermenschlichen Anstrengungen eine pflegerische Versorgung zu gewährleisten.

Insgesamt betrachtet wurde die Krankenpflege im Nationalsozialismus durch die verschiedenen Aufgabenbereiche enorm aufgewertet und zu einem wichtigen politischen Faktor. Der vorher gering geschätzte, abwertend beurteilte Frauenberuf erhielt eine bedeutendere Stellung als jemals zuvor.

2. Nennen Sie ein Beispiel dafür, welche Auswirkungen der Nationalsozialismus auch heute noch auf das Gesundheitswesen hat.

Renate Fischer, Walter Hell

Ein Thema, welches in Deutschland vom Blick auf die Geschichte, d.h. auf das Thema Euthanasie (also der „Vernichtung unwerten Lebens") im Nationalsozialismus, geprägt ist, ist die aktuelle Diskussion um das Thema Sterbehilfe.

Sterbehilfe in Deutschland

Im deutschen Recht ist die Sterbehilfe nicht ausdrücklich geregelt. Die Rechtslage ergibt sich aus verschiedenen Paragrafen im Strafgesetzbuch, im BGB, im Grundgesetz und aus der Rechtssprechung.

Sterbehilfe (**Abb. 5.2**) im eigentlichen Sinn liegt vor, wenn
- das Grundleiden eines Patienten unumkehrbar (irreversibel) ist,
- die Krankheit einen tödlichen Verlauf angenommen hat und
- der Tod in kurzer Zeit eintritt.

Hierunter fallen alle Maßnahmen gegenüber einem Sterbenden, die ihm das Sterben erleichtern, sei es dass Schmerzen gelindert werden oder sein qualvolles Leben abgekürzt wird. Diese Hilfsmaßnahmen können darin bestehen, dass der Arzt bestimmte Maßnahmen durchführt („aktiv" hilft) oder Behandlungsmaßnahmen unterlässt („passiv" hilft). Unterschieden wird daher zwischen
- aktiver und
- passiver Sterbehilfe.

Aktive Sterbehilfe

Die aktive Form der Sterbehilfe liegt vor, wenn durch ein aktives Tun der Tod des Menschen – gewollt oder ungewollt – herbeiführt wird. Bei der aktiven Sterbehilfe wird weiter unterschieden zwischen
- direkter aktiver Sterbehilfe und
- indirekter aktiver Sterbehilfe.

Direkte aktive Sterbehilfe. Eine direkte aktive Sterbehilfe liegt in der gezielten Tötung des Patienten. Hierbei ist es unerheblich, aus welchen Motiven diese Tötung erfolgt, ob aus Mitleid oder aufgrund des Wunsches eines Patienten. Diese Form der Sterbehilfe ist strafbar, und zwar
- als Mord gemäß § 211 StGB, wenn ein Mordmerkmal vorliegt, ansonsten
- als Totschlag gemäß § 212 StGB oder
- als Tötung auf Verlagen gemäß § 216 StGB, wenn sie auf ausdrücklichen und ernsthaften Wunsch des Patienten geschieht.

Straflos hingegen ist die Beihilfe zum Suizid. Diese liegt vor, wenn der Patient die letzte zur Tötung führende Handlung selbst und eigenverantwortlich vornimmt.

Indirekte aktive Sterbehilfe. Werden dem Patienten Schmerzmittel verabreicht, die als unerwünschte oder unvermeidbare Nebenfolge eine Lebensverkürzung bewirken, wird dies als indirekte aktive Sterbehilfe bezeichnet. Diese Form der Sterbehilfe ist straflos,

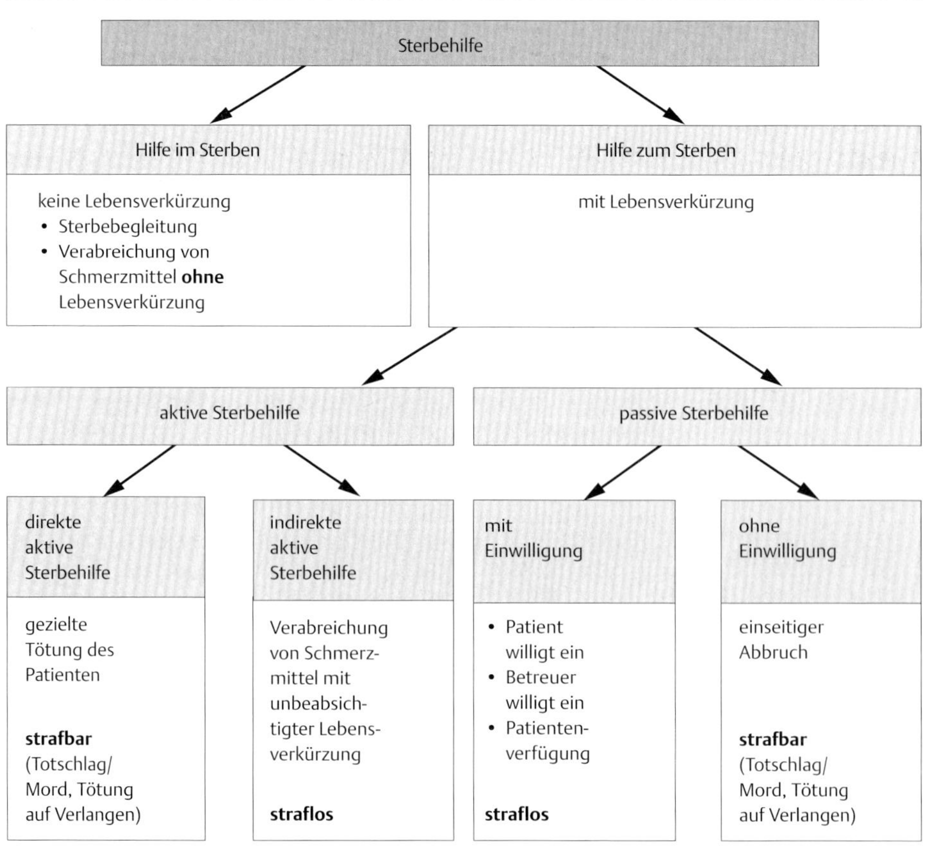

Abb. 5.2 Sterbehilfe. Strafrechtliche Einteilung der Sterbehilfe (Hell 2007).

wenn keine weniger eingreifenden Arzneimittel vorhanden sind, die den Schmerz ebenso effektiv bekämpfen, und eine Einwilligung des Patienten hierzu vorliegt oder den Umständen entsprechend angenommen werden kann.

Passive Sterbehilfe

Passive Sterbehilfe liegt dann vor, wenn eine ärztliche lebenserhaltende Behandlungsmaßnahme unterlassen oder abgebrochen wird. Im Gegensatz zur strafbaren Tötung auf Verlangen wird bei der passiven Sterbehilfe das Leben nicht aktiv beendet, sondern durch die Beendigung lebensverlängernder Maßnahmen dem natürlichen Prozess seinen Lauf gelassen.

Bedingung für die Straflosigkeit der passiven Sterbehilfe ist jedoch, dass

- feststeht, dass der betroffene Mensch in gewisser zeitlicher Nähe zwingend sterben wird und
- das ausdrückliche Einverständnis zum Einstellen von lebensverlängernden Maßnahmen durch den Patienten selbst oder durch den Betreuer als gesetzlichen Vertreter vorliegt.

Beihilfe zur Selbsttötung

Obwohl die Beihilfe zur Selbsttötung zwar hierzulande prinzipiell straflos ist, kann die ausführende Person zum einen wegen unterlassener Hilfeleistung (§ 13 StGB Begehen durch Unterlassen) und auch wegen Verstoßes gegen das Betäubungsmittelgesetz (§ 30: „(1) ... 3. Wer Betäubungsmittel abgibt, einem anderen verabreicht oder zum unmittelbaren Verbrauch überlässt und dadurch leichtfertig dessen Tod verursacht ...") bestraft werden.

In einigen unserer europäischen Nachbarländern ist die Gesetzeslage eine andere. Beispiele hierfür sind Belgien, die Niederlande und die Schweiz:

Sterbehilfe in Belgien

In Belgien ist am 28.05.2002 ein sehr liberales Sterbehilfegesetz in Kraft getreten. Sterbehilfe ist im Gesetz zur Sterbehilfe in Art. 2 definiert als „eine durch einen Dritten vorgenommene Handlung, durch welche vorsätzlich das Leben einer Person auf deren Verlangen hin beendet wird."

Der Arzt, der die Sterbehilfe vornimmt, begeht keine Straftat, wenn er sich vergewissert hat, dass (vgl. www.wernerschell.de)

- der Patient im Zeitpunkt seines Verlangens volljährig ist oder für volljährig erklärt wurde, zurechnungsfähig und im Moment seines Verlangens bei Bewusstsein ist;
- das Verlangen freiwillig, gut durchdacht und wiederholt zum Ausdruck gebracht worden ist und dieses nicht auf Druck von außen beruht;
- der Patient sich in einer medizinisch aussichtlosen Lage und im Zustand von dauernden, körperlich oder seelisch unerträglichen Qualen befindet, welche nicht gelindert werden können und auf einem schweren, unheilbaren, unfall- oder krankheitsbedingten Leiden beruhen.

Des Weiteren muss der Art die in diesem Gesetz vorgeschriebenen Voraussetzungen und Verfahrensvorschriften beachten.

Sterbehilfe in den Niederlanden

In den Niederlanden sind Tötung auf Verlangen und Beihilfe zur Selbsttötung zunächst grundsätzlich strafbar. Allerdings enthält das Strafgesetzbuch einen Strafausschließungsgrund; die Strafbarkeit entfällt nämlich, wenn

- „die Handlung von einem Arzt begangen wurde, der dabei die im Gesetz über die Kontrolle der Lebensbeendigung auf Verlangen und der Hilfe bei der Selbsttötung genannten Sorgfaltskriterien eingehalten hat und
- er dem amtlichen Leichenbeschauer Meldung eines nicht-natürlichen Todes erstattet hat." (vgl. www.niederlandenet.de)

Seit April 2002 ist die Kontrolle über das Vorgehen bei Tötung auf Verlangen und Hilfe bei der Selbsttötung gesetzlich geregelt. Das Gesetz enthält

- Sorgfaltskriterien,
- Vorschriften zur Regelung des rechtlichen Status und des Funktionierens der Regionalen Kontrollkommissionen und
- Vorschriften in Bezug auf das Meldeverfahren bei einem nicht-natürlichen Tod infolge Euthanasie oder assistierter Selbsttötung.

Tötung auf Verlangen durch einen Arzt, der die entsprechenden gesetzlichen Regelungen eingehalten hat, ist demnach in den Niederlanden nicht strafbar.

Sterbehilfe in der Schweiz

In der Schweiz erlaubt die Rechtslage, die sich aus der Rechtssprechung entwickelt hat, die Beihilfe zum Suizid. Im Gegensatz zu Deutschland existiert in der Schweiz keine Pflicht zur Lebensrettung von sterbewilligen Menschen, bei denen die Bewusstlosigkeit eingetreten ist. Auch dürfen Ärzte das Betäubungsmittel Pentobarbital in tödlicher Dosis verordnen.

In der Schweiz gibt es derzeit fünf Suizidhilfe-Organisationen, die Menschen den Suizid ermöglichen und sie dabei begleiten. Konkret gestaltet sich das so, dass das von einem Arzt verordnete Pentobarbital von einem Mitarbeiter der Suizidhilfe-Organisationen dem sterbewilligen Menschen übergeben wird. Der sterbewillige Mensch muss es dann selbst entweder in Wasser aufgelöst trinken oder aber den Infusionshahn eigenhändig aufdrehen.

Aufgabenstellung 6

Entwicklung der Pflegeausbildung nach 1945 – Krankenpflegegesetze von 1985 und 2003

Bearbeitungsvorschläge und Hintergrundinformationen

Renate Fischer, Marion Kaster

1. Erläutern Sie die Entwicklung der Pflegeausbildung nach 1945.

Nach Kriegsende begann rasch der Wiederaufbau der deutschen Pflege, wobei bereits in den 50er Jahren die Differenzen zwischen den verschiedenen Berufsverbänden wieder deutlich zum Vorschein kamen. Wieder einmal ging es darum, die Pflege zwischen Berufung und Beruf anzusiedeln.

Neuordnung der Pflegeausbildung

Die Neuordnung der Ausbildung in der Krankenpflege stellt zugleich ein Spiegelbild der in der jeweiligen Zeit vorherrschenden Berufsauffassung dar. So ist es nicht weiter verwunderlich, dass es bis Mitte des 20. Jahrhunderts gedauert hatte, bis ein erstes bundeseinheitliches Ausbildungsgesetz verabschiedet wurde. Zu lange hatte die Auffassung vorgeherrscht, dass die Krankenpflege als Dienst der christlichen Nächstenliebe nur über ein geringes theoretisches Wissen verfügen müsse. Erst die zweite Hälfte des 20. Jahrhunderts hat in diesem Zusammenhang zu einer Veränderung geführt. Die Notwendigkeit theoretischen Wissens und einer qualifizierten Ausbildung wurde erkannt und fand ihren Niederschlag in den verabschiedeten Krankenpflegegesetzen.

Krankenpflegegesetz vom 15. Juli 1957

Bei der Gründung der Bundesrepublik Deutschland im Mai 1949 hatten die Länderregierungen von Bremen, Niedersachsen und Hamburg die bestehenden Vorschriften der Krankenpflegeausbildung von 1938 verändert. Mit dem Grundgesetz erhielt der Bund die Zuständigkeit für die Regelung der Krankenpflegeausbildung, womit die Krankenpflegeverordnungen von 1938 nur noch durch ein Bundesgesetz geändert werden konnten. Schon bald darauf entstand die Diskussion um ein bundeseinheitliches Krankenpflegegesetz (**Abb. 6.1**).

Am 2. Februar 1955 erhielten die Landesbehörden vom Bundesinnenministerium den Referentenentwurf eines Gesetzes über die Ausübung der Kranken- und Kinderkrankenpflege. In dem Gesetz sollten erstmalig die Berufe der Krankenschwester und der Kinderkrankenschwestern zusammengefasst werden, und anstelle der 1940 geschaffenen „Säuglings- und Kinderschwester" sollte die Berufsbezeichnung „Kinderkrankenschwester" stehen.

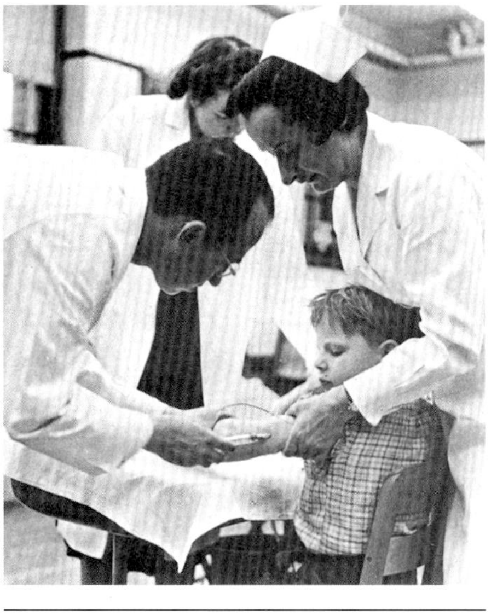

Abb. 6.1 Assistierende Krankenschwester 1954. Hier beim ersten Großversuch eines Impfstoffes gegen Kinderlähmung.

Die gesetzliche Neuregelung, die am 16. Juni 1957 in Kraft trat, beinhaltete u.a. folgende Punkte:
- die Erlaubnis zur Führung der Berufsbezeichnung
- die Dauer der Ausbildung von insgesamt 3 Jahren (2 Jahre Lehrgang, 1 Jahr Praktikum)
- mind. 400 Stunden theoretischer und praktischer Unterricht

Das Zugangsalter zur Krankenpflegeausbildung war im Gesetz von 1957 auf 18 Jahre festgelegt. Zwischen den Schwesternverbänden und den Berufsorganisationen hatte es während der Entstehung des Gesetzes v.a. Streit um die Dauer der Ausbildung und den Umfang des theoretischen Unterrichtes gegeben. Vor allem die katholischen Schwesternverbände waren es, die sich für die Beibehaltung der 2-jährigen Ausbildung einsetzten. Demgegenüber standen viele Stimmen, die die Dauer der Ausbildung als zu kurz ansahen.

Das verabschiedete Gesetz fand deswegen kaum Zustimmung und führte dazu, dass schon bald darauf Bestrebungen bzgl. einer Novellierung des Gesetzes unternommen wurden.

Krankenpflegegesetz vom 20. September 1965

Das Krankenpflegegesetz von 1965 stellte kein neues Gesetz im eigentlichen Sinne dar, sondern lediglich eine Novellierung des Gesetzes von 1957. Bereits 1961 begann ein Ausschuss der Deutschen Krankenhausgesellschaft in Zusammenarbeit mit Schwesternverbänden, eine Neuregelung der Krankenpflegeausbildung zu planen.

In den Regierungsentwurf flossen schließlich einzelne Elemente eines SPD-Antrages, wie z.B. die erschwerte Zugangsberechtigung zur Krankenpflegeausbildung, ein, und mit dem folgenden Gesetzgebungsverfahren trat das Gesetz am 20. September 1965 in Kraft. Mit der Einführung der Ausbildung für Krankenpflegehelferinnen und -helfer wurde auch der Titel des Gesetzes verändert. Das Gesetz sollte nur noch „Krankenpflegegesetz" heißen.

Ein Schutz der Berufsausübung wurde auch in diesem Gesetz nicht formuliert. In der Folge wurde das Gesetz durch das Änderungsgesetz vom 3. September 1968 und das Änderungsgesetz vom 4. Mai 1972 verändert. Die Änderungen setzten das Mindestalter für die Ausbildung auf 17 Jahre herab und verlängerten die Übergangsfrist hinsichtlich der schulischen Voraussetzungen. Die Ausbildung nach dem Krankenpflegegesetz von 1965 umfasste 1200 Stunden theoretischen und praktischen Unterricht.

Krankenpflegegesetz vom 4. Juni 1985

Das novellierte Krankenpflegegesetz von 1965 hatte 20 Jahre Gültigkeit und wurde nach lang anhaltenden Diskussionen 1985 abgelöst. Dabei ist wohl selten „die Schaffung einer gesetzlichen Regelung für einen so relativ eng begrenzten Bereich mit so viel Zeitaufwand, so vielen Entwürfen, Stellungnahmen, Anhörungen und nicht zuletzt mit so vielen Emotionen der Beteiligten und Betroffenen verbunden gewesen wie das im Juni 1985 verabschiedete Krankenpflegegesetz." (Kruse 1987, S. 135)

Am 4. Juni 1985 wurde das „Gesetz über die Berufe in der Krankenpflege" (Krankenpflegegesetz, KrPflG) als neues Krankenpflegegesetz vom Deutschen Bundestag verabschiedet. Im § 4 des Krankenpflegegesetzes werden die Zielsetzungen der Ausbildung genannt und mittelbar auch die Aufgaben des ausgebildeten Pflegepersonals.

Mit dem neuen Gesetz wurden zugleich die in einer EU-Richtlinie geforderten Normen umgesetzt. Das Krankenpflegegesetz vom 4. Juni 1985 verankerte erstmals die Durchführung einer geplanten Pflege. Der Schutz der Berufsausübung in der Krankenpflege wurde wiederum nicht gesetzlich geregelt. Die Ausbildung nach dem Krankenpflegegesetz von 1985 umfasste 1600 Stunden theoretische und 3000 Stunden praktische Ausbildung.

Gesetz über die Berufe in der Krankenpflege vom 21. Juli 2003

Das Gesetz über die Berufe in der Krankenpflege (Krankenpflegegesetz, KrPflG) wurde in seiner jetzigen Form im Bundesgesetzblatt 2003 Teil 1, Nr. 36 veröffentlicht und ist am 01. Januar 2004 in Kraft getreten. Das Gesetz ersetzt das alte Krankenpflegegesetz von 1985, welches zuletzt 1993 modifiziert wurde. Die neue Ausbildungs- und Prüfungsverordnung für die Berufe in der Krankenpflege (KrPflAPrV) wurde am 19. November 2003 veröffentlicht.

Aufgrund der notwendig gewordenen Angleichungen von Berufsausbildungen im Kontext der Europäischen Union erhielt das Thema Gesundheitsförderung einen weitaus größeren Stellenwert im Rahmen der Pflegeausbildung als zuvor. Dies findet bereits in der veränderten Berufsbezeichnung seinen Niederschlag. Während im vorangegangenen Gesetz die Berufsbezeichnungen „Krankenschwester" oder „Krankenpfleger" lauteten, wird hier dem neuen Auftrag der Gesundheitsförderung bereits in den neuen Berufsbezeichnungen „Gesundheits- und Krankenpflegerin" oder „Gesundheits- und Krankenpfleger" bzw. Gesundheits- und Kinderkrankenpflegerin" oder „Gesundheits- und Kinderkrankenpfleger" Folge geleistet. Die Ausbildung umfasst nun 2100 Stunden theoretischen und praktischen Unterricht sowie 2500 Stunden praktische Ausbildung.

Entwicklung der Ausbildung in der Kinderkrankenpflege

Mit dem Krankenpflegegesetz von 1957 wurde die Berufsbezeichnung „Kinderkrankenschwester/-pfleger" erstmals auch im Gesetz genannt und damit gesetzlich geschützt, darüber hinaus wurde die Ausbildung auf drei Jahre festgelegt. Die theoretische Ausbildung sollte mindestens 400 Stunden Unterricht umfassen. Schon zum damaligen Zeitpunkt wurden Bedenken laut, inwieweit eine eigenständige Ausbildung für die Kinderkrankenpflege notwendig sei. Ein Zitat von 1956 gibt einen Hinweis auf die damals geführte Diskussion:

„Die Sonderstellung der Kinderkrankenschwester ist, historisch gesehen, eine spezifische Begleiterscheinung des Aufblühens der Kinderheilkunde in Deutschland. Sie ist insofern eine nationale Eigentümlichkeit, die es in dieser Form so in anderen Ländern nicht gibt. Wenn in diesen Ländern die Kinderkrankenschwester die gleiche Primärausbildung erfährt als das Krankenpflegepersonal in den anderen Spezialkliniken, halten wir dies in Deutschland für falsch und sind nicht bereit, auf die Sonderstellung der beruflichen Eigenständigkeit der Kinderkrankenschwester zu verzichten." (BA 1997, S. 67)

Das entscheidende Argument für ein Beibehalten der eigenständigen Ausbildung war die These, dass kranke Kinder besondere Schwestern brauchen (**Abb. 6.2**). Die Argumentation begründete sich des Weiteren darauf, dass für Kinderkrankenschwestern neben dem Aufgabengebiet der Krankenschwester erzieherische Aufgaben hinzu kämen und auch die Mutterrolle ein entscheidender Faktor des Berufsbildes sei.

In den 60er Jahren änderte sich diese Position. Zunehmend erkannte man die Bedeutung der familiären sozialen Kontakte und öffnete die Stationen für Eltern, die Besuchszeiten wurden gelockert; ein Elternteil konnte bei dem kranken Kind bleiben. Die Kinderkrankenschwester wurde zur Partnerin der Eltern.

1965 wurde das Krankenpflegegesetz novelliert und 1966 durch die Ausbildungs- und Prüfungsordnung ergänzt. Die Kinderkrankenpflege wurde als eigenständige Ausbildung mit aufgenommen und stand nun gleichberechtigt neben der Krankenpflege.

1969 wurde vom Agnes-Karll-Verband, dem späteren DBfK, ein Vorschlag formuliert, wonach die Kinderkrankenpflege in die Krankenpflegeausbildung mit integriert werden und anschließend eine Spezialisierung möglich sein sollte. Dieser Vorschlag wurde jedoch nicht umgesetzt. Mit dem Krankenpflegegesetz von 1985 wurden die Zahl der Unterrichtsstunden und auch die Zahl der Stunden in der praktischen Ausbildung in der Kinderkrankenpflegeausbildung analog zur Krankenpflege erhöht (**Abb. 6.2**).

Das Krankenpflegegesetz von 2003 erhöhte auch für die Kinderkrankenpflege die schulischen Unterrichtsstunden auf 2100. Im Rahmen des Unterrichts fallen 500 Stunden auf die Differenzierungsphase in der Gesundheits- und Kinderkrankenpflege.

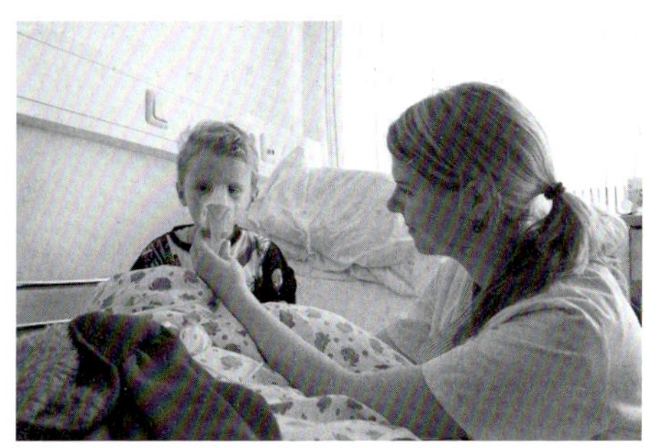

Abb. 6.2 Kinderkrankenpflege. Seit 1965 ist die Ausbildung in der Gesundheits- und Kinderkrankenpflege der Erwachsenenpflege gleichgestellt und umfasst aktuell 2100 Theoriestunden.

2. Vergleichen Sie Zugangsvoraussetzungen, Ziele und Inhalte der Ausbildung nach den Krankenpflegegesetzen bzw. Ausbildungs- und Prüfungsverordnungen von 1985 und 2003.

Mit jedem neuen Krankenpflegegesetz haben sich Zugangsvoraussetzungen, Ziele und Inhalte der Ausbildung verändert bzw. weiterentwickelt. Im Folgenden werden die Krankenpflegegesetze von 1985 und 2003 einander gegenüber gestellt.

Zugangsvoraussetzungen

KrPflG von 1985. Die Zugangsvoraussetzungen zur Ausbildung wurden in § 6 wie folgt benannt:

- vollendetes 17. Lebensjahr
- gesundheitliche Eignung
- Realschulabschluss oder eine gleichwertige Schulbildung oder eine abgeschlossene 10-jährige Schulbildung oder
- Hauptschulabschluss oder eine gleichwertige Schulbildung, sofern der Bewerber
  a. eine mindestens 2-jährige Pflegevorschule erfolgreich besucht hat oder
  b. eine Berufsausbildung mit einer vorgesehenen Ausbildungsdauer von mindestens 2 Jahren erfolgreich abgeschlossen hat oder
- die Erlaubnis als Krankenpflegehelferin oder Krankenpflegehelfer

KrPflG von 2003. Die Zugangsvoraussetzungen zur Ausbildung sind nun in § 5 festgelegt. Hierzu gehören:

- gesundheitliche Eignung
- Realschulabschluss oder eine gleichwertige Schulbildung oder
- Hauptschulabschluss oder eine gleichwertige Schulbildung zusammen mit
  a. einer erfolgreich abgeschlossenen Berufsausbildung mit einer vorgesehenen Ausbildungsdauer von mindestens zwei Jahren oder
  b. die Erlaubnis als Krankenpflegehelferin oder Krankenpflegehelfer oder einer erfolgreich abgeschlossenen landesrechtlich geregelten Ausbildung von mindestens einjähriger Dauer in der Krankenpflegehilfe oder Altenpflegehilfe

Die Altersbeschränkung ist im aktuellen Gesetz also aufgehoben.

Ausbildungsziele

KrPflG von 1985. Das Krankenpflegegesetz von 1985 formulierte in § 4 folgende sechs Ausbildungsziele:

„(1) Die Ausbildung für Krankenschwestern und Krankenpfleger und für Kinderkrankenschwestern und Kinderkrankenpfleger soll die Kenntnisse, Fähigkeiten und Fertigkeiten zur verantwortlichen Mitwirkung bei der Verhütung, Erkennung und Heilung von Krankheiten vermitteln (Ausbildungsziel). Die Ausbildung soll insbesondere gerichtet sein auf

1. die sach- und fachkundige, umfassende, geplante Pflege des Patienten,
2. die gewissenhafte Vorbereitung, Assistenz und Nachbereitung bei Maßnahmen der Diagnostik und Therapie,
3. die Anregung und Anleitung zu gesundheitsförderndem Verhalten,
4. die Beobachtung des körperlichen und seelischen Zustandes des Patienten und der Umstände, die seine Gesundheit beeinflussen, sowie die Weitergabe dieser Beobachtungen an die an der Diagnostik, Therapie und Pflege Beteiligten,
5. die Einleitung lebensrettender Sofortmaßnahmen bis zum Eintreffen der Ärztin oder des Arztes,
6. die Erledigung von Verwaltungsaufgaben, soweit sie in unmittelbarem Zusammenhang mit den Pflegemaßnahmen stehen."

KrPflG von 2003. Das Ausbildungsziel wird nun in § 3 benannt:

Ausbildungsziel nach dem KrPflG von 2003

„(1) Die Ausbildung für Personen nach § 1 Abs. 1 Nr. 1 und 2 soll entsprechend dem allgemein anerkannten Stand pflegewissenschaftlicher, medizinischer und weiterer bezugswissenschaftlicher Erkenntnisse fachliche, personale, soziale und methodische Kompetenzen zur verantwortlichen Mitwirkung insbesondere bei der Heilung, Erkennung und Verhütung von Krankheiten vermitteln. Die Pflege im Sinne von Satz 1 ist dabei unter Einbeziehung präventiver, rehabilitativer und palliativer Maßnahmen auf die Wiedererlangung, Verbesserung, Erhaltung und Förderung der physischen und psychischen Gesundheit der zu pflegenden Menschen auszurichten. Dabei sind die unterschiedlichen Pflege- und Lebenssituationen sowie Lebensphasen und die Selbstständigkeit und Selbstbestimmung der Menschen zu berücksichtigen (Ausbildungsziel)." (BGBl. 2003 Teil I, Nr. 36)

Deutlich wird in der Erweiterung des Gesamtausbildungszieles auf präventive, rehabilitative und palliative Maßnahmen der gleichberechtigte Stellenwert von Kuration und Prävention.

Die seit Beginn der 90er Jahre stattgefundene Akademisierung und der Wissenszuwachs auch in pflegewissenschaftlichen Erkenntnissen, zeigen sich an vielen Stellen im neuen Gesetz und verdeutlichen die Entwicklungen der Pflegeberufe. Anstelle des Erwerbs von Kenntnissen, Fähigkeiten und Fertigkeiten, welcher noch im Gesetz von 1985 zentral war, geht es im Gesetz von 2003 nun um den Erwerb von Kompetenzen.

Neu sind auch die erweiterten Einsatzgebiete für die praktische Ausbildung. Diese findet nun sowohl in stationären als auch in ambulanten Versorgungsangeboten statt und umfasst präventive, kurative, rehabilitative und palliative Bereiche.

Ausbildungsinhalte

KrPflAPrV von 1985. § 1 der Ausbildungs- und Prüfungsverordnung (KrPflAPrV) vom 16. Oktober 1985 regelte, dass die Ausbildung mindestens 1600 Stunden theoretische sowie 3000 Stunden praktische Ausbildung umfasst. In Anlage 1 zu § 1 wurden die Inhalte und Stundenanzahl der theoretischen Ausbildung im Rahmen von 12 Fächern festgelegt (**Tab. 6.1**). Auch die praktischen Einsatzgebiete wurden mit vorgegebener Stundenanzahl festgelegt.

KrPfAPrV von 2003. In § 1 der Ausbildungs- und Prüfungsverordnung (KrPflAPrV) vom 10. November 2003 ist festgelegt, dass die Ausbildung mindestens 2100 Stunden theoretische und 2500 Stunden praktische Ausbildung umfasst. Anstatt in Fächer wie 1985 wird der theoretische und der praktische Unterricht in Anlage 1 zu § 1 in 12 Themenbereiche gegliedert, die eine am pflegerischen Handeln orientierte, fächerintegrative und kompetenzorientierte Ausbildung in der Pflege verlangen:

1. Pflegesituationen bei Menschen aller Altersgruppen erkennen, erfassen und bewerten
2. Pflegemaßnahmen auswählen, durchführen und auswerten
3. Unterstützung, Beratung und Anleitung in gesundheits- und pflegerelevanten Fragen fachkundig gewährleisten
4. Bei der Entwicklung und Umsetzung von Rehabilitationskonzepten mitwirken und diese in das Pflegehandeln integrieren
5. Pflegehandeln personenbezogen ausrichten
6. Pflegehandeln an pflegewissenschaftlichen Erkenntnissen ausrichten

Tab. 6.1 Anlage 1 zu § 1 KrPflAPrV vom 16. Oktober 1985.

Inhalte	*Stundenzahl*
1. Berufs-, Gesetzes und Staatsbürgerkunde	120 Std.
2. Hygiene und medizinische Mikrobiologie	120 Std.
3. Biologie, Anatomie und Physiologie	120 Std.
4. Fachbezogene Physik und Chemie	40 Std.
5. Arzneimittellehre	60 Std.
6. Allgemeine und spezielle Krankheitslehre einschließlich Vorsorge, Diagnostik, Therapie und Epidemiologie	360 Std.
7. Grundlagen der Psychologie, Soziologie und Pädagogik	100 Std.
8. Krankenpflege	480 Std.
9. Grundlagen der Rehabilitation	100 Std.
10. Einführung in die Organisation und Dokumentation im Krankenhaus	30 Std.
11. Sprache und Schrifttum	20 Std.
12. Erste Hilfe	30 Std.
Zur Verteilung auf die Fächer	100 Std.

7. Pflegehandeln an Qualitätskriterien, rechtlichen Rahmenbestimmungen sowie wirtschaftlichen und ökologischen Prinzipien ausrichten
8. Bei der medizinischen Diagnostik und Therapie mitwirken
9. Lebenserhaltende Sofortmaßnahmen bis zum Eintreffen der Ärztin oder des Arztes einleiten
10. Berufliches Selbstverständnis entwickeln und lernen, berufliche Anforderungen zu bewältigen
11. Auf die Entwicklung des Pflegeberufs im gesellschaftlichen Kontext Einfluss nehmen
12. In Gruppen und Teams zusammenarbeiten (KrPflAPrV, Anlage 1 zu § 1 Abs.1)

Innerhalb der Themenbereiche sind fachliche Wissensgrundlagen zu vermitteln, die den Themenbereichen zugeordnet werden:

1. Kenntnisse der Gesundheits- und Krankenpflege, der Gesundheits- und Kinderkrankenpflege sowie der Pflege- und Gesundheitswissenschaften (950 Std.)
2. Pflegerelevante Kenntnisse der Naturwissenschaften und der Medizin (500 Std.)
3. Pflegerelevante Kenntnisse der Geistes- und Sozialwissenschaften (300 Std.)
4. Pflegerelevante Kenntnisse aus Recht, Politik und Wirtschaft (150 Std.)

– Zur Verteilung 200 Std.

Die Einsatzgebiete der praktischen Ausbildung sind mit Stundenanzahl festgelegt. In **Tab. 6.2** werden die Krankenpflegegesetze von 1939, 1957, 1965, 1985 und 2003 und die jeweiligen Ausbildungs- und Prüfungsordnungen noch einmal einander gegenübergestellt.

Tab. 6.2 Gegenüberstellung der Krankenpflegegesetze und Ausbildungs- und Prüfungsverordnungen von 1938, 1957, 1965, 1985 und 2003.

Gesetz	*Zugangsalter*	*Dauer der Ausbildung*	*theoretischer und praktischer Unterricht/ praktische Ausbildung*	*pflegefachlicher Unterricht*	*Praktikum*
Gesetz zur Ordnung der Krankenpflege von 28. September 1938	18 Jahre	1½ Jahre	200/	ohne Angaben	1 Jahr
Krankenpflegegesetz vom 15. Juli 1957	18 Jahre	2 Jahre	400/	ohne Angaben	1 Jahr
Krankenpflegegesetz vom 20. September 1965	18 Jahre	3 Jahre	1200/	250 Std.	–
Fassung vom 3. September 1968	17 Jahre	3 Jahre	1200/	250 Std.	–
Fassung vom 4. Mai 1972	17 Jahre	3 Jahre	1200/	250 Std.	–
Gesetz über die Berufe in der Krankenpflege vom 4. Juni 1985	17 Jahre	3 Jahre	1600/3000 Std.	480 Std.	–
Gesetz über die Berufe in der Krankenpflege vom 16. Juli 2003	17 Jahre	3 Jahre	2100/2500 Std.	950 Std.	–

Aufgabenstellung 7

Fort- und Weiterbildung – Studium – Arbeitsfelder der Pflege

Bearbeitungsvorschläge und Hintergrundinformationen

Renate Fischer, Marion Kaster

1. Begründen Sie die Notwendigkeit der beruflichen Fort- und Weiterbildung im Gesundheitswesen. Erläutern Sie Möglichkeiten, die für Gesundheits- und Krankenpfleger hierzu in Betracht kommen.

Die Kommission der Europäischen Gemeinschaften hat im Oktober 2000 ein Memorandum über lebenslanges Lernen veröffentlicht. In den Schlussfolgerungen des Europäischen Rats von Lissabon wurde festgelegt, dass sich Europa auf dem Weg ins Zeitalter des Wissens befindet und dass dies Konsequenzen für das kulturelle, soziale und wirtschaftliche Leben nach sich zieht, die eine Änderung eingefahrener Handlungsmuster erforderlich macht.

Lebenslanges Lernen – besonders im Gesundheitswesen

Der Übergang zur wissensbasierten Wirtschaft und Gesellschaft müsse mit einer Orientierung zum lebenslangen Lernen einhergehen und lebenslanges Lernen müsse zum Grundprinzip werden, an dem sich Lernen in allen Kontexten ausrichtet – so die Kommission der Europäischen Gemeinschaften im Jahr 2000.

Die Tätigkeit im Gesundheitswesen ist gekennzeichnet von einem rasanten Wissenszuwachs und der damit gleichzeitig einhergehenden immer schnelleren Veralterung von Wissen. Im Vordergrund steht nicht mehr die Anhäufung von Wissen, sondern der Erwerb von beruflicher Handlungskompetenz, also der Fähigkeit, wiederkehrende Aufgaben möglichst ökonomisch zu erledigen und neu auftretenden Problemen gewachsen zu sein. Aufgrund dieser Entwicklung ist der Lernprozess nach der Ausbildung nicht beendet, sondern dauert lebenslang an. Kontinuierliche berufliche Fort- und Weiterbildung sind also unabdingbare Voraussetzungen, um den beruflichen Anforderungen dauerhaft zu entsprechen.

Weiterbildung

Im Gegensatz zur Fortbildung, die der ständigen Aktualisierung des beruflichen Wissens dient, werden bei einer Weiterbildung neue und spezielle Qualifikationen für ein bestimmtes Arbeitsfeld vermittelt (vgl. Kieschnick 2009). Prinzipiell können 2 Formen der Weiterbildung unterschieden werden:
- Fachweiterbildung
- Funktionsweiterbildung

Fachweiterbildung. Die Fachweiterbildung dient der Vertiefung und Erweiterung der vorhandenen Kenntnisse. Bereits mit der Etablierung der Intensivmedizin Mitte der 60er Jahre wurde die Pflege aufgefordert, sich den neuen medizintechnischen Anforderungen zu stellen. Es entwickelten sich erste Spezialisierungslehrgänge für den Intensiv-, Operations- und Anästhesiebereich. Heute gibt es u.a. in folgenden Bereichen die Möglichkeit, die Weiterbildung zur Fach-Pflegeperson zu absolvieren:
- Anästhesie und Intensivpflege
- Funktionsdienste (OP/Endoskopie)
- Onkologie
- Palliativpflege
- Psychiatrie
- Dialyse
- ambulante Pflege

Fachweiterbildungen sind i.d.R. berufsbegleitend organisiert und dauern zwei Jahre.

Funktionsweiterbildung. Wie die Bezeichnung schon sagt, geht es bei Funktionsweiterbildungen darum, eine Person für eine bestimmte Funktion zu qualifizieren. Beispiele hierfür sind:
- Leitung einer Station, eines Wohnbereichs oder einer Funktionsabteilung
- Praxisanleitung (**Abb. 7.1**)

Funktionsweiterbildungen können berufsbegleitend oder als Vollzeitmaßnahme organisiert sein und dauern unterschiedlich lang.

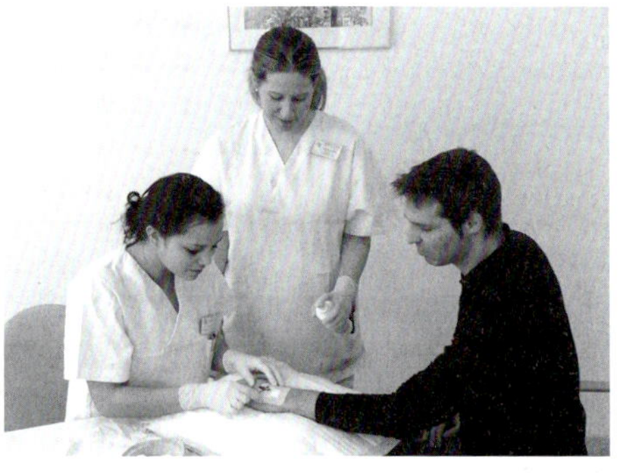

Abb. 7.1 Praxisanleitung. Der Praxisanleiter hat sich in Form einer Funktionsweiterbildung qualifiziert.

Studium

Neben der Möglichkeit zur „konventionellen" Weiterbildung können sich Pflegende seit Anfang der 90er Jahre für Management, Lehre und Wissenschaft mithilfe eines Studiums akademisch qualifizieren. Inzwischen gibt es zahlreiche Studienangebote sowohl an Fachhochschulen als auch an Universitäten. In den meisten Fällen ist es erforderlich, vorab eine Ausbildung als Gesundheits- und Kranken- bzw. Kinderkrankenpfleger oder als Altenpfleger absolviert zu haben. Während bisher Abschlüsse an Hoch- und Fachhochschulen auf Diplom-Niveau erreicht werden konnten, werden zurzeit die Studiengänge auf die internationalen Abschlüsse Bachelor und Master umgestellt.

Bachelor. Der Bachelor kann in einer Regelstudienzeit von 6 bis 8 Semestern erworben werden und ist ein eigenständiger, berufs-

qualifizierender Abschluss. Je nach Studiengang werden in der Pflege zwei Abschlussbezeichnungen unterschieden:
- Bachelor of Arts (B.A.) und
- Bachelor of Science (B.Sc.).

Zugangsvoraussetzungen für die Aufnahme eines Bachelorstudiums sind an den meisten Hochschulen in Deutschland eine Hochschulzugangsberechtigung, eine abgeschlossene Pflegeausbildung und mindestens ein Jahr Berufserfahrung.

An verschiedenen Hochschulen gibt es inzwischen jedoch Kooperationen mit Schulen für Gesundheits- und Krankenpflege, die es ermöglichen, dass die Auszubildenden parallel zu ihrer regulären Ausbildung die erste Studienphase des Bachelorstudiums an der jeweiligen Hochschule absolvieren. Nach Ausbildungsabschluss schließt sich die 2. Studienphase an der Hochschule an, die mit dem Bachelor-Abschluss endet.

Master. Der Master-Abschluss kann nur aufbauend auf einem ersten berufsqualifizierenden akademischen Abschluss, z.B. dem Bachelor oder dem Diplom, erworben werden. Angeboten werden sowohl Studiengänge, die inhaltlich auf dem Bachelorstudium aufbauen (konsekutiver Master) als auch Studiengänge, die fachlich unabhängig vom vorangegangenen Studiengang sind (nicht-konsekutiver Master). Darüber hinaus gibt es weiterbildende Masterstudiengänge, die berufspraktische Erfahrungen nach dem Hochschulabschluss voraussetzen. Ein Masterstudium dauert 2 bis 4 Jahre und führt in der Pflege zu den Abschlüssen
- Master of Arts (M.A.) oder
- Master of Science (M.Sc.).

Promotion. Inzwischen gibt es auch die Möglichkeit, in der Pflege zu promovieren. Im Anschluss an ein Master- oder gleichwertiges Studium ist es an mehreren deutschen Universitäten, z.B. Berlin, Halle-Wittenberg, PTHV Vallendar oder an der privaten Universität Witten-Herdecke möglich, ein Promotionsstudium mit dem Doktorgrad abzuschließen.

2. Welche Arbeitsfelder eröffnen sich Ihnen nach Ihrer Abschlussprüfung?

Gesundheits- und Krankenpfleger sowie Gesundheits- und Kinderkrankenpfleger finden in der Pflegepraxis unterschiedlichste stationäre, teilstationäre und ambulante Versorgungsstrukturen vor, in denen pflegerische Handlungskompetenz gefragt ist (**Abb. 7.2**).

Stationäre Einrichtungen:
- Allgemeinkrankenhäuser
- Fachkrankenhäuser
- Rehabilitationskliniken
- stationäre Hospizeinrichtungen
- Alten- und Pflegeheime

Teilstationäre Einrichtungen:
- psychiatrische Tageskliniken
- Schmerztageskliniken
- Tagespflegeeinrichtungen für alte Menschen

Ambulante Einrichtungen:
- ambulante Kranken- und Kinderkrankenpflege
- ambulante Pflege im Rahmen von Institutsambulanzen
- Dialyse-, Onkologie- und andere Schwerpunktpraxen

Für akademisch qualifizierte Pflegepersonen eröffnen sich Perspektiven in Management (Pflegedienstleitungspositionen), Lehre (Lehrer an Krankenpflege- und Altenpflegeschulen) sowie in der Pflegeforschung. Darüber hinaus sind mögliche Tätigkeitsfelder die Arbeit in Fachverlagen, Berufsverbänden, Krankenkassen sowie im Controlling und im Qualitätsmanagement von Krankenhäusern.

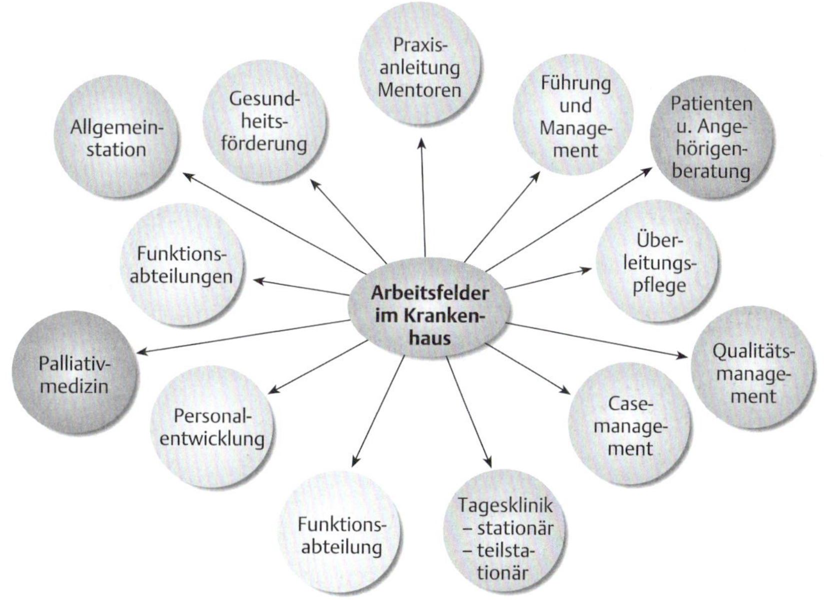

Abb. 7.2 Arbeitsfelder der Pflege. Hier innerhalb des Krankenhauses.

Aufgabenstellung 8

Pflegekammer

Bearbeitungsvorschläge und Hintergrundinformationen

Katrin Hüsges

1. Was ist eine Berufskammer, und was spricht für die Einrichtung einer Pflegekammer in Deutschland?

Eine Berufskammer ist eine eigenständige Körperschaft des öffentlichen Rechts und ein Selbstverwaltungsorgan. Voraussetzung für die Gründung einer Berufskammer ist ein staatlicher Hoheitsakt auf Länderebene. Die Kammer verfügt über bestimmte Befugnisse und wird staatlich kontrolliert. Beispiele für Berufskammern sind:
- Industrie- und Handelskammer
- Handwerkskammern
- Wirtschaftskammern
- Ärztekammer

Der Berufskammer stehen bestimmte Rechtsbefugnisse zu. Die Leistungen einer Kammer umfassen u.a. die Vergabe bzw. auch den Entzug von Berufszulassungen sowie die Koordination der Aus-, Fort- und Weiterbildung mit entsprechenden Prüfungsordnungen (vgl. www.lexikon.meyers.de/meyers/Kammer). Zurzeit gibt es in Deutschland noch keine Pflegekammer; in anderen Ländern haben sie sich bereits seit vielen Jahren etabliert.

Ziele. Erstes Ziel für die Einrichtung einer Pflegekammer ist der Schutz der Bevölkerung durch die Gewährleistung qualitativ hochwertiger Pflegeleistungen. Diese soll erreicht werden durch
- die Nutzung pflegewissenschaftlicher Erkenntnisse,
- eine ausreichende Personaldichte,
- gut ausgestattete Einrichtungen und
- eine einheitliche Regelung von Aus-, Fort- und Weiterbildung.

2. Welche Aufgaben hätte eine Pflegekammer?

Von der Nationalen Konferenz zur Errichtung von Pflegekammern in Deutschland bzw. von den Fördervereinen zur Einrichtung einer Pflegekammer in einzelnen Bundesländern werden verschiedene Aufgaben beschrieben, die eine Pflegekammer übernehmen würde. Hierzu zählen im Einzelnen (**Abb. 8.1**):
- berufsregulierende Aufgaben
- berufsfachliche Kontrolle
- berufliche Ausbildungsorganisation
- sonstige

Berufregulierende Aufgaben. Zu den berufsregulierenden Aufgaben gehören
- die Festlegung des Berufsbildes,
- die Erarbeitung einer Definition von Pflege,

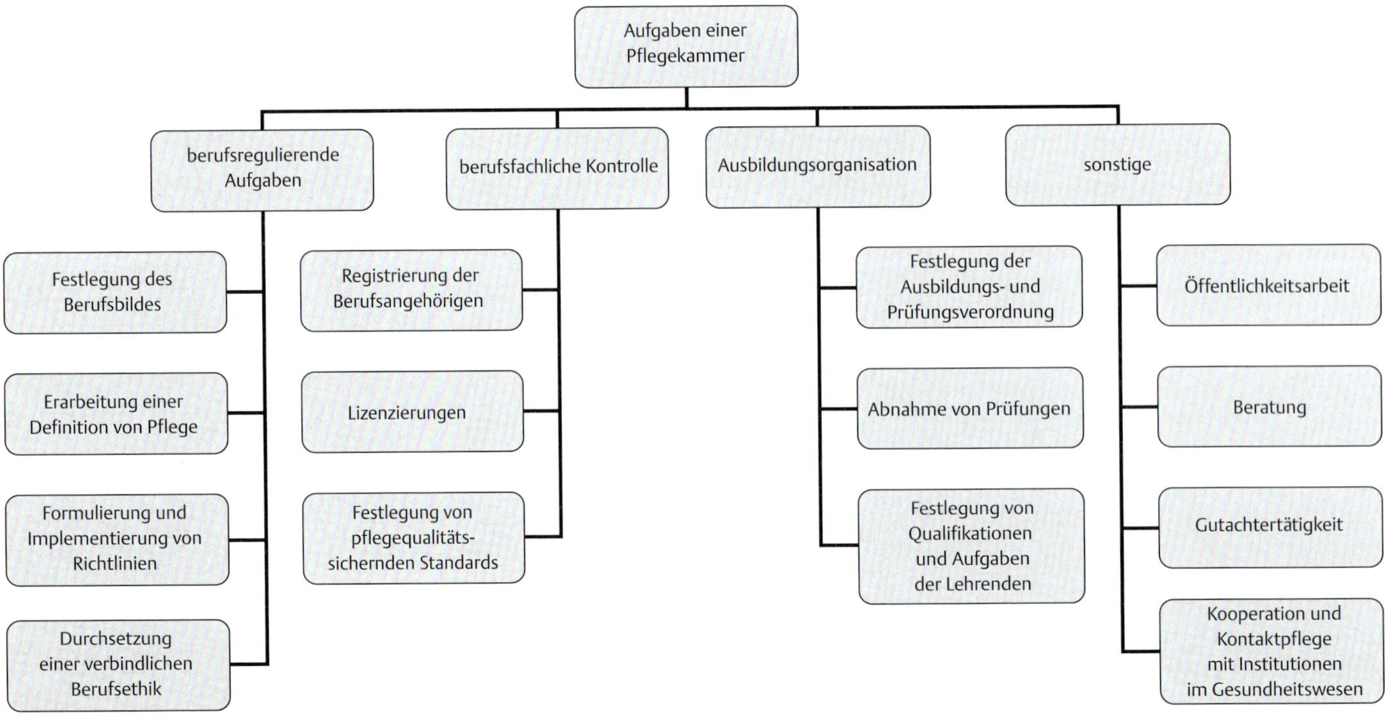

Abb. 8.1 Pflegekammer. Mögliche Aufgaben einer Pflegekammer.

- die Formulierung und Implementierung von Richtlinien und
- die Durchsetzung einer für alle Berufsangehörigen verbindlichen Berufsethik.

Berufsfachliche Kontrolle. Zu den berufsfachlichen Aufgaben einer Pflegekammer zählt die Registrierung der Berufsangehörigen im entsprechenden Bundesland, die jetzt auf freiwilliger Basis durch den deutschen Pflegerat erfolgen kann (vgl. Kap.4, S. 89). Eine Pflegekammer hätte des Weiteren die Aufgabe Lizenzierungen zu vergeben und aufrechtzuerhalten. Ferner würden pflegequalitätssichernde Standards festgelegt werden. Auch Kontrollverfahren in der beruflichen Praxis sowie ggf. die Einleitung von Disziplinarverfahren obliegen einer Kammer.

Berufliche Ausbildungsorganisation. Unter diesen Punkt fällt zunächst die Erarbeitung von curricularen Strukturen und einer Prüfungsverordnung für die Ausbildung in der Pflege. Hinzu kommen die Festlegung von Qualifikationen und Aufgaben der Lehrenden sowie die Relation zwischen Lehrer- und Schülerzahl. Ein weiteres Ziel, welches durch eine Pflegekammer angestrebt werden könnte, wäre eine Vereinheitlichung der Abschlussprüfung. Auch die Abnahme von Prüfungen würde zu den Aufgaben einer Pflegekammer zählen.

Sonstige. Weitere Aufgabenbereiche der Pflegekammer wären
- Öffentlichkeitsarbeit,
- Beratung von Berufsmitgliedern,
- Gutachtertätigkeit durch Benennung von Sachverständigen sowie
- die Zusammenarbeit mit dem Gesundheitsministerium, Gesundheitseinrichtungen, Berufsorganisationen, Hochschulen und Forschungseinrichtungen.

3. Welche Bedeutung hat die Errichtung einer Pflegekammer für den Berufsstand?

Zunächst erhielte durch die Einführung einer Berufskammer die Pflege den Status eines eigenständigen Berufes, der sich selbst verwaltet und alle beruflichen Angelegenheiten in Eigenverantwortung regelt. Dies würde zur Professionalisierung des Berufbildes beitragen und ggf. der Durchsetzung pflegerischer Belange – auch politisch gesehen – zugute kommen. Im Gegensatz zu den derzeitigen mitgliedsarmen Berufsverbänden würde sich das politische Durchsetzungspotenzial durch die Mitgliedspflicht und einem daraus resultierendem hohen Organisationsgrad erheblich steigern. Pflegerische Arbeitsweisen würden vereinheitlicht sowie qualitativ gesichert, indem die Pflegekammer allgemeingültige Richtlinien nach pflegewissenschaftlichen Erkenntnissen erarbeitet und ständig aktualisiert.

Durch die qualitative Anhebung und die bessere Darstellung der Pflegeleistungen nach außen würde das berufliche Ansehen in der Öffentlichkeit gesteigert und die berufliche Profilierung in der Gesellschaft vorangetrieben. Dies hätte zum Vorteil, dass sich die Berufsangehörigen mehr mit ihrem Beruf identifizieren. Durch die Überwachung von Aus-, Fort- und Weiterbildung wäre zum einen mehr Transparenz im Berufsgeschehen und zum anderen eine festgelegte Anzahl an Fortbildungen gesichert. Ferner käme es zu einer verbindlichen Berufsordnung und zu einer spezifischen Berufsethik. Des Weiteren würde die Bevölkerung durch mögliche Disziplinierungsmaßnahmen vor Pflegefehlern geschützt werden.

Aufgabenstellung 9

Fallbeispiel Verena Peters

Bearbeitungsvorschläge und fachlicher Hintergrund

Astrid Steinberger

1. Auf welchen Prozess lassen die im Fallbeispiel geschilderten Symptome bei Verena schließen? Gehen Sie auf Ursachen, Symptome und Verlauf ein.

Die Fallschilderung deutet darauf hin, dass es sich bei Verena Peters um ein Burn-out-Syndrom handelt.

Burn-out bedeutet „ausgebrannt sein" und ist ein Prozess, in den insbesondere helfende Berufe geraten können. Schmidt (2004) definiert Burn-out folgendermaßen: „Von einem Burn-out-Syndrom spricht man, wenn Belastung und Stress im Arbeitsalltag zu einer dauerhaften Gefährdung der seelischen und körperlichen Gesundheit werden. Es zeichnet sich durch einen Zustand körperlicher, geistiger und seelischer Erschöpfung aus."

Tab. 9.1 stellt die Kernfaktoren des Burn-out-Syndroms und deren Kennzeichen dar.

Tab. 9.1 Kernfaktoren des Burn-out-Syndroms (nach Maslach 2001)

Faktoren von Burn-out	***Kennzeichen***
emotionale Erschöpfung	Gefühl des Ausgelaugtseins und der Überbeanspruchung
reduziertes Wirksamkeitserleben	Gefühl von Hilflosigkeit und Ausgeliefertsein
Depersonalisierung	Gefühllosigkeit/Abgestumpftheit gegenüber Mitmenschen

Auslösende Faktoren

Die Ursachen, die bei einer Person zum Burn-out führen können, sind vielschichtig. Häufig stehen mehrere auslösende Belastungsfaktoren in einer wechselseitigen Beziehung zueinander. Die häufigsten, insbesondere von Pflegenden genannten Gründe sind in **Abb. 9.1** dargestellt.

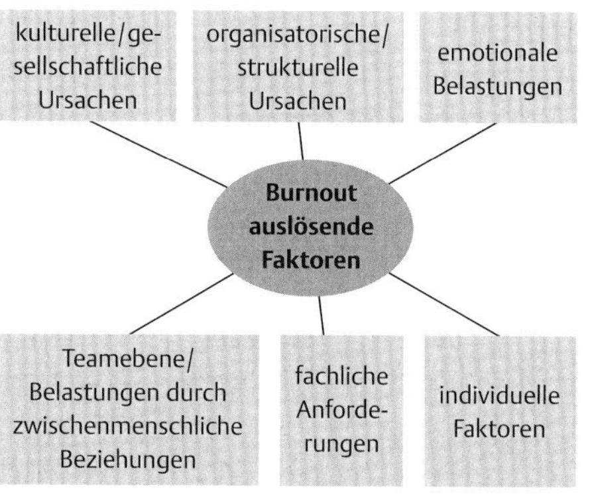

Abb. 9.1 Bedingungsfaktoren des Burn-out-Syndroms. Überblick über Burn-out auslösende Faktoren in der Pflege.

Kulturelle und gesellschaftliche Ursachen. Die gesellschaftlichen Erwartungen an Pflegende, welche dem traditionellen Rollenverständnis entsprechen, stehen teilweise im Gegensatz zu dem modernen Rollenverständnis des Pflegeberufes. Dies kann zu Belastungen und Schwierigkeiten bei der beruflichen Identitätsfindung führen. Weiterhin werden auf politischer Ebene Entscheidungen getroffen, welche sich negativ auf das Arbeitsfeld von Pflegenden auswirken. Es wird über Personalschlüssel, Vergütungen, Kontrollen durch Behörden und medizinischen Dienst entschieden; Entscheidungen, die häufig zu Mehrbelastungen von Pflegenden führen.

Organisatorische und strukturelle Ursachen. Weiterhin gibt es viele Arbeitssituationen wie Zeitdruck, hohe Arbeitsbelastung, häufige Unterbrechung von Arbeitsabläufen sowie fehlende Pausen, Nacht- und Schichtarbeit, Hierarchieprobleme und unzureichender Einfluss auf die Arbeitsorganisation, welche als Bedingungsfaktoren für ein Burn-out-Syndrom gelten.

Fachliche Anforderungen. Die Arbeitsabläufe von Pflegenden sind häufig von immer wieder neuen und rasch wechselnden Anforderungen geprägt. Aufgrund von aktuellen wissenschaftlichen Erkenntnissen, einem neuen Pflegeverständnis und der Erweiterung der Tätigkeitsfelder werden die fachlichen Anforderungen an Pflegende immer komplexer und umfangreicher. Auch die hohe Verantwortlichkeit bei geringer persönlicher Entscheidungs- und Handlungsfreiheit stellt einen Belastungsfaktor dar.

Emotionale Belastungen. Pflegende erleben und begleiten Patienten sowie deren Angehörige in schwierigen, manchmal ausweglosen Situationen, welche sie an die eigene Belastungsgrenze und in Überforderungssituationen bringen.

Teamebene/Belastungen durch zwischenmenschliche Beziehungen. Pflegende haben in ihrem Tätigkeitsfeld vielfältige soziale Kontakte: mit Patienten, Bewohnern, Angehörigen, Kollegen und anderen Mitarbeitern aus dem medizinischen, therapeutischen und hauswirtschaftlichen Bereich. Aufgrund unterschiedlicher Interessen, Ziele, Erwartungen, Einstellungen, Wünsche und Bedürfnisse kann es zu Konflikten mit und zwischen den verschiedenen Personengruppen kommen. Einen weiteren belastenden Faktor stellen außerberufliche Konflikte mit Partner und Familie dar; dies wiegt besonders schwer, da gerade der private Bereich für viele Pflegende eine Ressource zur Bewältigung von beruflichen Belastungen darstellt.

Individuelle Faktoren. Auch in der Persönlichkeitsstruktur können die Ursachen für die Entstehung eines Burn-out-Prozesses liegen. Von Klitzing/von Klitzing (1995) führen folgende persönlichkeitsspezifischen Gründe an:

- **Ausbleibende Belohnung:** Als Motiv dafür, einen helfenden Beruf zu ergreifen, wird die – meist unbewusste – Erwartung von Helfenden, durch ihre Tätigkeit Anerkennung, Wertschätzung oder Zuneigung zu erlangen, vermutet. Bleibt dies aus, kann sich ein Gefühl von Enttäuschung einstellen. Aus Enttäuschung kann Wut entstehen, eine Basis für das innerliche Ausbrennen.
- **Mangelnde Abgrenzungsfähigkeit/zu starke Identifikation:** Pflegende werden in ihrem beruflichen Alltag mit vielfältigen physisch, psychisch und sozialen Problemen konfrontiert. Einerseits sind bei der Betreuung von pflegebedürftigen Menschen hohe empathische Fähigkeiten gefordert; andererseits sollten Pflegende, um ihre berufliche Handlungsfähigkeit zu erhalten, in der Lage sein, sich abzugrenzen. Dies fällt insbesondere bei Patienten schwer, die sich aufgrund ihrer persönlichen und sozialen Nähe besonders zur Identifikation anbieten.
- **Versagensgefühle:** Bei Pflegenden können Versagens- und Schuldgefühle entstehen, wenn sie den anfallenden Aufgaben und ihren Erwartungen aufgrund der Arbeitsbelastung nicht gerecht werden können. Problematisch hierbei ist insbesondere, wenn Pflegende die Ursache in ihrer eigenen Person sehen und äußere Faktoren bei der Beurteilung der beruflichen Situation außen vor lassen.
- **Fehlende Erfolgserlebnisse:** Eine weitere Ursache für die Entstehung eines Burn-out-Syndroms kann mangelnder Erfolg sein. Insbesondere auf Stationen mit palliativem Behandlungsauftrag und vielen chronisch Kranken sind Erfolgserlebnisse im Sinne einer Heilung oder Besserung des Allgemeinzustandes eher selten. Als belastend kann weiterhin die Annahme, dass Heilungserfolge meist dem ärztlichen Handeln zugeordnet werden, empfunden werden.
- **Beruf ersetzt Privatleben:** Pflegende, die den privaten Bereich und das stützende soziale System außerhalb des Berufs vernachlässigen, haben kaum Kompensationsmöglichkeiten bei beruflichen Problemen und Belastungen. Die beruflich bedingten Kontakte erhalten bei den Betroffenen eine so große soziale Bedeutung, wie dies eigentlich nur persönlichen Freundschaftsbeziehungen zugestanden wird.
- **Mangelndes Selbstwertgefühl:** Hierbei wird davon ausgegangen, dass die betroffenen Pflegepersonen ihr Selbstwertgefühl nur aus beruflichen Erfolgen schöpfen. Bei beruflichen Misserfolgen kommt es zur Enttäuschung, die eine innere Erschöpfung auslösen kann.

Die aufgeführten Aspekte tragen dazu bei, dass sich der Konflikt zwischen den eigenen oder der durch die Ausbildung erworbenen Standards und der Arbeitsrealität verschärft. Der Zwiespalt zwischen eigenem Berufsideal und der Realität kann zur Enttäuschung über den ausgeübten Beruf werden und die Entstehung eines Burn-out-Syndroms begünstigen.

Symptome

Das Burn-out-Syndrom wird durch eine Vielzahl von Symptomen gekennzeichnet. Die Symptome können sich in verschiedenen Bereichen manifestieren:

- physische Symptome
- psychische Symptome
- Anzeichen im sozialen Bereich
- Anzeichen im beruflichen Tätigkeitsfeld

Physische Symptome. Typische physische Anzeichen für ein Burn-out-Syndrom sind chronische Müdigkeit, psychosomatische Erkrankungen und Beschwerden wie z.B. Kopfschmerzen, Rücken- und Nackenschmerzen und Schlafstörungen, Kreislaufbeschwerden, Hauterkrankungen, Erkrankungen aufgrund eines geschwächten Immunsystems, verringerte Leistungsfähigkeit, übermäßige oder reduzierte Nahrungsaufnahme, unkontrollierter Konsum von Alkohol, Medikamenten und Nikotin.

Psychische Symptome. Zu den psychischen Symptomen eines Burn-out-Syndroms gehören Depressivität, Ohnmachts- und Hilflosigkeitsgefühle, Selbstzweifel, Distanzierungsbedürfnisse gegenüber Problemen der Patienten und Bewohnern, Nervosität und innere Leere (**Abb. 9.2**). Oft entwickelt sich eine negative Grundhaltung gegenüber der eigenen Person, den Kollegen, dem Beruf, den Patienten bzw. Bewohnern und dem Leben an sich.

Anzeichen im sozialen Bereich. Im sozialen Umfeld vermeiden betroffene Personen häufig das Gespräch über den Beruf. Soziale Kontakte werden seltener und schließlich wird auch die Einsamkeit zum Problem.

Anzeichen im beruflichen Tätigkeitsfeld. Verlust von Empathie gegenüber Patienten, schwindendes Engagement, Unpünktlichkeit sowie Dienst nach Vorschrift können Anzeichen für ein Burn-out-Syndrom sein.

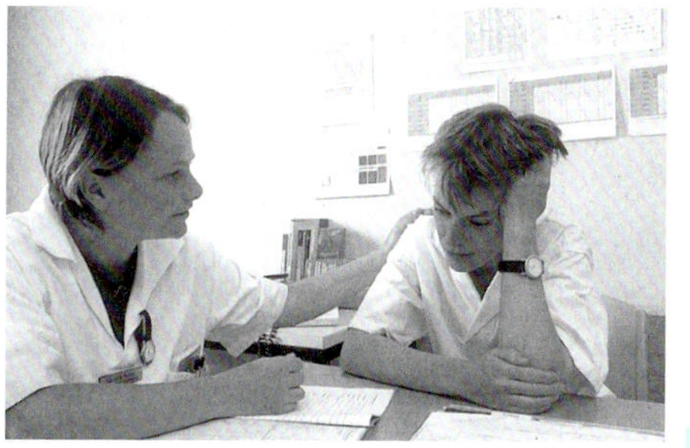

Abb. 9.2 Emotionale Erschöpfung. Selbstzweifel und das Gefühl der Hilflosigkeit sind Symptome eines Burn-out-Syndroms.

Verlauf

Der Verlauf des Burn-out-Syndroms wird in vier verschiedene Phasen eingeteilt. Diese können in ihrer Symptomatik nicht immer klar voneinander abgegrenzt werden, sie stellen jedoch eine gewisse chronologische Abfolge dar (**Abb. 9.3**):

1. Enthusiasmus
2. Stagnation und Frustration
3. Apathie
4. körperlicher und psychischer Zusammenbruch

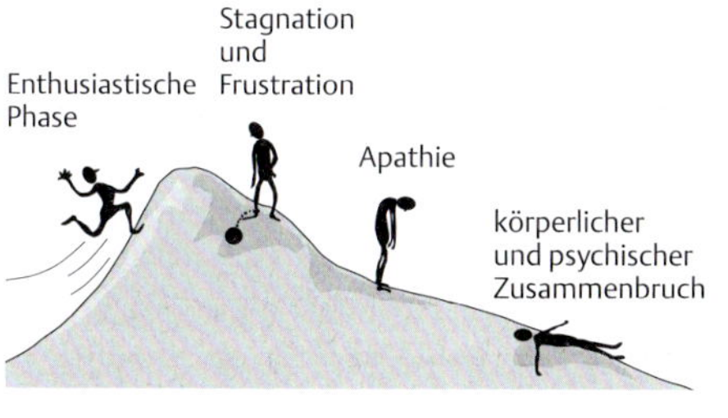

Abb. 9.3 Burn-out-Syndrom. Verlauf des Burn-out-Prozesses.

Phase 1: Enthusiasmus. Der Beginn ist gekennzeichnet von einer großen Begeisterung und hohen Idealen bezüglich der eigenen Berufstätigkeit. Daher sind gerade Berufsanfänger mit unrealistischen und überhöhten Erwartungen an sich und andere gefährdet. Das berufliche Schaffen wird zum bestimmenden Element im Leben der Betroffenen, und das Privatleben tritt in den Hintergrund. Erholungsphasen bleiben aus, und es kommt zur emotionalen und körperlichen Erschöpfung.

Phase 2: Stagnation und Frustration. Diese Phase ergibt sich aus der Diskrepanz zwischen den überhöhten Erwartungen an den Beruf und der Berufsrealität. Ideale gehen verloren, es findet eine Desillusionierung statt. Das Ausbleiben des erhofften Erfolges sowie Anerkennung, mangelnde Mitbestimmungsmöglichkeiten und die Erkenntnis, dass der Einzelne seine Arbeit nur bedingt beeinflussen kann, führen zu einer chronischen Unzufriedenheit. Diese wird häufig durch das Gefühl, nicht seinen Leistungen und Engagement entsprechend bezahlt zu werden, verstärkt. Aus dem Engagement wird Distanz und Gleichgültigkeit.

Phase 3: Apathie. Konnte bis zu dieser Phase die Entwicklung nicht unterbrochen werden, kommt es bei den Betroffenen nun zu einer apathischen Grundhaltung gegenüber der beruflichen Tätigkeit. Die Betroffenen machen nur noch „Dienst nach Vorschrift". Teilnahmslosigkeit, depressive und teilweise aggressive Reaktionen bis hin zu Zynismus gegenüber den Patienten und Bewohnern kennzeichnen diese Phase. Das Denken und Handeln wird unflexibel, Neuerungen oder Veränderungen werden übermäßig kritisch beurteilt. Häufig kommt es zu Konflikten und Auseinandersetzungen mit Kollegen, welche das Ansehen der Betroffenen verschlechtern.

Phase 4: Körperlicher und psychischer Zusammenbruch. Fehlzeiten aufgrund von körperlichen, psychischen und psychosomatischen Erkrankungen werden immer häufiger und länger. Ein Ausbrechen aus dieser Situation ist jetzt nur noch mit professioneller Hilfe möglich.

2. Welche Möglichkeiten der Intervention sehen Sie bei Verena?

Burisch (2006) befürwortet eine gründliche Analyse der Situation des Betroffenen als Basis aller Interventionen. Folgende Kriterien sollten hierbei beachtet werden:

- Welche Umweltbedingungen sind ausschlaggebend?
- Welche Bedürfnisse und Ziele des Einzelnen werden frustriert?
- Welche Fähigkeiten sind unterentwickelt?
- Welche normativen Vorstellungen sind evtl. unrealistisch?
- Welche Glaubenssätze und Denkmuster sind dysfunktional?
- Welche Informationen fehlen?
- Wo lässt sich mit dem besten Aufwand-Nutzen-Verhältnis etwas zum Besseren wenden, ein Stück Autonomie wiedergewinnen?

Die Beschäftigung mit diesen Fragestellungen könnte für Verena einen ersten Schritt zur Bewältigung ihrer Situation darstellen. Hilfreich kann dabei das Hinzuziehen von Kollegen, Vertrauenspersonen, ggf. professionellen Beratern oder Therapeuten sein. Auf der Basis der Erkenntnisse aus der Auseinandersetzung mit diesen Fragestellungen werden nun gezielt Interventionsmaßnahmen bzw. Bewältigungsstrategien erarbeitet. Neben allen unten genannten Präventionsmaßnahmen, welche auch bei der Bewältigung eines Burn-out-Prozesses unterstützend wirken, kann es für Verena hilfreich sein, auszusteigen, um Distanz zur Problematik zu finden und sich zu erholen. Auch eine vorübergehende Entlastung durch Arbeitszeitverkürzung, Wechsel des Aufgabenbereichs bzw. Einsatzortes oder der Befreiung vom Schichtdienst können sich positiv auf die Bewältigung auswirken.

Bei einer fortschreitenden Manifestation des Burn-out-Syndroms sollte Verena ggf. psychotherapeutische Unterstützung oder Einzelsupervision in Anspruch nehmen. Je nach Grad der Erschöpfung und Ausprägung der Symptome ist begleitend auch eine medikamentöse Therapie möglich.

3. Welche Bedeutung haben diese Kenntnisse für Ihre persönlichen Handlungs- und Verhaltensstrategien?

Durch Information über das Burn-out-Syndrom im Rahmen der Pflegeausbildung ist ein wichtiger Schritt zur Prävention getan. Sinnvoll ist, wenn alle präventiven Maßnahmen gegen die Entwicklung des Burn-out-Syndroms nicht nur beim einzelnen Mitarbeiter, sondern auch auf gesellschaftlicher Ebene, aufseiten der Institution, der jeweiligen Fachbereiche und des Arbeitsteams getroffen werden.

Ansatzpunkte zur Prävention

Konkrete Ansatzpunkte zur Prävention finden sich in den Ursachen eines Burn-out-Syndroms (s. **Abb. 9.1**):

- Ansatzpunkt: kulturelle und gesellschaftliche Ursachen
- Ansatzpunkt: organisatorische/strukturelle Ursachen
- Ansatzpunkt: fachliche Anforderungen
- Ansatzpunkt: emotionale Belastungen
- Ansatzpunkt: Teamebene/Belastungen durch zwischenmenschliche Beziehungen
- Ansatzpunkt: individuelle Ebene

Ansatzpunkt: kulturelle und gesellschaftliche Ursachen. Pflegende sollten zunächst ihr eigenes Rollenselbstbild klären und dann entsprechend nach außen darstellen. Dazu gehört, dass sie nicht ständig Zugeständnisse machen, sondern lernen, Grenzen zu setzen und auf deren Einhaltung zu achten.

Vonseiten der Leitungsebene einer Einrichtung sollte hier z.B. auf die Rechte der Pflegenden geachtet werden und Öffentlichkeitsarbeit bezüglich des Rollenbildes und des Stellenwertes von Pflegenden in der Gesellschaft erfolgen.

Durch entsprechende politische Maßnahmen könnte der wirtschaftliche Druck, welcher auf Pflegeeinrichtungen sowie Krankenhäusern lastet, abgefangen werden.

Ansatzpunkt: organisatorische/strukturelle Ursachen. Hierbei gilt es auf die Einhaltung von Pausen und Ruhezeiten zu achten, d.h. auf möglichst störungsfreie Pausen und wenige geteilte Dienste. Positiv auf die Zufriedenheit der Pflegenden wirken sich weiterhin regelmäßige Mitarbeitergespräche, eine mitarbeiterorientierte Dienstplangestaltung und eine sinnvolle Verantwortungsbegrenzung aus. Weitere organisatorische Maßnahmen, welche ein Ausbrennen von Pflegenden verhindern können, sind (nach Kocs 2005):

- Fördern ganzheitlicher, sinnbestimmter Arbeitseinsätze (z.B. Bezugspflege),
- Fördern von Autonomie, Mitbestimmung und Selbstverantwortung bei der Arbeitsplanung und Durchführung,
- Schaffen eines Klimas, durch das Kommunikation, Offenheit und Vertrauen gefördert und der Einzelne ermutigt wird, seine Probleme zu äußern und andere um Hilfe zu bitten,
- Schaffen von Räumen, in denen die Mitarbeiter die Möglichkeit haben auszuspannen, sich angemessen zu ernähren und genügend zu trinken.

Ansatzpunkt: fachliche Anforderungen. Pflegende sollten an ihre eigene Arbeit realistische Erwartungen haben und lernen, Tätigkeiten zu delegieren, um Überlastungen zu vermeiden. Weiterhin ist es wichtig, Fortbildungen wahrzunehmen. Hierbei sollten die Voraussetzungen seitens der Einrichtungen gewährleistet werden. Ein weiterer Beitrag zur Prävention von Burn-out seitens der Einrichtungen ist die Forderung, Mitarbeiter über Neuerungen bzgl. Material, Methoden und Arbeitsabläufe sowie die Hintergründe von Veränderungen zu informieren.

Ansatzpunkt: emotionale Belastungen. Pflegende sollten ihr berufliches Selbstverständnis reflektieren und sich eine angemessene Einstellung zu Alter, Tod und Krankheit als Bestandteil ihres beruflichen Handelns erarbeiten. Präventiv wirken sich auch Gespräche über schwierige belastende Situationen und den Umgang mit diesen in Arbeitsteams oder im Rahmen von Supervisionen aus. Dabei werden die Entwicklung von Bewältigungsstrategien, der effektive Umgang mit individuellen Ressourcen und somit die erlebte Selbstwirksamkeit, d.h. den Glauben an seine Fähigkeit, Dinge selbst verändern zu können, gefördert.

Ansatzpunkt: Teamebene/Belastungen durch zwischenmenschliche Beziehungen. Regelmäßige Teambesprechungen, klare Absprachen über Zuständigkeiten, Offenheit und direkte Ansprache von Problemen sowie die Nutzung von deeskalierenden Gesprächstechniken in Konfliktsituationen stellen wichtige präventive Maßnahmen in diesem Bereich dar.

Ansatzpunkt: individuelle Ebene. Ein wesentlicher präventiver Schritt auf der individuellen Ebene ist, dass der Pflegende sein berufliches Rollenverständnis und die damit verbundenen Erwartungen an sich selbst, an zu Pflegende, Angehörige, Kollegen, Mitarbeiter und Vorgesetzte reflektiert. Nur so kann ein realistisches Rollenverständnis entwickelt werden.

Weiterhin sollten Pflegende in ihrem beruflichen Handeln Prioritäten setzten, Unterstützung einfordern und lernen „nein“ zu sagen, wenn die Leistungsgrenzen überschritten werden.

Raddatz (2008) bezieht sich auf das salutogenetische Konzept von Antonovsky (vgl. Schriftliche Prüfung, Tag 3, S. 118) und beschreibt die Entwicklung eines starken Kohärenzgefühls als eine wesentliche präventive Maßnahme. Das Kohärenzgefühl kann durch Reizfilterung und Ressourcenaktivierung verhindern, dass aus Reizen Stressoren werden, welche sich auslösend bzw. dynamisierend auf einen Burn-out-Prozess auswirken können.

Das Pflegen sozialer Kontakte außerhalb des beruflichen Handlungsfeldes, eine bewusste und ausgleichende Freizeitgestaltung (z.B. Sport), das Erlernen von Entspannungstechniken wie z.B. die in **Abb. 9.4** dargestellte Progressive Muskelentspannung nach Jacobson, positive Selbstinstruktion („Atme tief durch. Du schaffst DAS!“) sowie „bewusstes Genießen“ stellen weitere Präventionsmaßnahmen auf der individuellen Ebene dar.

Supervision

Supervision stellt eine Methode dar, Pflegende mithilfe eines professionellen Supervisors anzuleiten, berufliche und persönliche Probleme sowie Probleme im zwischenmenschlichen Bereich mit Kollegen, zu Pflegenden oder Angehörigen zu reflektieren und entsprechende Lösungsstrategien zu entwickeln. Supervision kann Hilfe zur Selbsthilfe sein, wie z.B. bei der Bewältigung von Beziehungsschwierigkeiten mit den Kontaktpersonen von Pflegenden wie Patienten, Bewohnern, Kollegen und Angehörigen. Schwierige Pflegesituationen (z.B. Umgang mit der pflegenden Person, unsympathischen Pflegebedürftigen, Umgang mit Tod und Trauer) können aufgearbeitet und dadurch besser bewältigt werden. Ziel von Supervision ist es auch, die fachliche Kompetenz der Teilnehmenden zu erweitern.

Supervision kann stattfinden als:
- Einzel-Supervision
- Gruppen-Supervision
- Team-Supervision

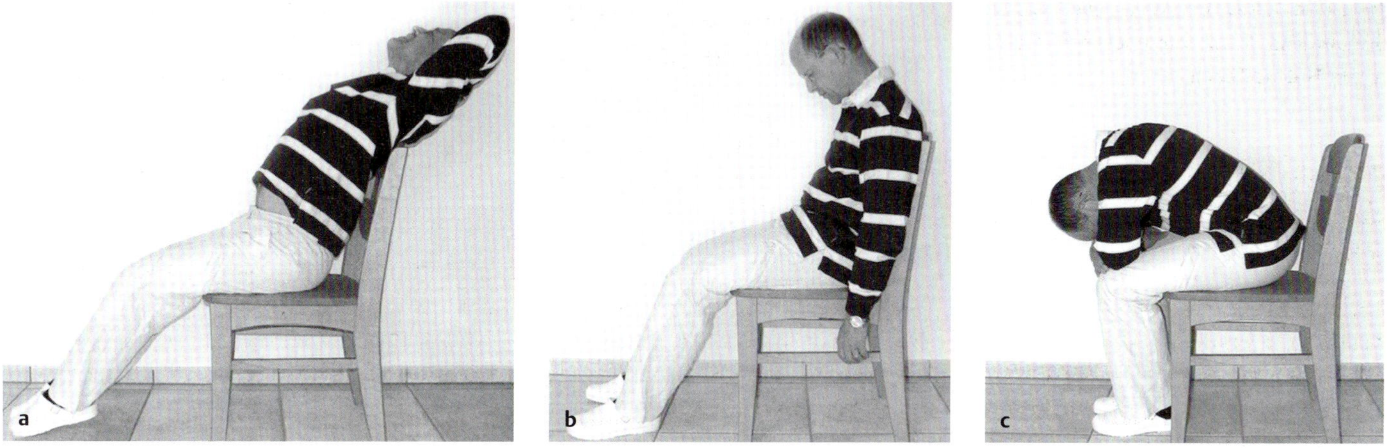

Abb. 9.4 Progressive Muskelrelaxation nach Jacobson. Die Abbildungen stellen eine nach F. Jaggi modifizierte zeitsparende Variante dar. **a** Extreme Anspannung aller Muskeln während 30 Sek. **b** Erschlaffungsphase 30 Sek. **c** Ruhephase 1 Min.

Aufgabenstellung 10

Fallbeispiel Marina Baum

Bearbeitungsvorschläge und fachlicher Hintergrund

Astrid Steinberger

1. Auf welches Syndrom könnte dieses Verhalten hinweisen? Gehen Sie auf Merkmale, Ursachen und Hinweise im Verhalten des Betroffenen ein.

Die im Fallbeispiel genannten Verhaltensweisen von Marina Baum deuten auf das Vorliegen eines Helfersyndroms hin.

Als Helfersyndrom wird eine innere Haltung bezeichnet, in der die meisten Beziehungen zu anderen Menschen nach dem Muster „Helfer – Hilfsbedürftiger" gestaltet werden. Geleistete Hilfe soll persönliche, selbstbezogene Ziele erfüllen. Der Helfende will Macht, Geltung, Ansehen sowie emotionale Nähe bei gleichzeitiger Kontrolle über die Situation erlangen. (vgl. Hausmann 2005, zit. n. Schmidbauer 2007).

Merkmale

Von einem Helfersyndrom betroffene Menschen haben typische Merkmale:

- Sie haben ein geringes Selbstwertgefühl.
- Sie beziehen ihr Selbstvertrauen daraus, anderen zu helfen.
- Sie berücksichtigen manchmal die Wünsche desjenigen, dem sie helfen wollen, nicht, sondern drängen ihre Hilfe auf (**Abb. 10.1**).
- Sie lehnen Unterstützung bei der Hilfe durch andere ab.
- Sie übersehen eigene körperliche Grenzen.
- Sie vernachlässigen eigene Bedürfnisse und Wünsche.
- Sie erwarten von den Menschen, denen sie helfen, Dankbarkeit und Anerkennung.

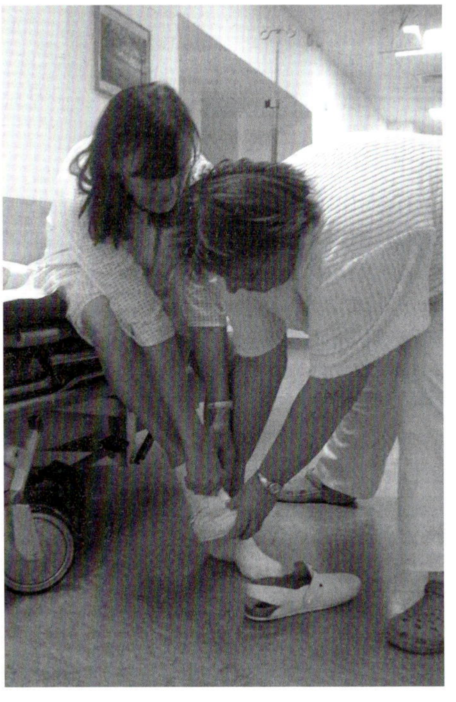

Abb. 10.1 Helfersyndrom. Ein typisches Verhalten der Helferpersönlichkeit ist es, dem Hilfebedürftigen auch unnötige Hilfestellungen zu geben.

Schmidbauer (2007) beschreibt das Helfersyndrom als die Unfähigkeit der Betroffenen, eigene Gefühle und Bedürfnisse zu äußern. Der „hilflose Helfer" versucht durch seinen beruflichen Übereinsatz das Gefühl der inneren Leere und Wertlosigkeit zu kompensieren. Die Beziehung zum „Hilfeempfänger" ist asymmetrisch, d.h., der Helfende gibt und ist stark, während der Empfänger schwach und auf Hilfe angewiesen ist.

Die Asymmetrie dieser Beziehung wird dem „hilflosen Helfer" quasi zur Droge und sein ganzes Handeln ist darauf ausgerichtet, über „das Helfen" Erfolg und Anerkennung zu erlangen. Solange diese Bedürfnisse durch das Tätigsein in einem helfenden Beruf und dem damit verbundenen Sozialprestige befriedigt werden, befinden sich die Betroffenen aus ihrer Sicht in einem Gleichgewicht.

Gerade die Beziehung Patient – Pflegender eignet sich zum Aufbau eines solchen ungleichseitigen Verhältnisses besonders, denn der Patient als Hilfebedürftiger hat meistens Grund zu Dankbarkeit und Anerkennung. Bleibt der erwartete Lohn aus, geraten hilflose Helfer in ein Ungleichgewicht; die narzisstische Störung manifestiert sich und die Betroffenen versuchen durch Alkohol- und Drogenkonsum einen Ausgleich zu erlangen.

Auch bei der Partnerfindung zeigen sich typische Handlungsweisen, die Betroffenen suchen sich meist einen schwächeren und hilfsbedürftigen Lebenspartner. Schmidbauer spricht dabei auch von der Infantilisierung und Parentalisierung einer Beziehung. Eine ausgewogene auf Gegenseitigkeit beruhende Beziehung wird auch im privaten Umfeld vermieden.

Ursachen

Die Entstehung der Persönlichkeitsstruktur von einem Helfersyndrom betroffener Personen wird aus psychoanalytischer Sicht in der frühen Kindheit gesehen. Schmidbauer (2007) geht davon aus, dass in der Persönlichkeitsentwicklung des Betroffenen eine massive Störung vorgelegen haben muss, welche die Entstehung des Syndroms zur Folge hatte. Bei der Betrachtung der Helfer-Persönlichkeit ist es hierbei wichtig zu wissen, dass die Fähigkeit zur Identifizierung mit den Eltern und das Streben nach Anerkennung wichtige Aspekte der kindlichen Entwicklung darstellen und das Handeln des Kindes beeinflussen. Kinder beobachten das elterliche Verhalten und identifizieren sich mit einem Eltern-Vorbild. Erfährt das Kind von seinen Eltern Ablehnung, kann dies zu Störungen der Persönlichkeitsentwicklung führen; das Kind erlebt sich als schwach und hilfebedürftig. Der hilflose Helfer lehnt diese Seite für sich selbst ab und entwickelt ein Verhalten in seinen Beziehungen, indem er die starke Rolle übernimmt und Abhängigkeit sowie Bedürftigkeit an das Gegenüber abtritt.

Narzisstische Kränkung. Personen mit Helfersyndrom wurden schon als Kinder für ihre angepasste Verhaltensweise und ihre Leistungen geliebt anstatt um ihrer selbst willen. Dies führt zu einer tiefen Kränkung des Selbstwertgefühls, einer sog. narzisstischen Kränkung (Narzissmus = Eigenliebe), denn die betroffene Person glaubt, nur für das geliebt zu werden, was sie tut, nicht für das, was bzw. wie sie ist.

Diese Kränkung erfolgt in einer frühkindlichen Entwicklungsphase, in der die Beziehung zu den Bezugspersonen durch das kindliche Bedürfnis nach Nähe und durch Abhängigkeit charakterisiert ist. Die Beziehungserfahrungen, die diese Kinder machen, sind jedoch mit Kränkung und Schmerz verbunden. Als Folge versuchen diese Personen später Abhängigkeit in Beziehungen ganz oder teilweise zu vermeiden. Sie streben daher Beziehungen an, in denen sie sich in einer Überlegenheitsposition befinden und dadurch den Grad der Nähe zum Gegenüber selbst bestimmen können.

Vernachlässigung und Misshandlung. Zu hilflosen Helfern werden auch häufig Kinder, welche in ihrer frühkindlichen Entwicklung Vernachlässigung und Misshandlung erfahren haben oder von ihren Eltern als Partnerersatz missbraucht wurden.

Überbehütung. Weiterhin wird davon ausgegangen, dass auch Überbehütung in Form von „Verzärtelung" durch die Eltern die Entstehung einer Helferpersönlichkeit bedingen kann. Diese Kinder haben sich als Heranwachsende dafür geschämt, dass sie von Gleichaltrigen als „kindisch" oder als „Heulsuse" bezeichnet wurden. Später versuchen sie, ihre eigene Bedürftigkeit zu unterdrücken und zu verleugnen. Die daraus resultierende Spannung versuchen sie zu lösen, indem sie Beziehungen eingehen, in denen das Gegenüber die bedürftige und abhängige Rolle einnimmt.

Verhaltensweisen

Ein Helfersyndrom lässt sich an bestimmten Verhaltensweisen erkennen. Zu den typischen Anzeichen gehören u.a. folgende Aspekte (vgl. Ekert u. Ekert 2005):

- fehlendes Selbstlob
- eigene Wünsche und Bedürfnisse werden geleugnet und kommen zu spät als Vorwürfe zum Vorschein („Ich war ständig für alle da und was habe ich nun davon, nicht einmal ein ‚Danke'!")
- Nein sagen fällt schwer
- Abwertung der eigenen Leistung
- unersättlicher Wunsch nach Bestätigung, Dankbarkeit und Lob durch andere, diese werden jedoch nicht angenommen („Das ist doch selbstverständlich." „Ich tue doch nur meine Pflicht." „Das ist nicht der Rede Wert.")
- starre Werthaltung
- Verleugnung von Aggression
- Gegenseitigkeiten werden vermieden (der Wunsch der Stärkere/Gebende zu sein, überwiegt)
- Hilfe wird abgewehrt (den Betroffenen fällt es schwer, selbst Hilfe anzunehmen)
- private Aktivitäten in der Freizeit werden vernachlässigt

2. Welche Bedeutung haben Ihre Kenntnisse für Ihre persönlichen Handlungs- und Verhaltensstrategien?

Zum „Helferberuf" Gesundheits- und Krankenpflege gehört es, den Pflegebedürftigen professionell gegenüberzutreten und ihnen die notwendige Unterstützung zu geben, ohne sie für die Befriedigung der eigenen Bedürfnisse zu (miss-)brauchen. Der Helfer sollte hilfreich und nicht selbst hilflos sein. Jasper (2002, S. 508) formuliert folgende warnenden Leitsätze für Pflegende:

- „Wer in seiner Kindheit wenig Zuwendung erhielt, sucht sie oft ein ganzes Leben lang."
- „Für Menschen in helfenden Berufen gilt: Wer immer nur Lob und Anerkennung sucht, tut oftmals das professionell Falsche."
- „Wer sich selbst im Beruf aufopfert, neigt oft dazu, andere unter Druck zu setzen – sie sollten ihn mit Anerkennung belohnen."

Handlungs- und Verhaltensstrategien

Folgende Handlungs- und Verhaltensstrategien sind geeignet, professionell mit dem Thema Helfersyndrom umzugehen:

Eigene Motive überprüfen. Für Pflegepersonen ist es wichtig, selbstkritisch ihre Motive zur Berufswahl und ihre Einstellung zu Hilfebedürftigen zu überdenken. Sie sollten sensibel auf ihre eigenen Bedürfnisse achten, diese klar äußern und um- bzw. durchsetzen. Weiterhin ist es wichtig, sich aktiv mit seinen Schwächen und Ängsten auseinanderzusetzen.

Im Hinblick auf die eigene Gesundheit und die Situation des zu Pflegenden sollte eine Pflegeperson sich selbstkritisch fragen:

- Wie helfe ich?
- Wann helfe ich wirklich dem anderen?
- Warum helfe ich?

Anzeichen erkennen. Anzeichen so früh wie möglich bei sich selbst oder ggf. bei Kollegen zu erkennen, ist ein wichtiger Schritt, um den Teufelskreis zu durchbrechen. Denn die Auseinandersetzung mit dem Helfersyndrom ist Hilfe zur Selbsthilfe, um das Auftreten dieses Phänomens zu vermeiden bzw. frühzeitig zu erkennen und dem Burnout in einem helfenden Beruf vorzubeugen.

Alternativen zur Bedürfnisbefriedigung suchen. Stehen hinter der Hilfsbereitschaft in erster Linie eigene Interessen und Bedürfnisse, gilt es herauszufinden, wie das Bedürfnis nach Anerkennung auf einem anderen Weg als durch Helfen erfüllt werden kann.

Externe Hilfsmöglichkeiten nutzen. Gegebenfalls sind auch psychologische Hilfe (Psychotherapie) oder Supervision notwendig, um den Erkenntnis- und Entwicklungsprozess des Betroffenen professionell zu begleiten. Ziel sollte es sein, dass die Betroffenen sich wertvoll fühlen, ohne dafür etwas tun bzw. anderen helfen zu müssen.

Aufgabenstellung 11

Fallbeispiel Patricia Brand

Bearbeitungsvorschläge und fachlicher Hintergrund

Astrid Steinberger

1. Patricia befindet sich in einer Krise. Welche Merkmale im beschriebenen Fallbeispiel kennzeichnen diese Krise?

Das Wort „Krise" kommt aus dem Griechischen und bedeutet Entscheidung, entscheidende Wende bzw. Wendepunkt. Als Krise werden Ereignisse und Erlebnisse aufgefasst, die der Betroffene kurzfristig nicht sinnvoll verarbeiten und bewältigen kann.

Kernkomponenten einer Krise

Nach Ihle (2008) werden im Folgenden die in Krisentheorien beschriebenen drei Kernkomponenten einer Krise dargestellt:

1. Ein überstürzendes Ereignis tritt auf.
2. Die Wahrnehmung des Ereignisses führt zu subjektiv empfundenem Stress des Betroffenen.
3. Die üblichen Copingstrategien des Betroffenen versagen.

Kritische Lebenssituationen und die damit verbundene Krise können nicht nur als Belastung und Überforderung, sondern auch als Herausforderung wahrgenommen werden und bieten somit die Chance für eine positive Weiterentwicklung. Dies kann sich bei den Betroffenen bspw. im Anstieg von Selbstwirksamkeitsüberzeugungen, also dem Gefühl, Situationen nicht machtlos ausgeliefert zu sein, im Erwerb neuer Problemlösestrategien und in der Steigerung des Kohärenzgefühls zeigen. Bei unangemessener Bewältigung kann eine Krise aber ebenso psychopathologische oder psychosomatische Störungen hervorrufen. Die Folgen von Krisen können starke Ängste, Empörung und Hass gegenüber den „Verantwortlichen", Trauer, Hilflosigkeit, Verlust an Selbstwertgefühl, Vertrauen und Sicherheit sein.

Merkmale einer Krise

Ekert u. Ekert (2005) beschreiben typische Merkmale einer Krisensituation:

- **Eingeschränkte Wahrnehmung:** Das Problem steht im Vordergrund, Ratschläge und tröstende Worte können nicht wahrgenommen werden (**Abb. 11.1**). Auch die Umstände für das Entstehen der Krise, welche evtl. Hinweise zu deren Lösung enthalten, können nicht gesehen werden.
- **Fokussierendes Denken:** Die Gedanken drehen sich nur um das Problem, es ist unmöglich, die Situation aus einer anderen Perspektive zu betrachten und verschiedene Lösungsmöglichkeiten zu durchdenken. Da die Betroffenen sich stark auf das Problem konzentrieren, kann es passieren, dass sie vergesslich sind oder Gegenstände verlegen.
- **Orientierungslosigkeit:** Die Betroffenen erleben Unsicherheit in Bezug auf ihr Verhalten. Sie haben den Überblick über die Situation verloren und dies führt zu Unsicherheit.
- **Verlust der Zukunftsperspektive:** Dem Betroffenen ist der Blick nach vorn versperrt, er verliert die Hoffnung. Da Hoffen und Planen ein wichtiger Bestandteil des Lebenskonzeptes eines Menschen ist, kann das Leben in Krisensituationen gefährdet sein. Der „Wiederaufbau" einer Zukunftsperspektive ist deshalb ein wichtiger Bestandteil bei der Bewältigung einer Krise.
- **Heftige, gefühlsbetonte Reaktionen:** Menschen in Krisensituationen werden förmlich von heftigen Gefühlen überrollt. Sie können ihre Emotionen nicht steuern und verlieren ihre emotionale Stabilität.
- **Körperliche Symptome:** Psychosomatische Beschwerden wie Kopfschmerzen, Rückenschmerzen und Schlafstörungen begleiten häufig Krisensituationen.

Die Betroffenen handeln zunehmend ineffektiv, sie verhalten sich ängstlich und verstört; häufig ist zu beobachten, dass sie sich aus ihrem sozialen Umfeld zurückziehen und sich isolieren.

Bezug zum Fallbeispiel. Die Krise, in der sich Gesundheits- und Krankenpflegerin Patricia befindet, weist folgende Merkmale auf:

- **Eingeschränkte Wahrnehmung:** Angebote von Kollegen über das Erlebte zu reden, weist Patricia schroff zurück.
- **Fokussierendes Denken:** Das Erlebte lässt Patricia nicht los, ihre Gedanken drehen sich nur um dieses Thema.
- **Orientierungslosigkeit:** Patricia ist sich plötzlich nicht mehr sicher, ob ihre Berufswahl überhaupt die richtige Entscheidung war.
- **Verlust der Zukunftsperspektive:** Patricia stellt auch ihren eigenen Kinderwunsch in Frage.
- **Heftige, gefühlsbetonte Reaktionen:** Nach dem Dienst bricht sie zusammen, immer wieder muss sie weinen.

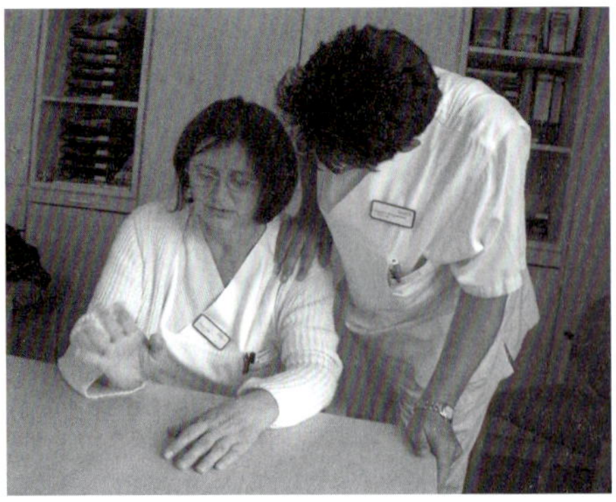

Abb. 11.1 Eingeschränkte Wahrnehmung. Hilfsangebote werden abgewiesen.

2. Welche Ursachen können Krisen in der Pflege haben, und welche Arten von Krisen kennen Sie?

Krisen können die Folge von internen und externen Veränderungen sein, welche Anpassungen notwendig machen (**Tab. 11.1**).

Tab. 11.1 Verschiedene Ursachen, welche Krisen auslösen können (nach Caplan u. Grunebaum 1977)

interne Veränderungen	*externe Veränderungen*
– entwicklungsbedingt (z.B. Trotzalter, Einschulung, Verlassen des Elternhauses, Ruhestand) – Folge einer Krankheit – Folge eines Traumas (z.B. sexueller Missbrauch)	– Verlust oder drohender Verlust eines bedeutsamen Menschen – Verlust oder drohender Verlust einer Quelle der Bedürfnisbefriedigung (z.B. Arbeitsplatzverlust, Verlust des Eigentums) – Anforderung, die die Anpassungskapazität zu überfordern droht (z.B. Geburt eines behinderten Kindes)

Ursachen von Krisen in der Pflege

In ihrer beruflichen Tätigkeit werden gerade Pflegende häufig mit Situationen und Erlebnissen konfrontiert, für die sie nicht immer eine adäquate Problemlösestrategie zur Verfügung haben. Hierzu gehören z.B.
- die Begleitung Sterbender,
- die Konfrontation mit Tod oder Suizid,
- Überforderung im Beruf,
- das Problem, dass persönliche Vorstellungen nicht umgesetzt werden können,
- Rivalität und Konkurrenz innerhalb des Pflegeteams,
- das Begehen schwerwiegender Fehler,
- Mobbing,
- Kündigung und
- der Umgang mit schwierigen Patienten.

Pflegende erleben in ihrer Arbeit nicht nur selbst kritische Situationen, häufig kommen sie auch mit Krisensituationen von Pflegebedürftigen oder deren Angehörigen in Berührung. Krisen bei Patienten und Angehörigen können z.B. hervorgerufen werden durch
- die Mitteilung einer schlimmen Diagnose,
- die Geburt eines behinderten Kindes oder eine Totgeburt,
- durch eine Erkrankung oder ein Unfall unerfüllbar gewordene Zukunftspläne,
- Unfallfolgen wie z.B. Behinderung,
- eine Stagnation im Genesungsverlauf bzw. ausbleibender Therapieerfolg,
- die Amputation von Gliedmaßen,
- der Einzug in ein Pflegeheim oder die Entlassung aus dem Krankenhaus direkt ins Pflegeheim.

Die Aufgabe von Pflegenden ist es, die Betroffenen bei der Bewältigung dieser belastenden Situation zu unterstützen.

Arten und Phasen von Krisen

Es können zwei Arten von Krisen (nach Hausmann 2005) unterschieden werden:
- traumatische Krisen
- Veränderungskrisen

Traumatische Krisen

Traumatische Krisen sind Krisen, welche durch sogenannte kritische Lebensereignisse, wie schwere Krankheit, Unfall, Verlust einer nahestehenden Person, Geburt eines behinderten Kindes, schwere soziale Kränkung (vgl. Mobbing, S. 123), Gewalt oder andere traumatisierende Erlebnisse ausgelöst werden.

Phasen der traumatischen Krise. Der Verlauf einer traumatischen Krise wird (Hausmann 2005) in vier Phasen beschrieben:
1. **Schock:** Zu Beginn entsteht ein Zustand der Betäubung oder chaotisch-ungesteuerter Aktivitäten.
2. **Reaktionsphase:** Hier erfolgt die Konfrontation mit der Realität und es wird der Versuch unternommen, sie zu integrieren. Hierbei besteht die Gefahr der Fixierung, Chronifizierung, Krankheit, Sucht oder Suizidalität.
3. **Bearbeitungsphase:** Der Betroffene setzt sich mit dem Geschehenen auseinander. Dies bedeutet Klärung und Verständnis der Ereignisse, ihrer Vorgeschichte und Folgen. Dadurch ist eine Bewältigung der Situation möglich.
4. **Neuorientierung:** Das Selbstwertgefühl wird wieder gewonnen und neue Beziehungen werden hergestellt.

Veränderungskrisen

Veränderungskrisen ergeben sich, wenn Veränderungen im Entwicklungsverlauf eines Menschen größere Umstellungen notwendig machen. Diese entwicklungsbedingten Herausforderungen werden auch als Entwicklungsaufgaben bezeichnet. Zu den Entwicklungsaufgaben eines Menschen gehören bspw.
- die Loslösung vom Elternhaus während der Adoleszenz,
- das Erlangen emotionaler, sozialer und finanzieller Selbstständigkeit,
- die Midlife-Crisis,
- die Pensionierung und
- die Konfrontation mit dem eigenen Sterben.

Verlauf und Bewältigung. Der Verlauf und die Bewältigung entwicklungsbedingter Herausforderungen stellen sich wie folgt dar (Hausmann 2005):
1. Konfrontation mit der Veränderung
2. Lösung misslingt – Gefühl des Versagens
3. Mobilisierung aller Bewältigungsmöglichkeiten führt zu:
   a. Lösung, Bewältigung
   b. Rückzug, Resignation, Gefahr der Chronifizierung
4. Vollbild der Krise mit innerer „Lähmung" und ziellosen Aktivitäten; es besteht die Gefahr der Fixierung, Chronifizierung, Krankheit, Sucht oder Suizidalität
5. Bearbeitung der die Krise auslösenden Veränderungen und ihrer Konsequenzen
6. Neuanpassung an die veränderten Lebensumstände

3. Welche Möglichkeiten zur Bewältigung von Krisen sehen Sie?

Zur Krisenbewältigung zählen alle Handlungen und Aktivitäten, die dem Betroffenen helfen, die aktuelle Situation zu bewältigen und die innere Anspannung zu verringern. Bei der Bewältigung von Krisen nimmt das soziale Netz der Betroffenen eine zentrale Rolle ein. Partner, Familie, Kollegen sowie professionelle Helfer können in einer Krisensituation wichtige Unterstützung bieten. Ziel sollte es sein, den Betroffenen in der akuten Situation zu stabilisieren und Fehlentwicklungen zu vermeiden.

Bewältigungsstrategien. In einer akuten Krisensituation kann zu deren Bewältigung

Folgendes beitragen (nach Ekert u. Ekert 2005):
- Zunächst in kurzen Zeitabschnitten denken: die nächsten Minuten und Stunden überbrücken.
- Auf vitale Bedürfnisse achten (essen, trinken, schlafen).
- Den Tagesablauf strukturieren mit einer geregelten Zeiteinteilung.
- Arbeiten und sich beschäftigen.
- Gespräche mit Bezugspersonen führen (klagen, reden und zuhören).
- Unterstützungen des sozialen Netzes nutzen (Freunde, Familie).
- „Sich auf den Weg machen", schrittweise Veränderungen umsetzen.
- Ggf. eine neue Lebensgemeinschaft (z.B. Selbsthilfegruppen) aufsuchen oder gründen.
- Professionelle Hilfe suchen (z.B. Supervision).
- Den von der Krise nicht betroffenen Lebensbereich ausbauen (z.B. Stammtisch, Kurse), mit dem Ziel, sich intakt zu erleben.
- Sich mit den an der Krise beteiligten Personen auseinandersetzen.

Das Krisengespräch – Krisenintervention

Das Ziel von Krisenintervention ist eine schnellstmögliche Lösung der Krise, um einer weiteren Verschlechterung vorzubeugen, emotionale Entlastung zu schaffen, Risiken zu erkennen und die „Handlungsfähigkeit" des Betroffenen wieder zu erlangen sowie einer negativen Entwicklung vorzubeugen.

Merkmale. Nach Ihle (2008) sollten Kriseninterventionen folgende Merkmale aufweisen:
- **Zielorientierung:** Kriseninterventionen sind zielgerichtet, erfolgen rasch, sind flexibel, konzentrieren sich auf die aktuelle Problemlage bei gleichzeitiger Berücksichtigung der lebensgeschichtlichen Zusammenhänge.
- **Dauer:** Sie sind zeitlich begrenzt und orientieren sich ggf. an einem Kriseninterventionsmodell.
- **Methodenvielfalt:** Kriseninterventionen sollten verschiedene Methoden im sozialen, psychologischen und medikamentösen Bereich berücksichtigen.
- **Therapeutische Haltung:** Um die Autonomie und Selbstverantwortung des Betroffenen zu erhalten, sollte eine nicht direktive Grundhaltung eingenommen werden.

Das Krisengespräch stellt einen ersten Schritt der Krisenintervention dar und kann den Betroffenen Hilfestellung bei der Aktivierung von Bewältigungsstrategien bieten (**Abb. 11.2**).

Faktoren des Krisengesprächs. Dabei sollten folgende Faktoren (Immenschuh 2000, zit. n. Ihle 2008) erhoben werden:
- die persönliche Situation (Lebensstufe, Tagesplanung)
- emotionale Situation und Gefühle
- Auswirkungen der Krise auf die betroffene Person, ihre persönlichen Ziele und deren soziales Umfeld
- körperlicher Zustand
- Bereitschaft zur Mitarbeit
- soziale und kulturelle Einflüsse (Werte und Normen)

In **Tab. 11.2** werden die einzelnen Schritte bzw. Themen sowie Maßnahmen und mögliche Fehler in einem Krisengespräch dargestellt.

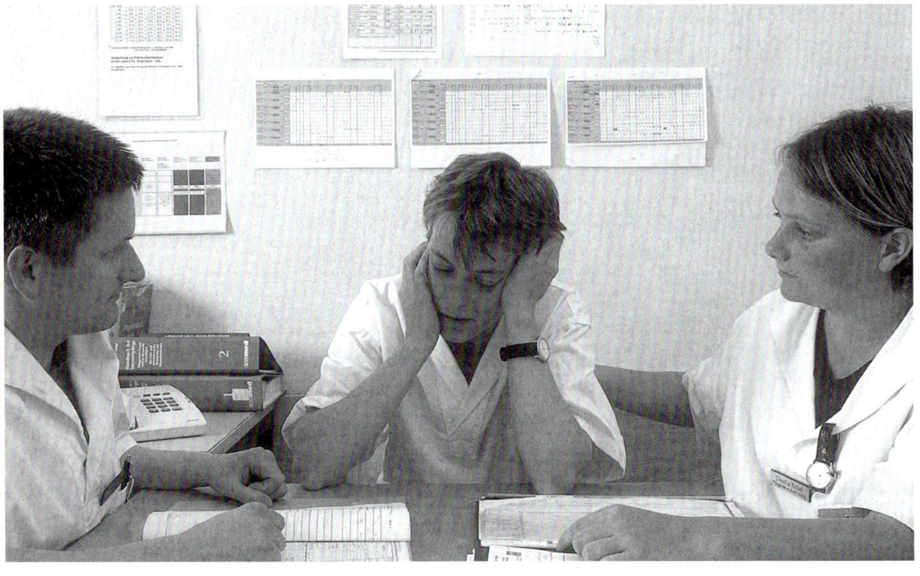

Abb. 11.2 Krisenintervention. Wichtig ist es, die Betroffenen in einer Krisensituation nicht alleine zu lassen und die Bereitschaft zu Gesprächen zu signalisieren.

Gefahren von Krisen

Jede Krise birgt die Gefahr der Stagnation und des Rückzuges. Kommt es zur Stagnation im Krisenbewältigungsprozess, kann sich eine Krise chronifizieren. Die Betroffenen zeigen ein ausgeprägtes Vermeidungsverhalten. Sie lehnen Hilfsangebote von anderen ab und ziehen sich zurück. Sie beklagen ihre Situation und die damit verbundenen Beschwerden, vermeiden jedoch jegliche Anstrengungen, welche eine Veränderung ihres Zustandes bewirken könnten.

Voraussetzung für eine konstruktive und entwicklungsfördernde Auseinandersetzung mit Krisensituationen ist das Wahrnehmen der Krise als solches und die Analyse der Bedingungsfaktoren, sowie die Bereitschaft, zur Bewältigung der Situation neue Wege zu gehen.

Häufig besteht die Tendenz Krisen zu verleugnen, zu verdrängen oder zu bagatellisieren. Diese Vorgehensweise verhindert eine Auseinandersetzung mit der Situation, dem eigenen Befinden und Handeln sowie das Erkennen der Bedingungsfaktoren, welche die Krisensituation hervorgerufen haben. Die bisher genutzte Strategie beeinflusst das Verhalten der Betroffenen in zukünftigen Problemsituationen negativ, denn sie werden immer wieder die gleichen hilflosen Versuche unternehmen, mit belastenden Krisensituationen fertig zu werden und keine flexiblen Lösungsansätze suchen.

Für Pflegende ist es daher wichtig, sich mit angemessenen Bewältigungsstrategien bzw. neuen Handlungsmöglichkeiten und den Ressourcen, welche bei der Bewältigung einer Krise von Bedeutung sind, sowie der Gestaltung von Krisengesprächen auseinanderzusetzen. Nur so können sie einerseits für sich selbst flexible Möglichkeiten zur Bewältigung von belastenden Situationen und Erlebnissen entwickeln und andererseits Pflegebedürftigen und deren Angehörigen angemessene Unterstützung bei der Bewältigung einer Krise und der Entwicklung neuer Perspektiven geben.

Tab. 11.2 Ablauf und Gestaltung eines Krisengesprächs (nach Hausmann 2005)

Schritt/Thema	*Maßnahmen*	*mögliche Fehler*
- Beziehungsaufbau	- Blickkontakt, evt. Berührungen - aktiv zuhören - Akzeptanz vermitteln - auf momentane Bedürfnisse eingehen	- die eigene Geschichte erzählen - Fakten, Gefühle, Bedürfnisse übergehen - Urteilen oder Partei ergreifen
- Krisenanlass erkunden	- offene Fragen stellen („Was ist passiert, erzählen sie?“) - paraphrasieren, verbalisieren - Gefährdungen einschätzen	- Gespräch auf Ja-Nein-Fragen beschränken - Gefahrenzeichen übersehen
- kurzfristige Entlastung	- dringende Bedürfnisse feststellen und Prioritäten bei diesen setzen - zu eigenen Lösungsvorschlägen ermutigen („Was würde Ihnen jetzt helfen?“) - mögliche Schwierigkeiten konkret durchsprechen - nötige Unterstützung anbieten/bereitstellen - Ressourcen (z.B. soziale) erfragen	- „Tunnelblick“ auf das Problem belassen - Hindernisse nicht berücksichtigen
- weitere Perspektiven, konkrete Handlungen	- weitere realisierbare Schritte planen - spezifische, kurzfristige Ziele setzen - so direktiv wie nötig und so zurückhaltend wie möglich intervenieren	- versuchen, alles auf einmal zu lösen - bindende langfristige Entscheidungen treffen - zögerlich, ängstlich, vermeidend sein
- weitere Gespräche, Nachsorge	- weitere Kontakte vereinbaren bzw. an andere professionelle Helfer weiterleiten - Erfolg der Handlungsschritte überprüfen	- etwas ungeklärt lassen - annehmen, dass der Betroffene weitere Schritte selbst planen kann

Aufgabenstellung 12

Fallbeispiel Carmen Schneider

Bearbeitungsvorschläge und fachlicher Hintergrund

Astrid Steinberger

1. Worum handelt es sich in diesem Fallbeispiel? Welche Gründe bzw. Ursachen könnte das Verhalten von Pflegerin Carmen und der Bewohnerin haben?

In diesem Fallbeispiel geht es um Gewalt in der Pflege. Gesundheits- und Krankenpflegerin Carmen übt gegenüber einer Bewohnerin direkte physische Gewalt oder auch instrumentelle Aggression aus. Die Bewohnerin reagiert in der beschriebenen Situation ebenso mit direkter physischer Gewalt bzw. impulsiver Aggression.

Begriffsbestimmung und Formen von Gewalt in der Pflege

„Unter aggressivem Verhalten versteht man Verhaltensweisen, die eine Schädigungsabsicht beinhalten" (Ekert u. Ekert 2005).

Zimbardo (2004) unterscheidet zwischen impulsiver Aggression und instrumenteller Aggression:

- Unter impulsiver Aggression ist emotionsgeleitetes, aggressives Verhalten zu verstehen, welches „im Eifer des Gefechts" als Reaktion auf Situationen gezeigt wird.
- Instrumentelle Aggressionen sind wissensbasierte und zielgesteuerte Aggressionen, denen Überlegungen vorausgehen, bestimmte Ziele zu erreichen.

Gewalt

Gewalt hingegen wird von der Seite des Opfers aus gesehen. Rutheman (1993) definiert Gewalt dementsprechend „... wenn eine Person zum Opfer wird, d.h. vorübergehend oder dauernd daran gehindert wird, ihrem Wunsch und ihren Bedürfnissen entsprechend zu leben. Gewalt heißt also, dass ein ausgesprochenes oder unausgesprochenes Bedürfnis des Opfers missachtet wird" (Ruthemann 1993, S.14).

In der Pflege gibt es vielfältige Situationen, in denen Pflegende und Pflegebedürftige Gewalterfahrungen machen. Wirsing (2000) meint hierzu, dass sich Pflegende den Zwangscharakter vieler alltäglicher Pflegehandlungen bewusst machen sollten, da diese Situationen ein hohes Konfliktpotenzial beinhalten.

Angriffspunkte für Gewalt können sowohl Körper als auch Psyche eines Menschen sein. In **Tab. 12.1** wird eine Differenzierung zwischen direkter Gewalt sowie Gewalt durch Unterlassen in beiden Bereichen vorgenommen.

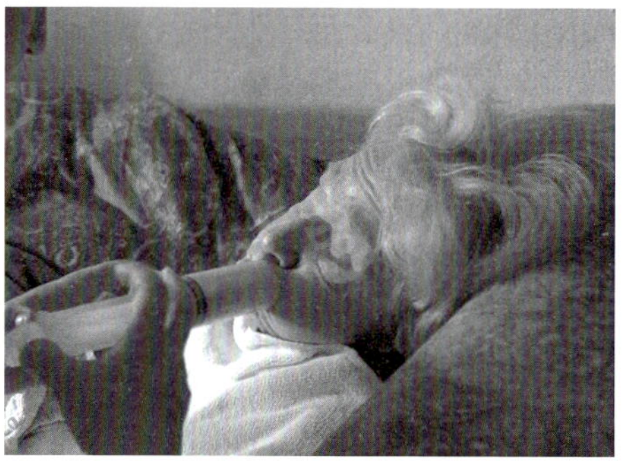

Abb. 12.1 Zwangsernährung. Die Ernährung gegen den Willen eines Pflegebedürftigen ist eine weitere Form der direkten körperlichen Gewalt (die Abbildung zeigt eine nachgestellte Situation).

Strukturelle Gewalt. Des Weiteren kann es durch die in Pflegeeinrichtungen vorgegebenen Strukturen und Regeln zu Beeinträchtigungen des Wohlbefindens von Pflegebedürftigen kommen; dies wird als strukturelle Gewalt bezeichnet. Beispiele für strukturelle Gewalt sind:

- personelle Situation
- mangelhafte Privatsphäre
- unzureichende Kontrolle
- vorgegebene Strukturierung (z.B. des Tagesablaufs)
- Verweigerung von Genussmitteln
- unfreiwilliger Kontakt zu Zimmernachbarn

Kulturelle Gewalt. Gewalt kann jedoch auch von der Gesellschaft ausgehen. Ein Beispiel hierfür ist die Sicht auf alte und pflegebedürftige Menschen als Ballast für die Gesellschaft, unter dem zukünftige Generationen zu leiden haben werden (**Abb. 12.2**).

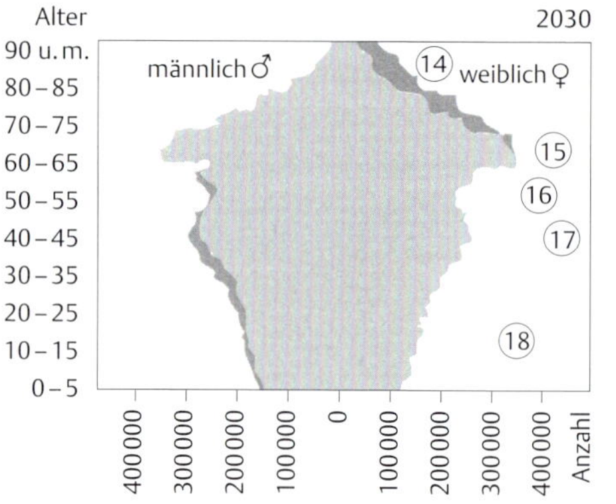

Abb. 12.2 Demografische Entwicklung. In demografischen Untersuchungen wird aufgrund der steigenden Lebenserwartung und des Geburtenrückgangs von einer Überalterung der Bevölkerung in Deutschland ausgegangen.

Auch seitens der Pflegebedürftigen kommt es gegenüber Pflegenden zu Gewalthandlungen. In **Tab. 12.2** werden unterschiedliche aggressive Verhaltensweisen ausgehend von Pflegebedürftigen dargestellt.

Erklärungsansätze zur Entstehung von Aggression

Triebtheorie

Dieser Erklärungsansatz zur Entstehung von aggressiven Verhaltensweisen geht auf Sigmund Freud zurück. Ausgangspunkt ist die Annahme, dass alle Menschen einen angeborenen Todestrieb (Thanatos) besitzen. Dieser erzeugt unaufhörlich Triebenergie, welche sich – wenn sie nicht in sozial akzeptablem Verhalten abgebaut werden kann – in aggressivem Verhalten entlädt. Aggression wird dabei als Äußerungsform des Todestriebes eines Menschen verstanden. Dieser

Tab. 12.1 Formen von Gewalt ausgehend von Pflegenden

Form	*körperlich*	*psychisch*
direkte Gewalt	– gegen den Willen festhalten – fixieren – unsanftes Anfassen – Schmerzen zuführen – Handgreiflichkeiten, schlagen, schütteln – Störung der Ruhe – mangelhafte Hygiene – Zwangsernährung (**Abb. 12.1**) – unnötige Katheterisierung oder anlegen einer Windelhose – unberechtigte Medikamentengabe zur Ruhigstellung	– beschimpfen, anschreien, beleidigen, ablehnen – androhen von Gewalt, einschüchtern – Verletzung des Schamgefühls/der Intimsphäre – auslachen, verspotten, Provozieren von Minderwertigkeitsgefühlen – mit „du" oder erniedrigenden Verniedlichungen („Na, meine Süße, haben wir wieder eingepinkelt") ansprechen – Störung des Nacht-Tag-Rhythmus durch zu frühes wecken und waschen
Gewalt durch Unterlassen	– Vorenthalten von Medikamenten – mangelhafte Ernährung- und Flüssigkeitszufuhr – keine Mobilisation bzw. Verweigerung von Hilfsmitteln, um eigenständige Mobilisation zu erlangen – mangelhafte Pflege bei Bettlägerigkeit	– keine Kommunikation, d.h. nicht ansprechen, nicht antworten, nicht beachten – keine Zuwendung geben

Tab. 12.2 Formen aggressiven Verhaltens von Pflegebedürftigen

	Verhalten
verbale Aggression	– schreien, fluchen, beleidigen, beschimpfen – kritisieren und andere entwerten – drohen und fordern – unkooperativ sein, Hilfe verweigern – schweigen und nicht auf Ansprache reagieren – ständig Vorwürfe wegen unzureichender Pflege machen – Pflegende tyrannisieren
körperliche Aggression	– Gegenstände werfen und zerbrechen – gegen Möbel treten, Kleidung zerreißen – Wände bemalen, Türen schlagen – spucken, grapschen, treten, kneifen, kratzen, schlagen, beißen, Haare ziehen

Erklärungsansatz gilt in der wissenschaftlichen Diskussion als umstritten. Der von Freund beschriebene angeborene Aggressionstrieb konnte bisher nicht nachgewiesen werden.

Instinkttheorie

Ein Hauptvertreter dieser Theorie ist der Verhaltensforscher Konrad Lorenz. Aus seinen Verhaltensbeobachtungen von Tieren schlussfolgerte er auf menschliches Verhalten. Dabei geht er davon aus, dass Lebewesen einen lebens- und arterhaltenden Aggressionsinstinkt besitzen. Aggressives Verhalten dient demnach der Verteidigung des Lebensraumes und dem Erhalt der Rangordnung. In der aktuellen Aggressionsforschung gilt die Übertragung von tierischem Verhalten auf den Menschen als problematisch, da sie die Fähigkeit des Menschen zu reflektiertem Verhalten außer Acht lässt.

Kocs (2005) sieht jedoch durchaus Parallelen zwischen dem aggressiven Verhalten von Pflegebedürftigen und dem instinkttheoretischen Modell: „Aggressives Verhalten im Alter kann als Versuch gewertet werden, die eigene Privatsphäre (das eigene Revier) sowie Achtung und Eigenständigkeit (Rangordnung) zu erkämpfen" (Kocs 2005).

Frustrations-Aggressionshypothese

Kernaussage dieser Theorie ist die Annahme, dass auf jede Frustration eine Aggression folgt. Frustration tritt in Situationen auf, in denen Menschen in ihrer Zielerreichung behindert oder von ihr abgehalten werden. Nachweislich führt jedoch nicht jede frustrierende Situation bei Menschen zu aggressivem Verhalten. Die Wahrscheinlichkeit, dass es zu aggressivem Verhalten kommt, sinkt, wenn das Zeigen von Aggression auf lange Sicht Nachteile mit sich bringt oder wenn die Frustration zu gering ist oder durch Bewertungsprozesse entschärft wird. Aggressionen bleiben auch aus, wenn der „Frustrierte" nicht gelernt hat, in belastenden Situationen aggressiv zu reagieren.

Lerntheoretische Aggressionsmodelle

Hierbei wird davon ausgegangen, dass aggressives Verhalten durch Modelllernen, klassisches oder instrumentelles Konditionieren erworben wird.

Modelllernen. Beim Lernen am Modell übernimmt ein Beobachter das Verhalten eines Modells. Diese Modelle zeigen in bestimmten Situationen verschiedene aggressive Verhaltensweisen und der Beobachter lernt durch Nachahmung. Folgende Faktoren begünstigen die Imitation von aggressivem Verhalten (nach Ostermann 1996):
- Das Modell ist mit seinem aggressiven Verhalten erfolgreich oder die Aggression wird als gerechtfertigt dargestellt.
- Das Leid des Opfers kann nicht beobachtet werden.
- Der Beobachter ist bereits emotional erregt.

Klassisches Konditionieren. Beim klassischen Konditionieren wird davon ausgegangen, dass ein ursprünglich neutraler Reiz durch wiederholte Verknüpfung mit einem zweiten Reiz (hier das unsensible Verhalten und die Bevormundung von Pflegerin Carmen) eine Bedeutung erhält und eine erlernte Reaktion hervorruft.

Bezogen auf unser Fallbeispiel bedeutet dies, dass der ursprünglich neutrale Reiz (die Person der Gesundheits- und Krankenpflegerin Carmen) durch den wiederholten zusätzlichen Reiz (ihr gehäuftes unsensibles und bevormundendes Verhalten) bei der Bewohnerin einen konditionierten Reiz (Wut und Aggression) hervorgerufen hat. Die Bewohnerin reagiert auf Pflegerin Carmen aggressiv, indem sie ihr den Trinkbecher aus der Hand schlägt.

Instrumentelles Konditionieren. Wenn aggressives Verhalten positive Konsequenzen hat oder negative Konsequenzen abwendet, steigt die Wahrscheinlichkeit, dass das Verhalten sich wiederholt. Durch Aggressionen können bspw. eigene Bedürfnisse durchgesetzt und Nachteile abgewehrt werden.

Eine weitere positive Konsequenz als Reaktion auf aggressives Verhalten können Anerkennung und Beachtung sein. Ebenso stellen die entspannende Wirkung einer Abreaktion von aggressiven Verhaltensweisen sowie selbstverstärkende Selbstgespräche (z.B. „Der hat es verdient, so wie der sich mir gegenüber benommen hat") eine positive Verstärkung dar, welche die Wahrscheinlichkeit von aggressivem Verhalten erhöhen.

Ursachen von Gewalt in der Pflege

Für die Entstehung von Gewalthandlungen seitens des Pflegepersonals gibt es im pflegerischen Kontext vielfältige Ursachen, die sich häufig gegenseitig bedingen.

Thobe (2006) geht von drei auslösenden Faktoren aus und differenziert hierbei bzgl. der Ursachen (**Tab. 12.3**)

- strukturell bedingte Ursachen,
- personenbezogene Ursachen und
- interaktionsbedingten Ursachen.

In **Abb. 12.3** wird exemplarisch das Bedingungsgefüge für die Entstehung von Gewalt im Altenheim dargestellt.

Anwendung auf das Fallbeispiel

Ursachen für Gewalt aufseiten der Pflegenden

Personenbezogene Ursachen. Aus der beschriebenen Situation könnte man schlussfolgern, dass die Krankmeldung der Kollegin, das Zuspätkommen des Schülers und das damit verbundene höhere Arbeitsaufkommen bzw. die Überforderung für Gesundheits- und Krankenpflegerin Carmen als Stressoren wirken. Einen zusätzlichen Stressor stellt der erhöhte Zeitaufwand bei der Versorgung der pflegebedürftigen Patienten mit Flüssigkeit dar. Es ist zu vermuten, dass Carmen sich der Situation hilflos gegenüber sieht. Sie versucht, den Mehraufwand durch erhöhte Arbeitsleistung und Schnelligkeit zu kompensieren. Weiterhin könnte man vermuten, dass Carmen aufgrund der Situation frustriert ist, sie ist mit der aktuellen beruflichen Situation unzufrieden. Eine angemessene Betreuung der Bewohner ist mit hoher Wahrscheinlichkeit unter den gegebenen Umständen nur schwer möglich.

Ursachen aufseiten der Bewohnerin

Abwehr. Die Bewohnerin hingegen wehrt sich gegen die von ihr empfundene Gewaltanwendung und Bevormundung der Pflegekraft. Mithilfe der lerntheoretischen Erklärung des klassischen Konditionierens könnte das Verhalten der Bewohnerin erklärt werden.

Abhängigkeitsgefühl. Es ist auch denkbar, dass die erhöhte Abhängigkeit vom Pflegepersonal, bedingt durch den Schlaganfall, frustrierend wirkt und das beschriebene Verhalten zur Folge hat.

Verkennen von Gewalt

Die Wahrnehmung von Gewalt, welche von Pflegenden ausgeht, ist häufig sehr schwierig – Gewalt wird häufig verkannt. Als wesentliche Ursachen für das Verkennen von Gewalt werden folgende Faktoren benannt:

- hohe Schamgrenze der Opfer
- Abhängigkeit der Betroffenen (sie sind auf Hilfe, Pflege und Zuwendung angewiesen)
- Unvermögen der Opfer zur Äußerung von Gewalterleben (bedingt durch Krankheiten wie z.B. Demenz)
- Unsicherheit des Umfeldes im Umgang mit dem Verdacht auf Gewalt

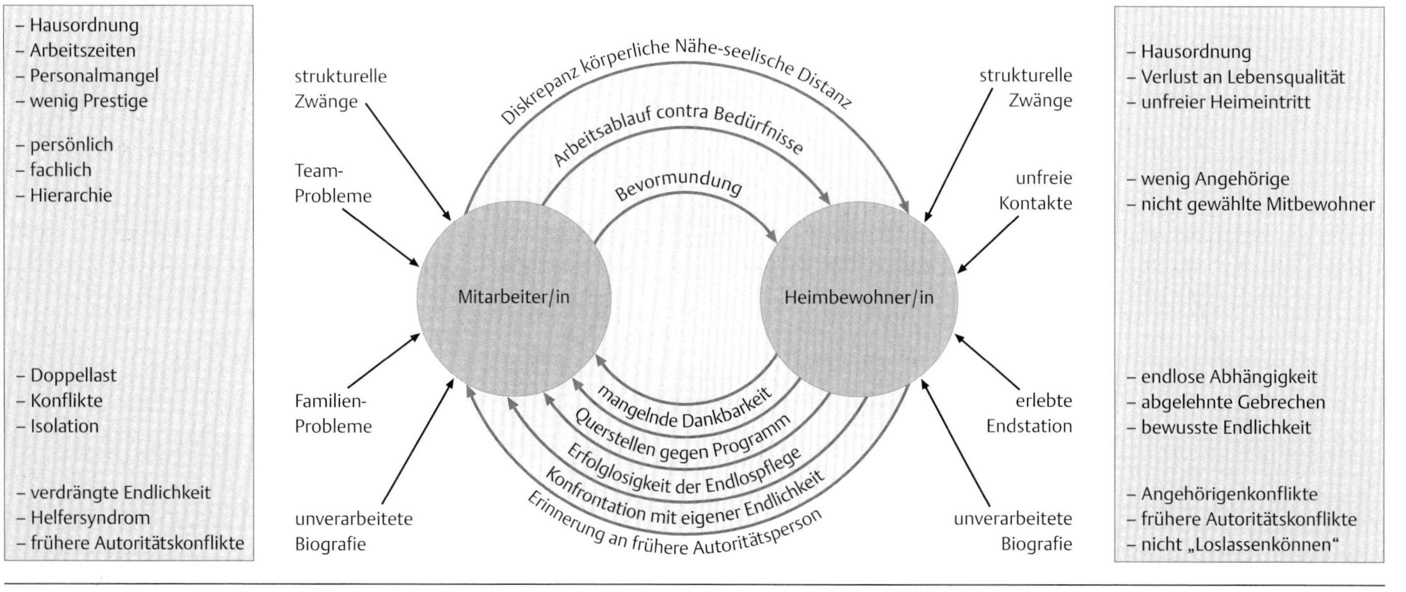

Abb. 12.3 Ursachen von Gewalt. Verschiedene Ursachen können die Entstehung von Gewalt in Pflegesituationen bedingen.

Tab. 12.3 Ursachen von Gewalt (nach Thobe 2008)

strukturell bedingte Ursachen	*personenbezogene Ursachen*	*interaktionsbezogene Ursachen*
Institution Krankenhaus – Bürokratie: Arbeitsteilung, Hierarchien, Standardisierung, unpersönliche Beziehungen – Ziele wie Wirtschaftlichkeit, Arbeitsplätze sichern, Forschung und Lehre widersprechen z.T. der Patientenorientierung	**Belastungen** – Zeitmangel – körperliche Belastungen – geistig: Konzentration, schnell reagieren, oft umstellen müssen – psychisch: „Gefühlsarbeit", fehlende Ausweichmöglichkeiten, Leidbelastung – Burnout, Helfersyndrom – Unzufriedenheit mit der beruflichen Situation – hohe Verantwortung – Überforderung	**Kommunikationsstörungen** – Inkongruenz – keine Zeit für Kommunikation – fehlendes Wissen über Kommunikationsstörungen
Rolle der Patienten/Pflegebedürftigen – Verhaltenserwartung an Patienten, sich an die Abläufe der jeweiligen Einrichtung anzupassen – ständige Erreichbarkeit und Störbarkeit, Wartezeiten – kurzfristige Umdisponierung und Unterbrechung durch diagnostisch und therapeutische Maßnahmen – fehlende Wahlmöglichkeiten des Personals, Unpersönlichkeit – begrenzte Einflussnahme, fehlende Intimität – kein Raum für Patienten, welche sich nicht anpassen wollen oder können (z.B. Verwirrte, Suchtkranke, Privatpatienten)	**Ethik** – Pflegeethik unterscheidet sich von der biomedizinischen Ethik – unterschiedliche Werte treffen aufeinander – unzureichende Reflexion – Belastung aufgrund ethischer Konflikte – Tabuisierung von abweichendem Verhalten – „falsch verstandene Ethik der Nächstenliebe" – Gefühle wie Aggression werden tabuisiert	**mangelnde Konfliktfähigkeit** – Konflikte werden nicht erkannt bzw. gemieden und eskalieren – Konflikte können nicht gelöst werden
Rolle der Pflegenden – geringer Status – Hierarchien: „Wer Druck erfährt, gibt diesen weiter." – heterogene Arbeitsgruppen – Minderwertigkeitserleben durch Assistenztätigkeiten bei ärztlichen Maßnahmen: Frustrationserleben – unklare Erwartungen und Anforderungen	**Berufsbild** – Bild der Gesellschaft von Pflege („dienen") und Bild der Mediziner (persönliche Assistenz) passt nicht zum professionellen Verständnis der Pflege	**Ohnmacht und Macht** – Macht gegenüber dem Patienten – Ohnmacht gegenüber anderen Berufsgruppen
Mangel an Autonomie der Pflegenden – geringe Autonomie und Einflussmöglichkeiten bei der Gestaltung von Arbeitsprozessen	**Lebensalter** – zu jung: fehlende persönliche Reife, Unerfahrenheit – zu alt: Überforderung	**Sprache** – Patienten werden versachlicht oder das Verhalten bewertet
	Persönlichkeit – Gewalterfahrungen in der eigenen Lebensgeschichte – negatives Selbstkonzept – eigene Konflikte – Suchtprobleme, Krankheit	**Nähe – Distanz** – Pflegende mit hoher Sensitivität und Empathiefähigkeit sind oft leicht verletzbar – Leidbelastung

2. Wie kann aggressiven Verhaltenstendenzen in der Pflege vorgebeugt werden und wie sollte professionell mit ihnen umgegangen werden?

Prävention und Umgang bei Aggressionen von Pflegenden gegenüber Pflegebedürftigen

Für Pflegende ist es wichtig, immer wieder ihr berufliches Selbstverständnis zu reflektieren, d.h. sich mit den eigenen Erwartungen, Bedürfnissen und Gefühlen auseinanderzusetzen, welche das berufliche Handeln begleiten. Fragen, die sich Pflegepersonen in diesem Zusammenhang immer wieder stellen müssen, sind z.B.:

- Wie gehe ich mit negativen Gefühlen, unerfüllten Erwartungen und Bedürfnissen um?
- Wodurch wird bei mir Frustration ausgelöst? Ist es mein Anspruch, in all meinem Handeln beruflich als auch privat „perfekt“ zu sein? Habe ich das Gefühl, dass mein Handeln nicht entsprechend gewürdigt wird?
- Was hilft mir, belastende berufliche Situationen und negative Gefühle besser zu bewältigen? Wie kann ich mit Kränkungen und Grenzüberschreitungen durch Pflegebedürftige umgehen?

Maßnahmen. Wichtige sowohl präventiv als auch intervenierend wirkende Maßnahmen im Umgang mit Gewalt, welche von Pflegenden ausgeht, können sein:

- **Grenzen eingestehen:** Professionelles Handeln bedeutet, sich Grenzen einzugestehen und lernen mit diesen umzugehen.
- **Tätigkeiten delegieren:** „Nein“ sagen fällt insbesondere Pflegenden schwer, es bedeutet sich mit den internalisierten Erwartungen der Gesellschaft an Pflegende auseinanderzusetzen und sich davon zu distanzieren. Um Überforderung und Frustration vorzubeugen, sollte es Pflegenden gelingen, Belastungsgrenzen zu erkennen und Tätigkeiten zu delegieren oder abzulehnen.
- **Humor einsetzen:** Humor hilft oft, pflegebedürftige Menschen mit ihren Eigenarten zu akzeptieren und mit ihnen tolerant umzugehen. Außerdem entspannt Humor die Atmosphäre.
- **Vom Berufsalltag distanzieren:** Um beruflicher Überlastung und Frustration vorzubeugen, ist es für Pflegende wichtig, in der Freizeit Ausgleich zur beruflichen Belastung zu schaffen und sich selbst zu pflegen (s. Kap.16, S. 135).
- **Auf ein ausgewogenes Nähe-Distanz-Verhältnis achten:** Eine positive Beziehung zwischen Pflegenden und Pflegebedürftigen erleichtert die tägliche Zusammenarbeit und beugt somit spannungsgeladenen Situationen vor. Dies schließt jedoch nicht eine angemessene Distanz zum Pflegebedürftigen, auch um sich selbst zu schützen, aus.
- **Kommunikationstechniken einsetzen:** Ich-Botschaften (z.B. „Ich bin verärgert, weil ...!“) ermöglichen es dem Gegenüber, Verständnis zu entwickeln und entschärfen eine spannungsgeladene Situation.
- **Spannungsfeld verlassen:** In akuten Situationen ist eine Klärung meist nicht möglich, daher kann es hilfreich sein, die Situation zu verlassen, eine Pause zu machen oder Zuständigkeiten zu tauschen.
- **Fort- und Weiterbildungen nutzen:** Professionell Pflegende sollten ständig ihre Kenntnisse bzgl. des Umgangs mit besonderen Anforderungen und Belastungen sowie ihre Fähigkeit zur Selbstreflexion erweitern.
- **Gewalthandlungen dokumentieren:** Wichtig ist es, nicht nur aus rechtlicher Sicht beobachtete oder vermutete Gewalthandlungen zu dokumentieren und dies in Teambesprechungen bzw. im Einzelgespräch mit dem betroffenen Kollegen zu thematisieren.
- **Wertschätzung und Vertrauen im Team:** Fallbesprechungen im Team sowie eine offene Ansprache von schwierigen Situationen erleichtern es Pflegenden, Gewalt zu thematisieren und belastende Situationen zu analysieren (**Abb. 12.4**). Dies gilt auch bei vermuteten bzw. beobachteten Gewalthandlungen von Kollegen gegenüber Pflegebedürftigen.
- **Professionelle Hilfe in Anspruch nehmen:** In besonders belastenden Situationen kann auch Supervision einen Lösungsansatz bieten.

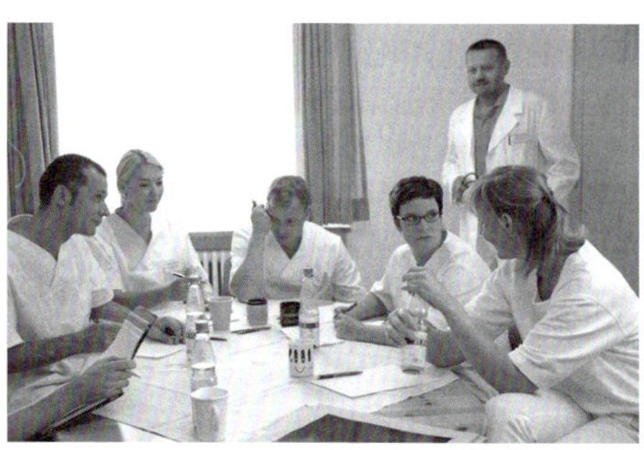

Abb. 12.4 Fallbesprechung im Team. Das Gespräch und der Austausch von Erfahrungen in kritischen Situationen bieten Pflegenden die Möglichkeit, adäquate Verhaltensstrategien zu entwickeln.

Prävention und Umgang bei Aggressionen von Pflegebedürftigen gegenüber Pflegepersonen

Beim Auftreten aggressiven Verhaltens bei Pflegebedürftigen sollten Pflegende zunächst ihre Rolle und ihr Verhalten gegenüber den zu Pflegenden genau überprüfen, um herauszufinden, inwieweit sie selbst durch ihr Handeln ursächlich für das aggressive Verhalten sind. In spannungsgeladenen Situationen ist es wichtig, Ruhe zu bewahren und Auslöser bzw. Hinweisreize wie bspw. zu forsches Auftreten oder ängstigende Situationen zu vermeiden. Wichtig ist es auch zu prüfen, inwieweit es einen realen Grund für das Verhalten des zu Pflegenden gibt. Eine sachliche Information bzw. die Erklärung von pflegerischen Handlungen und Vorgehensweisen oder das Eingestehen eines Fehlers können helfen, eine spannungsgeladene Situation zu entschärfen.

Weitere, sowohl präventiv als auch intervenierend wirkende Maßnamen im Umgang mit Gewalt, welche von Pflegebedürftigen ausgeht, können sein:

- **Frustration vermeiden:** Eine Möglichkeit hierzu ist, flexibel auf die Bedürfnisse und Wünsche des zu Pflegenden einzugehen. Beispielsweise den Zeitpunkt der Ganzkörperpflege verschieben, wenn der Pflegebedürftige gerade fernsehen möchte. Pflegerische Handlungen, die häufig Frustrationen hervorrufen (z.B. der Lagerungswechsel zur Dekubitusprophylaxe) sollten mit Argumenten plausibel gemacht werden.
- **Verständnis aufbringen:** Das Verhalten des Patienten sollte im Kontext der besonderen Situation betrachtet und v.a. nicht als persönlicher Angriff gewertet werden. Dazu gehört auch das Respektieren von Grenzen, welche der Pflegebedürftige setzt.
- **Einfluss nehmen:** Es liegt in der Hand der Pflegenden, die Rahmenbedingungen ihrer Tätigkeit so zu gestalten, dass aggressives Verhalten verhindert wird. Hierzu gehören das Vermeiden von Stress und Angst sowie das Schaffen einer ausreichenden Privatsphäre. Verwirrten Pflegebedürftigen sollten bspw. Möglichkeiten zur Orientierung gegeben werden; das baut Unsicherheit und damit verbundene Ängste ab.
- **Kommunikationstechniken anwenden:** Der Einsatz von Kommunikationstechniken wie Aktives Zuhören, Paraphrasieren und Verbalisieren signalisieren den Pflegebedürftigen das Verständnis und die Bereitschaft des Pflegenden, sich mit

seinen Bedürfnissen, Wünschen und Problemen auseinander zusetzen und wirken sich positiv auf die Beziehung aus.

- **Vorgehen im Team besprechen:** Im Team sollten gemeinsame Vorgehensweisen im Umgang mit aggressiven Pflegebedürftigen entwickelt werden.
- **Umgang im Team**: Pflegebedürftige lernen am Modell der Pflegenden. Wenn Pflegende untereinander in einem gereizten und aggressiven Umgangston kommunizieren, kann dies von Pflegebedürftigen übernommen werden.
- **Gewalthandlungen dokumentieren:** Dabei sollte die Situation so genau wie möglich beschrieben werden, d.h. dem aggressiven Verhalten vorausgehende Bedingungen, das konkrete aggressive Verhalten, die Reaktion des Pflegenden und der weitere Verlauf.
- **Fort- und Weiterbildungen nutzen**: Im Rahmen von Fort- und Weiterbildungen sollte die Bedeutung von Gewalt in der Pflege thematisiert werden, um Kenntnisse über den Umgang mit Gewalt und Auslöser von aggressivem Verhalten Pflegebedürftiger zu erwerben.

Aufgabenstellung 13

Fallbeispiel Jannis Blum

Bearbeitungsvorschläge und fachlicher Hintergrund

Astrid Steinberger

1. Analysieren Sie dieses Fallbeispiel. Welche Konfliktformen liegen hier vor?

Begriffsbestimmung

Unter sozialen Konflikten sind „Spannungen oder Unvereinbarkeit von Bedürfnissen, Interessen, Meinungen, Zielen und Werten zwischen Sozialpartnern" zu verstehen. Das können Personen, Gruppen, Organisationen, Länder oder Nationen sein (Hornung u. Lächler 2006).

Konflikte

Pflegende haben es mit unterschiedlichsten Personen zu tun. In ihrer beruflichen Tätigkeit kommt es zu vielfältigen Kontakten mit Patienten, Angehörigen, Bewohnern, Kollegen, Ärzten, Therapeuten, Mitarbeitern vom technischen Dienst oder aus dem Verwaltungsbereich. Diese Begegnungen verlaufen nicht immer konfliktfrei. Aufgrund unterschiedlicher Interessen, Ziele, Einstellungen, Werten und Betrachtungsperspektiven dieser verschiedenen Personengruppen ergeben sich zwangsläufig Konflikte. Konflikte gehören zum täglichen Miteinander, sie sind Ausdruck unserer Besonderheit und Unterschiedlichkeit als Individuum.

Konflikte werden jedoch oft als negative Störung von Abläufen und zwischenmenschlichen Kontakten betrachtet und nicht als Ausdruck der Verschiedenheit von Menschen. Die Chance, welche in der Auseinandersetzung über unterschiedliche Bedürfnisse, Interessen, Meinungen, Ziele und Werte besteht, sehen jedoch die Konfliktpartner meist nicht. Die Schwierigkeit im Umgang mit Konflikten besteht daher zumeist nicht im Konflikt selbst, sondern in der Einstellung zu Konflikten und der Art des Umgangs mit ihnen.

Konflikte äußern sich zumeist in häufigen Auseinandersetzungen, emotionsgeladenen Argumentationen, Anklagen, Verteidigungen, mangelnder Bereitschaft zuzuhören und aufeinander einzugehen, Schikanen bis hin zu Intrigen zwischen den Betroffenen. Auch häufige Fehlzeiten durch Krankheit und Kündigungen können Anzeichen für ungelöste Konflikte innerhalb einer Organisation sein. Die Konfliktparteien verhalten sich dabei entsprechend der Verhaltensmuster, welche sie im Laufe ihres Lebens im Umgang mit Konflikten erworben haben (nach Hornung u. Lächler 2006).

Formen von Konflikten

In der Literatur wird zwischen unterschiedlichen Formen von Konflikten differenziert:
- Beurteilungs- und Wahrnehmungskonflikte
- Zielkonflikte
- Rollenkonflikte
- Beziehungskonflikte
- Verteilungskonflikte

Beurteilungs- und Wahrnehmungskonflikte. Die Konfliktparteien beurteilen einen Sachverhalt und die Frage, auf welchem Weg das gemeinsame Ziel erreicht werden kann, unterschiedlich. Dabei hat eine Partei evtl. nicht alle notwendigen Informationen, um einen Sachverhalt in seiner Gesamtheit zu erfassen, oder es fällt ihr schwer, sich in die Perspektive des Gegenübers zu versetzen.

Zielkonflikte. Ein Zielkonflikt (**Abb. 13.1**) liegt vor, wenn die verschiedenen Parteien gegensätzliche, konturierende, schwer oder nicht miteinander vereinbare Ziele verfolgen.

Rollenkonflikte. Hierbei wird zwischen einem Inter- und Intrarollenkonflikt unterschieden:
- Ein Interrollenkonflikt ergibt sich durch unvereinbare Erwartungen an verschiedene Rollen einer Person.
- Intrarollenkonflikte entstehen, wenn nicht miteinander zu vereinbarende verschiedene Erwartungen von unterschiedlichen Personen, der Person an sich selbst oder Personengruppen an eine einzige Rolle eines Rolleninhabers (z.B. als Pflegende) gerichtet werden.

Beziehungskonflikte. Dies sind Konflikte zwischen Personen und Gruppen, die sich aus den unterschiedlichen Persönlichkeitsstrukturen, Wertesystemen, Deutungs- und Verhaltensmustern, welche nicht zusammenpassen, ergeben. Hieraus resultieren häufig Verstimmungen, Missverständnisse und Antipathien. Man geht davon aus, dass sich dabei ungelöste Konflikte aus der Vergangenheit negativ auswirken.

Verteilungskonflikte. Hier geht es um die Zuteilung von Ressourcen wie Gelder, Urlaub, Anerkennung, Lob, Freundlichkeit sowie Genehmigung von Fort- und Weiterbildungen. Konflikte kommen hierbei zustande, wenn die Parteien die Verteilung als ungerecht empfinden.

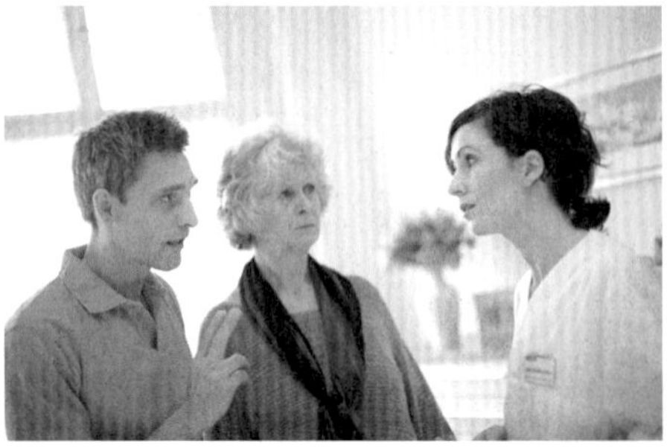

Abb. 13.1 Zielkonflikt. Ein Ziel- oder Interessenskonflikt entsteht meist, wenn das Ziel der einen Partei die Erreichung eines anderen Zieles der anderen Partei beeinträchtigt.

Analyse des Fallbeispiels in Bezug auf die Konfliktformen

Im Fallbeispiel liegen offensichtlich verschiedene Konfliktformen vor.

Beurteilungs- und Wahrnehmungskonflikt. Die beschriebene Situation lässt zunächst auf einen Beurteilungs- und Wahrnehmungskonflikt schließen. Aus der Sicht von Herrn Michels ist Jannis „zu langsam und trödelt herum". Offenbar fällt es ihm schwer, sich in die Lage von Jannis zu versetzen, der noch am Anfang seiner Ausbildung steht und dadurch viele pflegerische Handlungsabläufe noch nicht verinnerlicht hat und daher mehr Zeit benötigt. Andererseits ist es für Jannis sicherlich schwierig, seine Arbeitsabläufe aufgrund seiner noch nicht vorhandenen Berufserfahrung und der ihm nicht vollständig zur Verfügung stehenden Informationen über alle notwendigen pflegerischen Aufgaben optimal zu organisieren und eine angemessene Prioritätenliste zu erstellen.

Zielkonflikt. Weiterhin kann auf einen Zielkonflikt geschlossen werden. Herr Michels ist in erster Linie daran interessiert und hat das Ziel, alle notwendigen pflegerischen Arbeitsaufgaben zu erledigen und meint: „... aber zuerst einmal muss hier die Arbeit geschafft werden!" Jannis hingegen hat das Ziel „... auf die Bedürfnisse und Wünsche der Patienten ausführlich einzugehen und das, was er in der Schule gelernt hat, auch umzusetzen." Diese beiden Ziele scheinen sich nicht miteinander vereinbaren zu lassen.

Intrarollenkonflikt. Die Beschreibung der Situation durch Jannis lässt weiterhin auf einen Intrarollenkonflikt schließen. An seine Rolle als Pflegeschüler werden unterschiedliche Erwartungen gerichtet. Jannis hat zum einen die Erwartung an sich selbst: „... das, was ich bisher gelernt habe und machen darf, fachlich auch richtig zu tun. Und vor allem darauf zu achten, dass es dem Patienten dabei gut geht." Und die Erwartungen von Herrn Michels an Jannis in seiner Rolle als Pflegeschüler sind, dass er sich den notwendigen pflegerischen Aufgaben widmet und diese zügig erledigt: „Eineinhalb Stunden für eine Körperpflege sind eindeutig viel zu lang. Wo kämen wir hin, wenn jeder so lange bummeln würde!"

Ursachen von Konflikten

Konflikte in Institutionen und Konflikte innerhalb von Gruppen können verschiedene Ursachen haben.

Unterschiedliche Ebenen von Konfliktursachen in Arbeitsteams und Gruppen werden in **Tab. 13.1** beschrieben.

Konfliktursachen in Institutionen

Spannungsverhältnis zwischen Zielen und Mitteln. Konflikte können sich aus einem Missverhältnis von Zielen und Mitteln entwickeln, d.h., es stehen zur Zielerreichung nur begrenzte bzw. unterschiedliche Mittel zur Verfügung. Dies kann sich bspw. in der Uneinigkeit über bestimmte Pflegemethoden äußern.

Komplexität des Systems. Die Anfälligkeit für Konflikte innerhalb von Institutionen steigt zwangsläufig mit der Anzahl der in das System eingebundenen Personen. Dabei kann es bspw. zu Konflikten bezüglich Kompetenzabgrenzungen, Machtverteilung und Unklarheiten über Arbeitsabläufe kommen.

Umweltverbundenheit der Unternehmung. Hierbei geht es um die Verbindungen einer Institution mit der Umwelt. Die von der Umwelt ausgehenden Beeinflussungen, wie die aktuelle Wirtschaftslage und Konkurrenzsituationen können zu Konflikten innerhalb einer Institution (bspw. durch notwendig werdende Sparmaßnahmen und Stellenabbau) führen.

Unvollkommenheit der Information. Nicht alle Mitarbeiter in einem System besitzen die gleichen Informationen bzw. erhalten die gleichen Informationen über Entscheidungen, Sachverhalte und Maßnahmen. Dies kann zu Missverständnissen und Verunsicherungen führen, welche in einem Konflikt münden.

Konfliktursachen in Gruppen

Art der Aufgabe. Neue oder sehr komplexe Aufgaben mit einem hohen Koordinationsbedarf erhöhen die Wahrscheinlichkeit für die Entstehung von Konflikten in einer Arbeitsgruppe. Es gibt unterschiedliche Herangehensweisen, Meinungen und Perspektiven der einzelnen Gruppenmitglieder bezüglich der Aufgabenlösung.

Persönlichkeit der Gruppenmitglieder. Die unterschiedlichen Persönlichkeitseigenschaften von Gruppenmitgliedern wie Problemlösefähigkeit, die Bereitschaft sich auf Neues einzulassen, Selbstvertrauen, Kommunikations- und Konfliktfähigkeit können die Entstehung und den Umgang mit Konflikten beeinflussen.

Ausmaß des Organisationsgrades. Gruppen mit einem niedrigen Organisationsgrad besitzen häufig keine allgemeingültigen Regeln und Normen, d.h., sie müssen je nach Aufgabenstellung für den Einzelfall ausgehandelt werden. Diese Situation bringt ein erhöhtes Konfliktrisiko mit sich, die Gruppenmitglieder müssen sich je nach Aufgabenstellung auf eine gemeinsame Vorgehensweise sowie auf die aufgabenspezifischen Regeln und Normen einigen. Auch die jeweilige Entwicklungsphase, in der sich die Gruppe befindet, hat einen Einfluss auf das Konfliktgeschehen. In der Konfliktphase (storming) kommt es bspw. zwangsläufig zu Konflikten innerhalb einer Gruppe. In fortgeschrittenen Gruppenphasen sind diese gelöst und die Gruppe konzentriert sich auf das gemeinsame Gruppenziel, wobei es immer wieder zu Konflikten kommen kann; diese werden jedoch optimalerweise im Sinne der Gesamtgruppe gelöst.

Kommunikationsfähigkeit der Gruppe. Die Entstehung von Konflikten wird weiterhin

Tab. 13.1 Ursachen für Konflikte (Hornung u. Lächler 2006)

Ursachen für Konflikte in Institutionen	*Ursachen für Konflikte in Gruppen*
– Spannungsverhältnis zwischen Zielen und Mitteln – Komplexität des Systems – Umweltverbundenheit der Unternehmung – Unvollkommenheit der Information	– Art der Aufgaben, die ein Team oder eine Gruppe zu bewältigen hat – Mitglieder der Gruppe mit ihrer Problemlösefähigkeit, ihrer Risikofreudigkeit und ihrem Selbstvertrauen – Gruppensituation (etwa der Organisierungsgrad der Gruppe) – Kommunikationsfähigkeit der Gruppe

durch die Art und Weise der Kommunikation der einzelnen Gruppenmitglieder untereinander beeinflusst (**Abb. 13.2**). Diese sollte von Offenheit, Klarheit und gegenseitigem Interesse sowie Empathiefähigkeit geprägt sein. Unklarheiten und Missverständnisse sollten frühzeitig thematisiert werden.

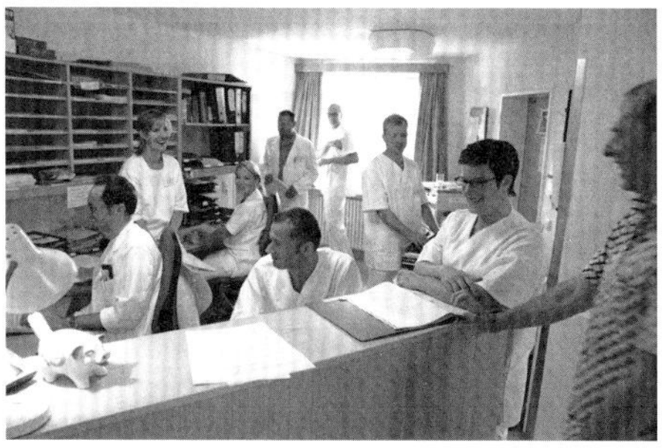

Abb. 13.2 Kommunikation in der Gruppe. Wie gut Konflikte innerhalb einer Gruppe oder eines Teams gelöst werden können, hängt entscheidend von der Offenheit und Empathiefähigkeit des Einzelnen ab.

Analyse des Fallbeispiels in Bezug auf die Konfliktursachen

Im beschriebenen Fallbeispiel kommen mehrere Faktoren als Ursache für den Konflikt zwischen Jannis und Herrn Michels in Betracht.

Spannungsverhältnis zwischen Zielen und Mitteln. So ist eine Differenz zwischen den Vorgehensweisen bei der Patientenbetreuung deutlich. Für Herrn Michels steht eine zügige Arbeitsweise im Vordergrund, während Jannis eine individuelle, intensive und somit zeitaufwendigere Betreuung wichtig ist. Dadurch kommt es zu einem Spannungsverhältnis zwischen Zielen und Mitteln.

Komplexität des Systems. Vermutlich ist es auch Jannis aufgrund seines Ausbildungsstandes noch nicht möglich, die Komplexität der Arbeitssituation zu erfassen. Ihm fehlen vermutlich diesbezüglich Informationen, um eine angemessene Bewertung der Situation und eine angemessene Prioritätensetzung vornehmen zu können. Hier ist einerseits die Komplexität des Systems ursächlich.

Art der Aufgabe. Andererseits entsteht aufgrund der unterschiedlichen Herangehensweisen, Meinungen und Perspektiven von Pflegeschüler Jannis und Stationsleiter Herrn Michels ein Konfliktpotenzial. Die Ursache liegt dabei in der Art der Aufgabe.

Persönlichkeit und Kommunikationsfähigkeit der Gruppenmitglieder. Weiterhin könnte die Art und Weise des Umgehens mit der Situation sowie die gewählte Kommunikationsform seitens des Stationsleiters Herrn Michels zum Entstehen des Konfliktes beigetragen haben. Auch Jannis ist nicht in der Lage, sein Problem offen gegenüber Herrn Michels zu verbalisieren. Hier wirken sich die Persönlichkeit und die Kommunikationsfähigkeit der Gruppenmitglieder als Bedingungsfaktoren ungünstig auf die Konfliktsituation aus.

Eskalation von Konflikten

Konflikte besitzen oft eine Eigendynamik, welche zu einer Eskalation der Situation führen kann. Die Beteiligten befinden sich zumeist in einer emotional sehr belastenden Situation. Sie sind angespannt und stehen unter Stress, dies begünstigt das Eskalieren eines Konfliktes. Es ist daher wichtig, sich mit den Mechanismen, welche ein Konfliktgeschehen ungünstig beeinflussen können, auseinanderzusetzen. Hausmann (2005) geht von folgenden Faktoren aus, welche eine Konflikteskalation fördern:

- **Wortwahl, persönliche Angriffe und Unterstellungen:** Missverständliche, unklare Ausdrucksweisen sowie persönliche Angriffe und Unterstellung von negativen Eigenschaften und Motiven verschärfen eine Konfliktsituation: „Was für ein sinnloser Vorschlag." „Ist es so schwer, das zu kapieren!" „Sie sind also nicht bereit ..."
- **Verallgemeinerungen:** Bei der Argumentation wird sich nicht auf ein konkretes Problem bezogen, stattdessen wird das Problem verallgemeinert und auf andere Situationen übertragen: „Das war schon immer dein Fehler."
- **Wachsende Streitpunktlawine:** Es werden immer mehr Streitpunkte in die Auseinandersetzung eingebracht: „Damals hattest du ..." „Und weil wir schon einmal davon reden..."
- **Ausweitung der Arena:** Typisch für ein eskalierendes Konfliktgeschehen ist, dass sich die Beteiligten Verbündete suchen, um ihren Standpunkt und ihre Position zu stützen. So geraten auch immer mehr Nicht-Betroffene in den Konflikt und dieser breitet sich aus.
- **Mangelnde Kompromissfähigkeit:** Die Konfliktparteien nehmen eine 100%-Haltung ein, d.h., sie sind nicht bereit, sich von ihrem Standpunkt zu lösen und sich auf das Gegenüber einzulassen. Häufig spielen hier Unsicherheit und Ängste, als „Verlierer" aus der Situation hervorzugehen, eine große Rolle.
- **Vereinfachung und Personifizierung:** Es werden Themen und Absichten des Gegenübers reduziert: „Dir geht es doch nur um ..." Oder es werden bestimmte Personen oder Gruppen als Auslöser gesehen: „Ohne „die" Neuen wäre das nicht passiert ..."
- **Pessimistische Erwartung:** Die Betroffenen gehen davon aus, dass der Konflikt nicht lösbar ist und ihr Engagement sinnlos ist: „Das klappt doch sowieso nicht ..."

2. Wie kann dieser Konflikt gelöst werden?

Bei der Lösung des im Fallbeispiel entstandenen Konfliktes zwischen Jannis und Herrn Michels könnten verschiedene Lösungsstrategien genutzt werden. Voraussetzung ist die Einsicht, dass ein Konflikt vorliegt und die Bereitschaft der beteiligten Personen, diesen zu lösen. Hierbei können folgende Vorgehensweisen hilfreich sein.

PELZ-Methode

Um die Gesamtsituation zu analysieren und Lösungsansätze zu entwickeln, ist es möglich, dass sich Schüler Jannis und der Stationsleiter Herr Michels an dem sogenannten PELZ-Modell orientieren. Folgende Fragestellungen dienen als Leifaden bei der Analyse des Problems und des daraus resultierenden Konflikts:

Problem. Was ist der aktuelle Ist-Zustand, das Problem, die Schwierigkeit?
- Wen betrifft, wen belastet es am meisten?

Erklärung.
- Wie erklären sich die einzelnen Beteiligten das Problem?
- Was glauben Sie, wie sich anwesende oder abwesende Teammitglieder das Problem erklären?
- Wenn die Erklärungen verschieden sind, wie erklären sich die Unterschiede?
- Welche anderen Erklärungen gibt es sonst noch?

Lösung.
- Was tun die Betroffenen, wenn das Problem auftritt?
- Was ist anders, wenn das Problem nicht auftritt?
- Welche Lösungsversuche sind vorstellbar bzw. möglich?
- Wie könnte eine gemeinsame Lösung aussehen?

- Welches Ergebnis wäre zu erwarten?
- Welche Lösungsideen gab es, die noch nicht versucht wurden?

Ziele.

- Mal angenommen, das beschriebene Problem ist optimal gelöst, was genau ist dann anders?
- Und was noch?
- Welche Ziele haben die Beteiligten?
- Woran werden die Beteiligten erkennen, dass die Ziele erreicht sind?
- Welches werden die nächsten Hinweise sein, dass sich die Dinge auf den Zielzustand zu bewegen?
- Welche positiven oder negativen Effekte wird das Erreichen künftig haben?

Eine solche Vorgehensweise ermöglicht eine sachliche Analyse der Konfliktsituation und reduziert bzw. vermeidet die Gefahr einer Eskalation. Die Konfliktparteien sind gezwungen, sich ihre Motive, Bedürfnisse und Ziele bewusst zu machen und sich in das Gegenüber einzufühlen bzw. sich mit dessen Motiven und Zielen auseinanderzusetzen. Durch eine kooperative Einstellung zum Konflikt ist es möglich, Lösungsmöglichkeiten zu finden, die die Anliegen aller Konfliktparteien miteinander vereinbaren.

Sechs-Schritt-Methode

Einen weiteren Ansatz, welcher bei der Lösung des Konfliktes von Jannis und Herrn Michels hilfreich sein kann, ist ein in sechs Schritte gegliederter Bewältigungsprozess. Dieser Prozess kann sich über einen längeren Zeitraum erstrecken. Dabei sollten alle am Konflikt direkt oder indirekt Beteiligten in die Klärung und Lösung miteinbezogen werden. Bei einem komplexen und stark emotionsgeladenen Konfliktgeschehen sollten ggf. unbeteiligte Dritte als Koordinatoren (**Abb. 13.3**) fungieren.

Tab. 13.2 zeigt die sechs Schritte, die erarbeitet bzw. bearbeitet werden sollten.

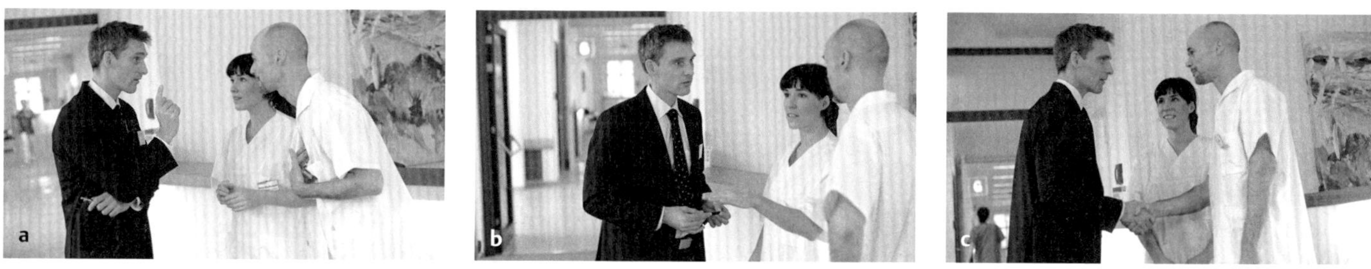

Abb. 13.3 Dritte als Koordinatoren. Um bei einem Konfliktbewältigungsprozess strukuriert vorgehen zu können und eine Eskalation zu vermeiden bzw. zu stoppen, ist es oft sinnvoll, unbeteiligte Dritte als Koordinatoren einzubeziehen und gemeinsam nach Lösungen zu suchen.

Tab. 13.2 Sechs Schritte zur Konfliktlösung

1. Schritt	Konflikt erkennen und definieren/Störungen oder Unvereinbarkeiten klären	Konflikte können nur geklärt werden, wenn die Beteiligten bereit sind zum Eingeständnis, dass ein Konflikt besteht. Streitet ein Beteiligter den Konflikt ab, sollte man die unterschiedlichen Standpunkte klar benennen und deutlich machen, dass man eine Klärung für wichtig hält. - Konflikt als solchen benennen, sowie die direkt oder indirekt beteiligten Personen - unterschiedliche Meinungen, Sichtweisen und Ziele darstellen - Gefühle, welche die Verhaltensweisen des Gesprächspartners auslösen, benennen
2. Schritt	Konfliktursache erforschen/Klärung der Hintergrundbedürfnisse	Hierbei ist es wichtig, den eigenen Standpunkt klar zu benennen und der Darstellung des Gegenübers aktiv zu zuhören, damit man die Meinung des anderen verstehen und nachvollziehen kann. - eigene Bedürfnisse und die des Gegenübers erkennen und akzeptieren - gemeinsam das Bedingungsgefüge, das zum Konfliktgeschehen geführt hat, analysieren
3. Schritt	gemeinsame übergeordnete Ziele finden/mögliche Lösungen entwickeln	Ziel hierbei ist es, den Konflikt zu beschreiben und gemeinsam Lösungen zu finden, die von Emotionen und unsachlichen Anschuldigungen bzw. Verallgemeinerungen befreit sind. - gemeinsame übergeordnete Ziele finden zur Verdeutlichung der gemeinsamen Verbindung der Konfliktbeteiligten - auf der Basis einer sachlichen Konfliktbeschreibung nach möglichen Lösungen suchen
4. Schritt	Pro und Kontra der Vorschläge erörtern/Entscheidung für eine annehmbare Lösung	Voraussetzung ist hierbei die Kompromissbereitschaft und die Einsicht der Konfliktparteien. - Ideen zur Konfliktlösung kritisch prüfen und Bedingungen aushandeln, unter denen alle Beteiligten dem Lösungsansatz zustimmen können
5. Schritt	Durchführung klären/Konfliktlösung umsetzen	Die gefundene Konfliktlösung sollte als vorläufig betrachtet werden und im Verlauf der Umsetzung sollten immer Rücksprachen erfolgen, inwieweit die Beteiligten mit der Lösung noch einverstanden sind. - genaue Absprache bzgl. der Umsetzung und der damit verbundenen Schritte - Personen und Zeitpunkte bestimmen: Wer macht was bis wann? - Ergebnisse des Gesprächs und alle Umsetzungspunkte schriftlich fixieren
6. Schritt	Überprüfung der Konfliktregelung	Nach einem vereinbarten Zeitraum sollte eine Überprüfung der Konfliktregelung stattfinden, um Fehlentwicklungen vorzubeugen. - ggf. sollte die Konfliktregelung korrigiert werden

3. Welche Bedeutung haben Ihre Kenntnisse für Ihre persönlichen Handlungs- und Verhaltensstrategien?

Die Auseinandersetzung mit dem Thema „Konflikte in der Pflege" lassen folgende Schlussfolgerungen für die Bewertung und das eigene Handeln in Konfliktsituationen zu.

- **Konflikte gehören dazu:** In erster Linie ist es wichtig zu erkennen, dass Konflikte normal sind. Sie ergeben sich zwangsläufig, wenn Menschen miteinander interagieren.
- **Konfliktanzeichen erkennen:** Weiterhin sollten Pflegende ihre Wahrnehmung bzgl. des Erkennens von Konfliktanzeichen sensibilisieren, um diese möglichst frühzeitig zu erkennen und somit der Gefahr einer Konflikteskalation vorzubeugen.
- **Konfliktfähig sein:** Konfliktfähigkeit ist die Voraussetzung, um angemessen mit zwischenmenschlichen Spannungen und Konfliktsituationen umgehen zu können und einer möglichen Eskalation entgegen zu wirken. Konfliktfähigkeit bedeutet für den einzelnen Verständnis für anders gelagerte Interessen, Motive und Gefühle aufzubringen, Meinungen und Sichtweisen des anderen verstehen können sowie eigene Interessen, Motive, Gefühle erkennen und offen legen zu können. Weiterhin bedeutet ein professioneller Umgang mit beruflichen Konfliktsituationen die Bereitschaft zu flexiblen Lösungen und die Kompromissfähigkeit der Beteiligten.

Gesprächsführung in Konfliktsituationen

Um Konfliktgespräche im beruflichen Alltag zu meistern, ist es hilfreich, wenn die beteiligten Personen Wissen über deeskalierend sowie strukturierend wirkende Gesprächstechniken besitzen. Folgende Techniken wirken sich positiv auf einen Konfliktbewältigungsprozess aus:

- **Wertschätzung:** Trotz der emotionalen Anspannungen in einer Konfliktsituation sollten sich die Konfliktparteien mit Achtung und Akzeptanz begegnen oder eine akzeptierende Haltung gegenüber den Konfliktpartnern einnehmen.
- **Empathie:** Eine empathische Grundhaltung bedeutet, sich in das Gegenüber hineinzuversetzen bzw. einzufühlen und dadurch Verständnis für dessen persönliche Erfahrungen und Erlebnisweisen zu entwickeln.
- **Echtheit:** Unehrlichkeit in der Kommunikation gefährdet die Möglichkeit, eine angemessene Konfliktlösung zu erzielen. Die Konfliktparteien sollten daher offen und ehrlich zu ihrer Meinung, Einstellung und ihren Interessen und Motiven stehen.
- **Aktiv zuhören:** Aktiv Zuhören heißt hinhören und hinschauen auf alle vom Gegenüber gesandten Signale, auch die versteckten oder unausgesprochenen. Ziel ist es, ihn zu verstehen und angemessen reagieren zu können. Das aktive Zuhören beinhaltet aber auch nonverbale Signale, die den Gesprächspartner zum Weitersprechen motivieren sollen sowie die im Folgenden dargestellten Elemente paraphrasieren und verbalisieren.
- **Paraphrasieren:** Beim Paraphrasieren wird das Gesagte mit eigenen Worten wiederholt. Wenn wir paraphrasieren, weiß unser Gegenüber, dass wir seine Worte verstanden haben. Das verringert die emotionale Distanz zwischen zwei Gesprächspartnern und dient der Verständnisabsicherung.
- **Verbalisieren:** Beim Verbalisieren versuchen wir, die Gefühle zu benennen, die wir aus den Worten eines anderen heraushören. So, als ob man dem Gegenüber einen Spiegel vorhält. Hierbei muss man aber sehr vorsichtig und behutsam vorgehen. Stimmt der andere nicht mit der Verbalisierung überein, so ist dies sofort zu akzeptieren.
- **Ich-Botschaften:** Ich-Botschaften sind Mitteilungen über die eigene Wahrnehmung, Meinung oder Gefühle. Dem Gegenüber wird dadurch ermöglicht, ein besseres Verständnis für seinen Gesprächspartner und dessen Verhalten zu entwickeln.
- **Analyse der Aussagen:** Weiterhin kann es hilfreich sein, in problematischen Gesprächssituationen die vom Gegenüber gemachte Aussage nach dem Modell von Schulz von Thun (**Abb. 13.4**) zu analysieren. Hierbei wird deutlich, dass eine Nachricht immer mehrere Botschaften enthält, die häufig nicht wahrgenommen werden, wodurch es zu Missverständnissen kommen kann.
- **Sachbezogene Kritik:** Kritik sollte immer sachbezogen und nicht personenbezogen sein, d.h., nur das konkrete Fehlverhalten sollte kritisiert und betrachtet werden. So ist es dem Gegenüber möglich, sein Selbstwertgefühl zu erhalten und dadurch ist ihm eine bessere Einsicht in sein Fehlverhalten möglich.
- **Unklarheiten klären:** Um unklare Botschaften zu verstehen und Fehlinterpretationen bzw. Missverständnisse zu vermeiden, ist es hilfreich, wenn die Gesprächspartner präzise nachfragen. Hierbei sollten jedoch „Warum"-Fragen vermieden werden, da diese den Gesprächspartner in eine Verteidigungs- bzw. Abwehrhaltung bringen können.

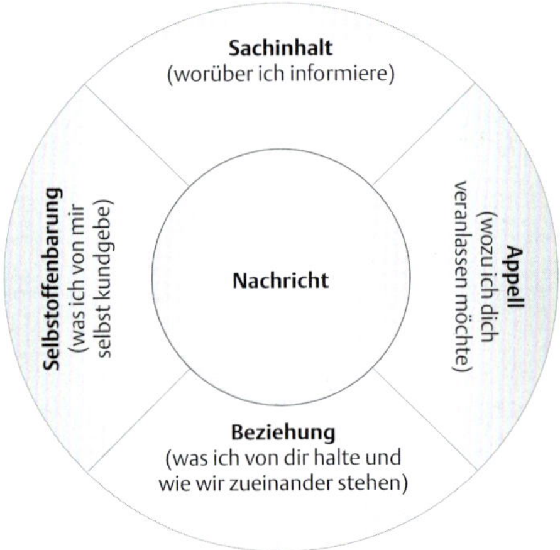

Abb. 13.4 Kommunikationsmodell nach Schulz von Thun. Die vier Aspekte einer Nachricht.

Tabus und Tipps

Verbale Tabus. „Nein, ja aber …"

- „Geht nicht …"
- „Das wird schon immer so gemacht …"

Verbale Tipps.

- „Ja, ich verstehe …"
- „Ja, ich kann Ihr Verhalten nachvollziehen …"
- „Sie sind jetzt bestimmt richtig verärgert, das kann ich gut verstehen."

Aufgabenstellung 14

Fallbeispiel Sabine Freitag

Bearbeitungsvorschläge und fachlicher Hintergrund

Astrid Steinberger

1. Auf welchen Prozess lassen diese Verhaltensweisen schließen? Gehen Sie auf Ursachen, Erklärungsansätze, Verlauf und Folgen ein.

Die im Fallbeispiel genannten Handlungen lassen auf einen Mobbingprozess schließen.

Begriffsbestimmung. Eine häufig in der Literatur benutzte Begriffsbestimmung liefert hierzu der schwedische Arbeitspsychologe und Mobbingforscher H. Leymann (1993). Er definiert Mobbing als negative kommunikative oder schikanöse Handlungen, die gegen eine Person gerichtet sind und von einer oder mehreren Personen über einen längeren Zeitraum wiederholt werden; verbunden mit der Absicht, das Opfer und sein Ansehen zu schädigen oder aus der Position zu vertreiben.

Faktoren. Folgende Faktoren charakterisieren Mobbing (Kirchner 2000):
- Häufigkeit der Schikanen (z.B. einmal wöchentlich)
- Dauer der Aktivitäten (z.B. länger als ein halbes Jahr)
- Systematik der Handlungen (z.B. bewusste Desinformation des Opfers)
- ungleiche Machtstrukturen (z.B., wenn das Opfer sich nicht wehren kann, weil keine Beweismöglichkeit vorliegt)
- gezielte Auswahl einer Person (z.B., weil man sie loswerden will)
- unerträgliche psychische Belastung (z.B. durch ungewöhnliche Ereignisse) und Aggressionen gegen Einzelne

Ursachen für Mobbing

Die Ursachen für die Entstehung von Mobbing sind sehr vielfältig. Häufig werden nicht gelöste oder nicht offen ausgetragene Konflikte als Auslöser beschrieben, welche sich aus einer andauernden Überlastung, Konkurrenzsituationen und anderen als Stressor empfundenen Situationen ergeben (**Tab. 14.1**). Die aus solch ungelösten Lagen resultierenden Spannungen führen zu Frustration oder auch Existenzängsten, welche sich in aggressiven Handlungen gegenüber meist schwächeren Mitarbeitern äußern.

Sozialpsychologischer Erklärungsansatz

Schmidt (2004) stellt einen sozialpsychologischen Ansatz zur Erklärung von Mobbing dar. Hierbei wird davon ausgegangen, dass Mobbing eine zwischenpersonale Dynamik besitzt, bei der ein Mobbingopfer als leidende Person im Mittelpunkt steht, um von den eigenen Leiden des Einzeltäters oder der gesamten Gruppe abzulenken. Mobbing hat dabei die Funktion, die „innere Harmonie" der Gruppe zu bewahren. Das Opfer hat eine stabilisierende Funktion für die Restgruppe. Dabei werden häufig diejenigen zu Opfern, welche Gruppennormen in Frage stellen.

Allgemein wird davon ausgegangen, dass es sowohl keine typischen Mobbingopfer als auch keine typischen Täter gibt. Ekert u. Ekert (2005) beschreiben jedoch Eigenschaften von Personen, bei welchen eine erhöhte

Tab. 14.1 Entstehung von Mobbingprozessen (Darstellung verschiedener Faktoren, welche als auslösend für Mobbinggeschehen beschrieben werden)

Bedingungsfaktoren für Mobbing	*Beispiele*
strukturelle Bedingungen/Arbeitsbedingungen	– monotone Tätigkeiten – zu geringes Einkommen – Zeitdruck – Überforderung – drohender Arbeitsplatzverlust – ausgeprägte Hierarchien – fehlender Handlungsspielraum – unzureichende Definition von Arbeitsbereichen, Zuständigkeiten und Kompetenzen, – fehlende Kontaktmöglichkeiten für die Mitarbeiter
persönliche Bedingungen	– Arbeitnehmer, welche sich in einer Lebenssituation befinden, die sich materiell oder körperlich stark von den anderen unterscheidet – mangelnde Kompetenzen von Führungspersonen in Form von Duldung, Unterstützung der Täter oder eigeninitiativen Mobbinghandlungen
gruppendynamische Konstellationen	– mangelnde Konfliktfähigkeit der Mitarbeiter – Mobbing als „Erziehungsmethode" bei Mitarbeitern, welche von den Kollegen oder Vorgesetzten als faul, arrogant, uneinsichtig oder unzuverlässig erlebt werden – Mobbing kann auch eine gruppenerhaltende Funktion haben, durch die „gemeinschaftliche" Ausgrenzung der betroffenen Person entsteht ein Zusammengehörigkeitsgefühl

Gefahr besteht, Mobbingopfer zu werden. Hierzu gehören Personen in schwachen Positionen, Angehörige einer Minderheit, ältere Mitarbeiter kurz vor dem Ausscheiden aus dem Beruf oder neue Kollegen, hierbei insbesondere Berufsanfänger. Weiterhin sind sehr leistungsstarke Mitarbeiter, welche unter Gleichrangigen eine besondere Qualität oder die zuvor in einer angesehenen Firma gearbeitet haben, betroffen. Häufig besitzen Mobbingopfer auch Besonderheiten aus der Sicht der Täter wie z.B. sexuelle Orientierung, gesellschaftliche und religiöse Weltanschauung, äußeres Erscheinungsbild, eine Verhaltensbesonderheit oder eine Behinderung. Opfer von Mobbing zu werden, kommt für viele überraschend.

Opferverhalten. Für die Betroffenen ist es eine besonders belastende Situation, für welche sie meist keine adäquaten Copingstrategien besitzen. Schmidt (2004) beschreibt folgende Arten von Opferverhalten:
- Gegenwehr (das sind die Opfer, die selbst leicht als Täter wahrgenommen werden)
- Flucht (Zurückziehen in sich selbst, Wechsel des Arbeitsplatzes)
- zur Schau stellen des Leides (Leiden als Kampfform)
- Resignation
- Hilfe suchen
- Selbstbeschuldigungen

Mobbinghandlungen

Im Verlauf des Mobbinggeschehens kann man beobachten, dass eine Partei immer unterlegener wird und zunehmend hilflos wirkende Versuche unternimmt, sich zu wehren oder ganz aufgibt. In **Abb. 14.1** werden die von Leymann (1993) beschriebenen 45 Mobbinghandlungen dargestellt.

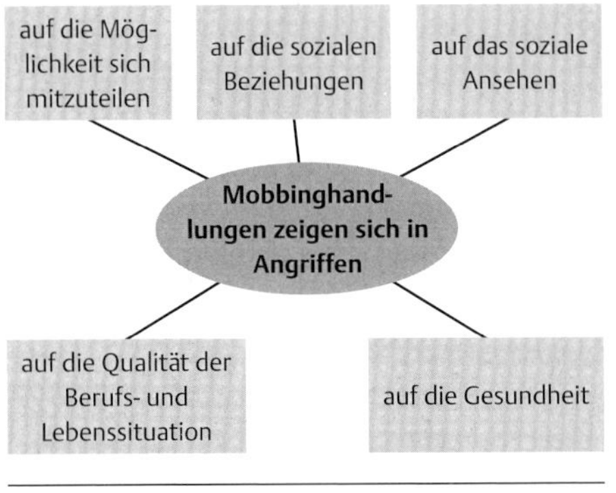

Abb. 14.1 Mobbinghandlungen. Überblick der von Leymann (1993) beschriebenen Bereiche, in denen Mobbinghandlungen auftreten können.

Angriffe auf die Möglichkeit, sich mitzuteilen. Diese Angriffe zeichnen sich durch folgende Aspekte aus:
- Der Vorgesetzte schränkt die Möglichkeit ein, sich zu äußern.
- Man wird ständig unterbrochen.
- Kollegen schränken die Möglichkeiten ein, sich zu äußern.
- Man wird angeschrien oder laut beschimpft.
- Man ist ständiger Kritik an der Arbeit oder/und am Privatleben ausgesetzt.
- Es kann zu Telefonterror kommen.
- Mündliche oder schriftliche Drohungen sind möglich.
- Der Kontakt wird durch abwertende Blicke oder Gesten oder durch Andeutungen, ohne dass man etwas direkt anspricht, verweigert.

Angriffe auf die sozialen Beziehungen. Diese Angriffe äußern sich z.B. durch Folgendes:
- Man spricht nicht mehr mit dem Betroffenen.
- Man lässt sich nicht ansprechen.
- Man wird in einen Raum weitab von den Kollegen versetzt.
- Den Arbeitskolleginnen und -kollegen wird verboten, den Betroffenen anzusprechen.
- Man wird „wie Luft" behandelt.

Angriffe auf das soziale Ansehen. Angriffe auf das soziale Ansehen können z.B. sein:
- Hinter dem Rücken der Betroffenen wird schlecht über sie gesprochen. Man verbreitet Gerüchte (**Abb. 14.2**).
- Man macht jemanden lächerlich.
- Man verdächtigt jemanden, psychisch krank zu sein.
- Man will jemanden zu einer psychiatrischen Untersuchung zwingen.
- Man macht sich über seine Behinderung lustig.
- Man imitiert den Gang, die Stimme oder Gesten, um jemanden lächerlich zu machen.
- Man greift die politische oder religiöse Einstellung an.
- Man macht sich über das Privatleben lustig.
- Man macht sich über die Nationalität lustig.
- Man zwingt jemanden, Arbeiten auszuführen, die das Selbstbewusstsein verletzen.
- Man beurteilt den Arbeitsplatz in falscher und kränkender Weise.
- Man stellt die Entscheidungen der Betroffenen in Frage.
- Man ruft ihm obszöne Schimpfworte oder andere entwürdigende Ausdrücke nach.
- Man erniedrigt den Betroffenen durch sexuelle Annäherung oder verbal sexuelle Angebote.

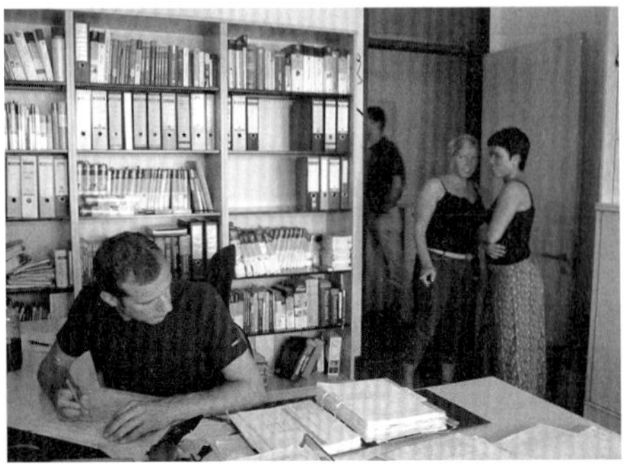

Abb. 14.2 Angriffe auf das soziale Ansehen. Eine häufig genutzte Mobbinghandlung ist das schlechte Reden über den Betroffenen.

Angriffe auf die Qualität der Berufs- und Lebenssituation. Diese sind z.B. gekennzeichnet durch folgende Aspekte:
- Man weist dem Betroffenen keine Arbeitsaufgaben zu.
- Man nimmt ihm jede Beschäftigung am Arbeitsplatz, sodass er sich nicht einmal selbst Aufgaben ausdenken kann.
- Man gibt ihm
  - sinnlose Arbeitsaufgaben,
  - Aufgaben weit unter seinem eigentlichen Können,
  - ständig neue Aufgaben,
  - kränkende Arbeitsaufgaben oder
  - Arbeitsaufgaben, die seine Qualifikation übersteigen, um ihn zu diskreditieren.

Angriffe auf die Gesundheit. Diese zeichnen sich z.B. durch Folgendes aus:
- Zwang zu gesundheitsschädigenden Arbeiten
- Androhung körperlicher Gewalt
- Anwendung leichter Gewalt
- körperliche Misshandlung
- Verursachung von Kosten für den Betroffenen, um ihm zu schaden
- Verursachung von physischem Schaden im Heim oder am Arbeitsplatz des Betroffenen
- sexuelle Handgreiflichkeiten

Die genannten Mobbinghandlungen können sowohl zwischen gleichgestellten gleich- oder andersgeschlechtlichen Kollegen als auch zwischen Vorgesetzten und Untergebenen beobachtet werden.

Mobbingverlauf

Um Mobbingprozesse zu verstehen und gezielt intervenierende Maßnahmen ergreifen zu können, ist es ein wichtiger Schritt, sich mit folgenden Fragestellungen auseinanderzusetzen:

- Wer ist am Mobbing beteiligt?
- Gibt es Koalitionen?
- Gibt es Zeugen, welche den Vorgang stillschweigend billigen?
- Handeln die Personen absichtlich schädigend, unabsichtlich, gedankenlos und billigen sie negative Konsequenzen?
- Handeln die Personen spontan oder berechnend?
- Konnten die Betroffenen die Folgen voraussehen?
- Wie verhält sich das vermeintliche Opfer?
- Wurde die Situation durch Gegenwehr evtl. umgedreht?

Holzbrecher und Meschkutat (2005) beschreiben folgende vier Phasen eines typischen Mobbingverlaufes, wobei nicht alle genannten Merkmale in jedem Mobbingprozess erkennbar sind; ebenso ist der Verlauf nicht zwangsläufig chronologisch:

Phase 1. Am Beginn eines Mobbingprozesses steht ein ungelöster Konflikt. Es kommt zu Schuldzuweisungen zwischen den beteiligten Konfliktparteien. Der ursprüngliche Konflikt tritt immer mehr in den Hintergrund. Aus dem sachlichen Konflikt wird eine persönliche Auseinandersetzung.

Phase 2. In der zweiten Phase wird die Kommunikation zwischen den Betroffenen eingestellt. Eine Klärung der Situation wird verweigert. Es beginnt eine zunehmende Ausgrenzung und Vorverurteilung des Mobbingopfers. Die einzelnen Mobbinghandlungen sind zu Beginn kaum erkennbar und die Betroffenen glauben selbst häufig, dass „etwas mit ihnen nicht stimmt". Im weiteren Verlauf etabliert sich das Mobbing und Mobbinghandlungen werden zunehmend systematisch eingesetzt, um das Opfer bloßzustellen oder zu schikanieren.

Phase 3. Erste arbeitsrechtliche Maßnahmen werden ergriffen. Der betroffene Mitarbeiter wird zum Problemmitarbeiter. Er ist häufig unkonzentriert, macht Fehler; Fehlzeiten aufgrund von Krankheit werden immer häufiger und länger. Es kommt zu betrieblichen Fehlentscheidungen, wie z.B. Abmahnungen. Notwendige Schutzmaßnahmen, welche dringend ergriffen werden sollten, bleiben dem Opfer verwehrt.

Phase 4. Fortgeschrittene Mobbingfälle enden fast ausschließlich mit dem Ausschluss aus der Arbeitswelt. Entweder kündigen die Betroffenen selbst oder es folgen lange Krankschreibungen, welche bis zur Frühpensionierung oder zur Erwerbsunfähigkeit führen können. Einige Betroffene willigen unter dem zunehmenden Druck einem Auflösungsvertrag zu. Häufig erfolgt entweder eine Versetzung oder auch eine Kündigung unter einem Vorwand durch den Arbeitgeber.

Meistens geht Mobbing von einer einzelnen Person aus, welche sich im Verlauf des Mobbingprozesses Verbündete unter den Kollegen sucht. Die Belastung für das Opfer wächst zunehmend, da er in seinem nahen beruflichen Umfeld keine bzw. kaum noch Ansprechpartner hat, auf deren Solidarität er hoffen kann.

Typisch für Mobbing ist auch eine eskalierende Dynamik. Das bedeutet, dass eine Person, welche sich unfreundlich behandelt fühlt und zurückgewiesen wird, ein negatives Bild seines Gegenübers entwirft und dementsprechend abweisend und aggressiv reagiert. Auf beiden Seiten entsteht der Eindruck, dass die jeweilige Gegenseite sich „unmöglich" und „feindlich" verhält; es kommt zu gegenseitigen Übergriffen. Beide Seiten fühlen sich bestätigt und im Recht mit der Annahme, dass die Gegenseite für die Eskalation verantwortlich ist. So werden die Beteiligten im Wechsel zu Tätern und zu Opfern.

Folgen von Mobbing

Die Opfer von Mobbingprozessen erleben die Situation als sehr belastend und stressreich. Es kommt zu körperlichen, psychischen und psychosomatischen Erkrankungen, Folge sind längere Ausfallzeiten. Die Reaktionen der Betroffenen auf Mobbing können sehr unterschiedlich aussehen,

- je nach Persönlichkeit und Bewältigungsstrategien des Mobbinggeschädigten,
- der Mobbingkonstellation – von Kollegen oder Vorgesetzten ausgehend –,
- der entsprechenden Mobbingphase sowie
- der durchgeführten Mobbinghandlungen.

Folgen für das Berufsleben. Mobbingopfer werden zunehmend unsicher, verlieren ihr Selbstwertgefühl und machen im Arbeitsalltag immer häufiger Fehler. Es kommt schließlich zu einer „inneren Kündigung", welche sich bspw. in Lustlosigkeit und Distanziertheit zeigt und dazu führt, dass die Arbeit zunehmend als Qual empfunden wird. Die Betroffenen haben immer weniger Lust, zur Arbeit zu gehen, fühlen sich ständig bedrückt und gereizt. Das Selbstbild verändert sich, Mobbingopfer glauben, den Anforderungen nicht gewachsen zu sein und eine Belastung für andere darzustellen.

Als Ausweg aus dieser Situation bleibt für viele Mobbingopfer nur ein Ausstieg bzw. Arbeitsplatzwechsel. Der Wiedereinstieg in den Beruf bzw. ein Arbeitsplatzwechsel gestaltet sich jedoch für viele Betroffene schwierig, da sie durch den Mobbingprozess häufig so stark psychisch und körperlich geschädigt sind, dass sie den Anforderungen der Arbeitswelt nicht mehr gewachsen sind. Es kommt zur Erwerbsunfähigkeit oder Frührente. Wenn die Betroffenen nicht einen angemessenen „Ausweg" finden und über ein stabiles soziales Netz verfügen, ist der soziale Abstieg ist für viele Opfer unvermeidbar.

Für die Kollegen und den Arbeitgeber zeigen sich die Folgen in einem schlechten Betriebsklima. Verminderte Motivation, häufige Fehlzeiten, steigende Fehlerquoten sowie Reduzierung von Kreativität und Initiative, wovon auch Nicht-Beteiligte betroffen sind, führen zu einem schlechter werdenden Betriebsergebnis und beeinflussen somit die Wirtschaftlichkeit des Unternehmens negativ. Gegebenenfalls entstehen auch Mehrkosten durch Neueinstellungen und Einarbeitung von neuen Mitarbeitern.

Folgen für das Privatleben. Die Situation wirkt sich auch auf das private Umfeld der Betroffenen aus. Es kommt zu Beeinträchtigungen oder dem Verlust von privaten Beziehungen, da alle Gedanken um die Arbeit kreisen; Gespräche verlaufen immer gleich ergebnislos. Folgen sind häufige Auseinandersetzungen auch im privaten Umfeld und der Spaß an Freizeitaktivitäten sinkt.

Suchtprobleme. Einige Mobbinggeschädigte versuchen die ständige Belastung durch steigenden Alkohol- und Psychopharmakakonsum zu kompensieren, was häufig zu schweren Suchtproblemen führt. In schweren Fällen kann es auch zum Suizid des Betroffenen führen (**Abb. 14.3**).

Gesellschaft. Auch für die Gesellschaft hat Mobbing Folgen. Durch Heilungs- und Arbeitsausfallkosten sowie die Versorgung von mobbinggeschädigten Frühinvaliden entstehen enorme Folgekosten. Weitere Kosten für die Volkswirtschaft entstehen durch das reduzierte Engagement der Betroffenen („innere Kündigung") sowie die

Verringerung der Effizienz bei den Tätern, da auch deren Arbeitsalltag vom Mobbing bestimmt wird.

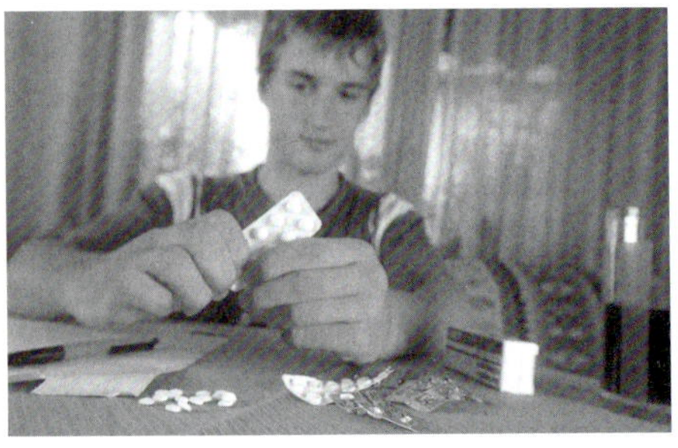

Abb. 14.3 Erhöhtes Suizidrisiko. In schweren Fällen besteht bei Mobbingopfern ein erhöhtes Suizidrisiko.

2. Wie sollte Sabine Freitag mit dieser Situation umgehen?

Es gibt verschiedene Möglichkeiten, wie Sabine mit dieser Situation umgehen kann.

Aktiv werden. Es hat sich gezeigt, dass bspw. bei sexuellen Übergriffen frühzeitige Gegenwehr erfolgreich ist. Auch bei anderen Mobbinghandlungen trägt ein frühzeitiges Ansprechen der Kollegen, am besten unter vier Augen, ebenfalls dazu bei, Mobbingprozesse frühzeitig zu stoppen.

Weiterhin beeinflussen die Persönlichkeit und die genutzten Bewältigungsstrategien des Mobbinggeschädigten das Mobbinggeschehen. Menschen mit eher misserfolgsorientierten passiven Bewältigungsstrategien gehen davon aus, dass bei Erfolg eher Zufall oder Glück eine Rolle gespielt haben. Misserfolg schreiben sie jedoch der eigenen Person und dem eigenen Handeln zu. Für diese Menschen ist es besonders schwierig, angemessene Problemlösestrategien in einem Mobbingprozess zu entwickeln. Die Gefahr, in die Opferrolle zu geraten und sich passiv der Situation zu ergeben, ist bei diesen Personen besonders groß.

Menschen mit erfolgsorientierten aktiven Bewältigungsstrategien sehen bei Misserfolgen eher Pech oder die Aufgabenschwierigkeit als ursächlich. Erfolg schreiben sie ihren eigenen Fähigkeiten zu, was ihrem Selbstkonzept zugutekommt. Bei diesen Personen hat Mobbing weniger negative Auswirkungen auf ihr Selbstwertgefühl und sie zeigen sich aktiver bei der Auseinandersetzung mit der Mobbingsituation (nach Kirchner 2000).

Wichtig ist also, dass sich Sabine aktiv verhält und das Geschehen nicht ignoriert oder übergeht, in der Hoffnung, die Situation würde sich von allein klären.

Verhalten reflektieren. Sabine sollte auch ihr eigenes Verhalten reflektieren und überlegen, welche Eigenarten oder Verhaltensweisen ggf. dazu beigetragen haben, dass sie in die Opferrolle gerutscht ist.

Konfliktlösung. Wird von dem Betroffenen das Mobbing frühzeitig erkannt, ist es sinnvoll, Strategien einzusetzen, bei denen jegliche Form von Eskalation vermieden wird. Zur Konfliktlösung kann eine sachliche Problemanalyse beitragen, wobei folgende Fragestellungen (nach Ekert u. Ekert 2005) dabei helfen können:

- Worum geht es?
- Welche Interessen sind im Konflikt erkennbar?
- Liegt das Problem auf der sachlichen Ebene oder spielen persönliche Interessen auf emotionaler Ebene eine Rolle (Rivalität, Machtansprüche, Ängste vor Verlust der Aufstiegschancen oder des Arbeitsplatzes)?
- Wie sieht das Problem auf der Sachebene, wie sieht es auf der Beziehungsebene aus?
- Wen betrifft das Problem? Wer war primär am Konflikt beteiligt? Wer kam erst später dazu?
- Der Konflikt hat eine Geschichte. Wie ist er bisher verlaufen, wie entstand daraus Mobbing? Wo sind Lösungsmöglichkeiten versäumt worden?

Gemeinsam sollten auf der Basis der Erkenntnisse der Problemanalyse konstruktive Lösungswege (s. Kap. 13, S. 120) erarbeitet werden. Voraussetzung hierfür ist jedoch sowohl die Bereitschaft aufseiten des Mobbinggeschädigten als auch aufseiten der Täter. Gegebenenfalls kann sich ein Coaching durch Außenstehende oder Vorgesetzte, welche mit entsprechenden deeskalierend wirkenden Techniken betraut sind, zur Bewältigung der Situation hilfreich sein.

Hilfe suchen. Mobbingbetroffene sollten sich weiterhin Hilfen in unterschiedlichen Bereichen suchen. Dies kann im privaten Bereich durch Aktivierung des sozialen Netzwerkes der Person als unterstützende Ressource und zur Stressreduzierung erfolgen. Im beruflichen Umfeld können Gespräche mit Vorgesetzten oder dem Betriebs- bzw. Personalrat hilfreich sein. Aber auch professionelle Hilfe wie das Hinzuziehen eines Mobbing-Beraters, Supervisors oder Mediators können eine sinnvolle Interventionsmöglichkeit darstellen. Weitere externe Hilfen stellen Krankenkassen, Mobbing-Beratungsstellen, Selbsthilfegruppen oder Anwälte dar. Informationen bezüglich entsprechender Anlaufstellen gibt es im Internet z.B. unter www.nomobbing.de oder www.mobbing-net.de.

Mobbing-Tagebuch. Ein Mobbing-Tagebuch gilt als ein weiteres nützliches Hilfsmittel für Mobbinggeschädigte. Der Betroffene sollte darin den genauen Verlauf der jeweiligen Situation, das Datum, die Uhrzeit, wer welche Handlungen durchgeführt hat, wer anwesend war und ggf. wer informiert wurde festhalten. Weiterhin ist es ratsam, körperliche und psychische Folgen, sowie die zeitlichen Abstände des Auftretens und Arztbesuche zu vermerken. Bei einer gerichtlichen Auseinandersetzung kann das Tagebuch zur Beweissicherung genutzt werden.

3. Wie können Pflegende der Entwicklung solcher Prozesse vorbeugen?

Mobbing soll als ein komplexer Prozess verstanden werden, bei dem es sich nicht um das Problem einer einzelnen Person handelt, sondern um einen gruppendynamischen Prozess mit vielfältigen Bedingungsfaktoren.

Jeder Arbeitnehmer sollte sich mit dem Ablauf und der Struktur sowie den Maßnahmen zur Prävention von Mobbingprozessen auseinandersetzen und zu einer selbstkritischen Analyse seines eigenen Verhaltens befähigt werden.

Prävention bedeutet für den Einzelnen:

- Auseinandersetzung mit dem Thema Mobbing (z.B. durch Nutzung von Weiterbildungsangeboten)
- Erwerben von Grundkenntnissen zur Psychohygiene und geeigneten Stressbewältigungsmechanismen
- Aufbau von stabilen sozialen Netzen im beruflichen und privaten Bereich als Ressource zur Bewältigung von belastenden Situationen
- ständiges Erweitern der Kommunikations- und Konfliktfähigkeit (z.B. durch Nutzung von Weiterbildungsangeboten)
- eigenes Verhalten gegenüber Kollegen reflektieren
- sich nicht an Mobbinghandlungen beteiligen
- betroffene Personen und Probleme ansprechen und ggf. Hinweise auf Unterstützungsmöglichkeiten geben

Für jeden Pflegenden ist es wichtig, angemessene Mechanismen zum Selbstschutz in belastenden beruflichen Situationen zu entwickeln. Sich kritisch mit seinen Erwartungen an Kollegen und Mitarbeitern auseinanderzusetzen, d.h. sich bewusst zu machen, dass Meinungsverschiedenheiten, Auseinandersetzungen und Konflikte zwangsläufig zwischen Menschen entstehen, diese jedoch nicht ausschließlich als Belastung, sondern als Herausforderung und Möglichkeit zur Weiterentwicklung gesehen werden können. Pflegende sollten lernen, sich auf Krisen und Situationen gegenseitiger Abhängigkeit einzustellen, sich selbst zu schützen, ggf. Unterstützung zu suchen und einzufordern.

Aufgabenstellung 15

Fallbeispiel Martina Schuck

Bearbeitungsvorschläge und fachlicher Hintergrund

Astrid Steinberger

1. Um welche Stressform handelt es sich in diesem Fallbeispiel? Nennen Sie Belastungen in der Pflege, welche zu Stress führen könnten.

Stress

Zimbardo (2004) beschreibt Stress als „das Muster spezifischer und nichtspezifischer Reaktionen eines Organismus auf Ereignisse, die sein Gleichgewicht stören und seine Fähigkeit, diese zu bewältigen, stark beansprucht oder übersteigt."

Zimbardo unterscheidet zwischen akutem und chronischem Stress (Zimbardo 2004).

Akuter Stress. Akuter Stress ist ein vorübergehender Erregungszustand mit klaren Anfangs- und Endmustern (Zimbardo 2004).

Chronischer Stress. Hierbei handelt es sich um einen kontinuierlichen Erregungszustand, bei dem ein Individuum die Anforderungen größer wahrnimmt als die ihm zur Verfügung stehenden inneren und äußeren Ressourcen, die ihm im Umgang mit den Anforderungen zur Verfügung stehen. (Zimbardo 2004)

Stress auslösende Faktoren

Stress auslösende Faktoren, welche ein internes oder externes Ereignis sein können, werden als Stressoren bezeichnet. Welche Ereignisse bei einer Person als Stress auslösend wirken, ist individuell verschieden. Es ist davon auszugehen, dass die Auswirkungen eines Stressors abhängig sind von

- der kognitiven Bewertung durch den Betroffenen,
- der Art des Stressors (Umwelt, psychisch, sozial),
- den Dimensionen Häufigkeit, Dauer, Vielfalt und
- der Intensität des Stressors.

Hinzu kommt die kognitive Bewertung der zur Stressbewältigung zur Verfügung stehenden Ressourcen wie z.B. soziale Netzwerke, Selbstkonzept und materielle Ressourcen. Stressoren erfordern eine Anpassungsreaktion vom Organismus; diese Reaktionen können sich in unterschiedlichen Ebenen wie im kognitiven, vegetativen, emotionalen und muskulären Bereich zeigen.

In der Literatur wird weiterhin allgemein unterschieden zwischen

- Eustress und
- Disstress.

Eustress. Unter Eustress wird sogenannter positiver Stress verstanden, der von der betreffenden Person als eine zu bewältigende Herausforderung gesehen wird. Dies äußert sich in angenehmer Aufregung und freudiger Erwartung. Die Ursache für diese positive Bewertung liegt in der Erwartung eines Erfolgserlebnisses oder in der Anerkennung durch andere. Die Bewältigung der Herausforderung führt zur Stärkung des Selbstwertgefühls und vermittelt Selbstsicherheit.

Der Bewertungsmaßstab ist jedoch individuell sehr unterschiedlich: Während eine Person eine Situation als Herausforderung bewertet, wird von einer anderen Person die gleiche Situation als negativer Stressor empfunden (Lazarus 1996, zit. n. Schmidt 2004). Beispielsweise empfindet ein Schüler seinen Einsatz auf einer Intensivstation als positive Herausforderung, welche ihn in seiner beruflichen Entwicklung voranbringt. Ein anderer Schüler hingegen empfindet Angst sowie Unsicherheit und bewertet den Einsatz als belastendes Ereignis, dem er sich nicht gewachsen sieht.

Disstress. Lazarus (1996, zit. n. Schmidt 2004) geht von 2 Formen Disstress aus:

- **Disstress 1. Ordnung:** Ein vorübergehendes Stresserlebnis, welches aufgrund von Angsterleben und der damit verbundenen körperlichen Anspannung negativ bewertet wird, kennzeichnet den Disstress 1. Ordnung. Wird die Situation trotz Versagensängsten positiv bewältigt, entstehen Gefühle wie Stolz und Wohlbefinden. Eine ähnliche Situation wird durch die gemachte Erfahrung zukünftig anders bewertet und erzeugt Eustress. Bezogen auf das oben beschriebene Beispiel heißt das: Macht der Schüler, welcher Angst vor einem Einsatz auf der Intensivstation hat, positive Erfahrungen und merkt, dass er besondere berufliche Anforderungen bewältigen kann, wächst sein Selbstwertgefühl, sein Selbstkonzept verändert sich und eine zukünftig ähnliche Situation wird er anders bewerten und vielleicht als Eustress empfinden. Macht der Schüler jedoch negative Erfahrungen, seine Angst und Unsicherheit bleiben oder verstärken sich, führt die Bewertung ähnlicher beruflicher Herausforderungen in Zukunft zu Disstress 2. Ordnung.
- **Disstress 2. Ordnung:** Diese Form des Disstresses entsteht, wenn die individuelle Bewertung einer Situation auf konkrete Misserfolgserlebnisse zurückgeht. Kommt es z.B. im Arbeitsalltag häufig zu einer solchen Bewertung von beruflichen Anforderungen, führt dies zu chronischem Stress, zu einer dauerhaften Überforderung des Organismus und der Psyche des Betroffenen. Folge sind meist körperliche und psychische Erschöpfungszustände, welche in Krankheit münden.

Bei Gesundheits- und Krankenpflegerin Martina Schuck handelt es sich vermutlich um Disstress 1. Ordnung. Findet Martina jedoch keine adäquate Bewältigungsstrategie für diese Situation, kann sich Disstress 2. Ordnung entwickeln und die berufliche Situation führt zu chronischem Stress.

Salutogenetisches Stressmodell

Nach Antonovsky ist jeder Mensch mit dem Versuch beschäftigt, auf die Fülle von Reizen aus dem Inneren und der Umwelt so zu reagieren, dass sein Ungleichgewicht durch diese nicht überhandnimmt. Pflegende können durch die Unvereinbarkeit von hohen Idealen und Erwartungen mit der Pflegewirklichkeit in ein Anspruchs-Wirklichkeits-Dilemma gelangen. Dieses Dilemma birgt Stresspotenzial in sich und Pflegende reagieren – um eine Destabilisierung im Sinne eines Burn-outs zu vermeiden – sehr unterschiedlich. Sie versuchen, in ihrer spezifischen Lage angemessene Lösungsstrategien zu entwickeln.

Die Fähigkeit eines Menschen, welche sich positiv auf die Bewältigung von Stressoren auswirkt, nennt er „allgemeine Widerstandsressourcen“ oder Kohärenzerleben. Antonovsky geht davon aus, dass das individuelle Kohärenzgefühl eines Menschen ausschlaggebend für die Alternativenauswahl bzgl. möglicher Ressourcen zur Bewältigung dieses Dilemmas ist. Nach Antonovsky ist das Kohärenzgefühl „eine globale Orientierung, die das Ausmaß ausdrückt, in dem jemand ein durchdringendes, überdauerndes und dennoch dynamisches Gefühl des Vertrauens hat, dass erstens die Anforderungen aus der inneren und äußeren Erfahrungswelt im Verlauf des Lebens strukturiert, vorhersehbar und erklärbar sind (verstehbar), und dass zweitens die Ressourcen verfügbar sind, die nötig sind, um den Anforderungen gerecht zu werden (Handhabbarkeit). Und drittens, dass die Anforderungen Herausforderungen sind, die Investition und Engagement verdienen (Bedeutsamkeit)“ (Antonovsky 1993, S.43).

Menschen mit einem ausgeprägten Kohärenzerleben empfinden Anforderungen als Herausforderungen, für die es sich lohnt, sich zu engagieren. Um das Stresserleben zu vermindern und das „Ausbrennen“ von Pflegenden zu verhindern, ist es demnach wichtig, schon in der Ausbildung zu beginnen, das Kohärenzgefühl zu stärken. Pflegende, welche ihre berufliche Situation als verstehbar, handhabbar und bedeutsam erleben, bewältigen berufliche Herausforderungen optimaler und sind somit weniger Burn-out-gefährdet.

Stress auslösende Belastungen in der Pflege

Im Folgenden werden verschiedene Faktoren, die von Domnowski (1999), Wirsing (2000) und Kristel (1998) als Stress auslösend beschrieben werden, zusammengefasst (**Abb. 15.1**)

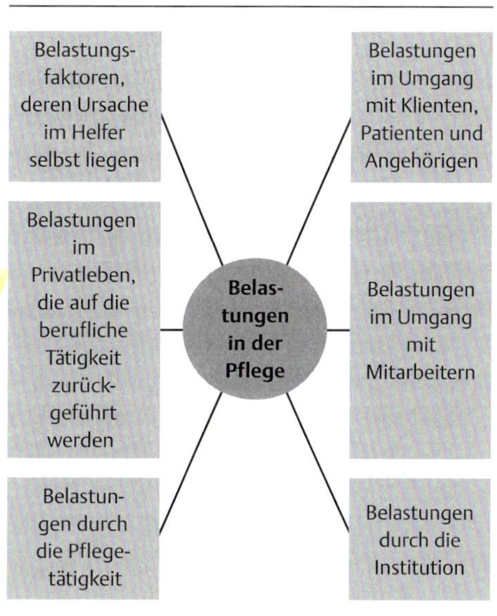

Abb. 15.1 Belastungen in der Pflege. Bedingungsfaktoren zur Entstehung von Stress bei Pflegenden.

Belastungsfaktoren, deren Ursachen im Helfer selbst liegen. Es wird davon ausgegangen, dass sich neben biografischen Belastungen wie z.B. die Erkrankung einer nahestehenden Person und gemachten Erfahrungen (vgl. Helfersyndrom), bestimmte individuelle Persönlichkeitsmerkmale auf die Stressanfälligkeit eines Menschen auswirken können. Zu diesen Merkmalen gehören:

- starkes Bedürfnis nach Anerkennung
- Angst vor Kritik
- starke Wettbewerbshaltung
- Streben nach Perfektionismus
- hohes Verantwortungsbewusstsein
- mangelnde Selbstabgrenzung
- Ungeduld
- Ignorieren körperlicher und psychischer Belastbarkeitsgrenzen

Hinzu kommt, dass Helfende häufig das Problem haben, nicht Nein sagen zu können, dies hängt meist mit der eigenen Idealvorstellung von Helfen zusammen. Je mehr diese Merkmale bei einer Person zutreffen, umso größer ist die Stressanfälligkeit.

Belastungen im Privatleben, die auf die berufliche Tätigkeit zurückgeführt werden. Durch ungünstige und familienunfreundliche Arbeitszeiten (z.B. Schichtdienst oder Wochenend- und Feiertagsdienste) und den damit verbundenen unzureichenden Planungsmöglichkeiten kann es zu Spannungen und Problemen im privaten Bereich kommen. Die Familien von Pflegenden müssen sich dem Arbeitsrhythmus anpassen, wozu viel Toleranz und Verständnis notwendig sind.

Belastungen durch die Pflegetätigkeit. Als besondere Belastungssituationen gelten in Pflegeberufen die Notwendigkeit, sich auf unterschiedliche Dinge gleichzeitig zu konzentrieren, ein diffuses Tätigkeitsprofil, der immense Arbeitsumfang und Zeitdruck, häufige Arbeitsunterbrechungen, fehlende Qualifikation, mangelndes aktuelles Wissen, starke körperliche Beanspruchungen, psychische Belastungen durch den Umgang mit Schwerkranken und Sterbenden sowie das Miterleben eines sehr langen Krankheitsprozess. Auch emotionale Belastungen wie das Empfinden von Ekel und Wut in bestimmten Pflegesituationen, verbunden mit dem Versuch, diese Gefühle zu verdrängen, kann Stress verursachen. Weiterhin können sich die Dienstzeiten negativ auswirken; als belastend gelten Wechselschicht- oder Nachtdienste (**Abb. 15.2**).

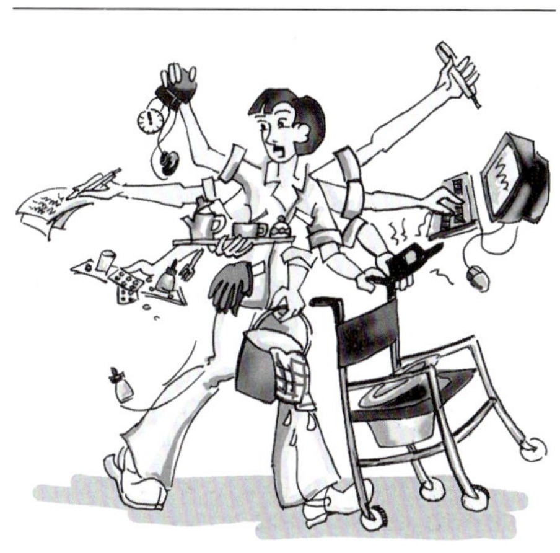

Abb. 15.2 Belastungen durch die Pflegetätigkeit. Pflegende müssen sich in ihrem beruflichen Alltag mit einer Vielzahl unterschiedlichster Anforderungen auseinandersetzen.

Belastungen im Umgang mit Pflegebedürftigen und Angehörigen. Pflegende haben während ihres Berufsalltages eine Vielzahl von unterschiedlichen sozialen Kontakten. Aus diesen können sich vielfältige Belastungen für die Pflegenden ergeben. Eine hohe Belastung in diesem Zusammenhang stellen bspw. wenig motivierte Patienten, welche sich nicht an pflegerische oder therapeutische Vereinbarungen halten, dar. Aber auch Patienten mit unrealistischen Heilungserwartungen können für Pflegende zum Stressor werden. Weiterhin können aggressive, misstrauische oder vorwurfsvolle Patienten sowie mangelnde Unterstützung durch Angehörige Stress auslösend wirken. Schwierig gestaltet sich auch häufig der Umgang mit psychisch schwerkranken Patienten. Pflegende gelangen hier oft an ihre „empathische Grenze". Verhalten, Gedanken und Gefühlsausbrüche der betroffenen Patienten führen zu Irritationen und Unsicherheiten.

Belastungen im Umgang mit Mitarbeitern. Hierbei wirken insbesondere unkollegiales und unkooperatives Verhalten, Rivalität, ungelöste Konflikte und Antipathie als Stressoren. Weitere Belastungen ergeben sich durch unterschiedliche Berufsauffassungen und einem unterschiedlichen Kenntnisstand, woraus sich wiederum verschiedene Auffassungen zum Pflegeverständnis und damit verbunden Konflikte ergeben können.

Belastungen durch die Institution. Um ein wirkungsvolles berufliches Handeln von Pflegenden zu ermöglichen, müssen die Rahmenbedingungen stimmen. Pflegerische Einrichtungen stehen jedoch unter einem hohen ökonomischen Druck, dieser führt zu vielfältigen Belastungsfaktoren für Pflegende. Personalknappheit und hohe Patientenzahlen führen zu einem massiven Zeitdruck und somit zur Überforderung. Belastend wirken sich weiterhin unzureichende Ausstattungen oder bauliche Mängel aus. Auch scheuen einige Einrichtungen die Kosten für Fort- und Weiterbildungsmöglichkeiten sowie Supervisionen, trotz des Wissens um die Notwendigkeit dieser Maßnahmen zur Verbesserung der Arbeitszufriedenheit und der Gesundheit der Mitarbeiter.

2. Nennen Sie verschiedene mögliche Stressreaktionen.

Die Reaktionen auf Stress können bei den Betroffenen sehr unterschiedlich sein, daher wird in diesem Zusammenhang von „spezifischen und nichtspezifischen Reaktionen eines Organismus" (Zimbardo 2004, S.562) auf Stress auslösende Ereignisse gesprochen. In **Abb. 15.3** werden unterschiedliche Stressreaktionen im kognitiven, vegetativen, emotionalen und muskulären Bereich dargestellt.

3. Welche Bedeutung haben Ihre Kenntnisse für Ihre persönlichen Handlungs- und Verhaltensstrategien bezüglich der Bewältigung und Prävention von Stress?

Der individuelle Umgang von Pflegenden mit Stressoren im Berufsalltag zeigt, dass es nicht zwangsläufig zu einer negativen Entwicklung kommen muss. Vielmehr wird deutlich, dass jeder Einzelne die Möglichkeit hat, sich aktiv mit Stress auslösenden beruflichen Situationen auseinanderzusetzen und seine allgemeinen Widerstandsressourcen zu aktivieren.

Coping beschreibt diesen „Prozess, mit inneren und äußeren Anforderungen umzugehen, die als bedrohlich oder die eigenen Kräfte übersteigend wahrgenommen werden" (Zimbardo 2004, S.574).

Im Folgenden werden unterschiedliche Möglichkeiten vorgestellt, die Bestandteile eines effektiven Bewältigungsprozesses und zugleich präventive Maßnahmen zur Vorbeugung von Stress sein können. Dabei sollte beachtet werden, dass nicht jede Methode für jeden in gleicher Weise geeignet ist und sich auch nicht jeder davon angesprochen fühlt. Pflegende sollten sich jedoch ihren eigenen Umgang mit Stress bewusst machen und sich mit den von ihnen genutzten Bewältigungsstrategien sowie deren Wirksamkeit auseinandersetzen, um ggf. unwirksame Verhaltensweisen zu korrigieren und ein angemessenes Stresscoping zu entwickeln.

Selbstreflexion/Selbstwahrnehmung. Pflegende sollten sich mit den auf sie einwirkenden Stressoren in ihrem privaten und beruflichen Alltag bewusst auseinandersetzen. Erst nach einer Analyse der Situation und

kognitive Reaktionen
- Gedanken wie „Auch das noch", „Das geht schief" usw.
- Leere im Kopf (Blackout)
- Konzentrationsmangel
- Gedächtnisstörungen
- Gedankenkreisen
- Einschränkung der Wahrnehmung
- verminderte Kreativität

vegetative Reaktionen
- Immunsystem: Abwehrschwäche, Infektanfälligkeit, Fieber
- Herz und Kreislauf: Herzklopfen, hervortretende Adern, Blutdruckanstieg, Gefäßverkalkung, Herzschwäche, Infarkt, Rhythmusstörungen
- Atmung: Kurzatmigkeit, erweiterte Bronchien, Engegefühl in der Brust, Kloß im Hals, Räuspern, Asthma
- Magen, Darm: flaues Gefühl im Magen, Übelkeit, Erbrechen, Verstopfung, Durchfall, Schleimhautentzündung des Magens, Reizdarm
- Innenohr: Hörsturz, Tinnitus, Gleichgewichtstörungen, Schwindel
- Nebenniere: erhöhte Ausschüttung von Cortisol, Adrenalin und Noradrenalin (dadurch Störung sämtlicher Hormonkreisläufe)

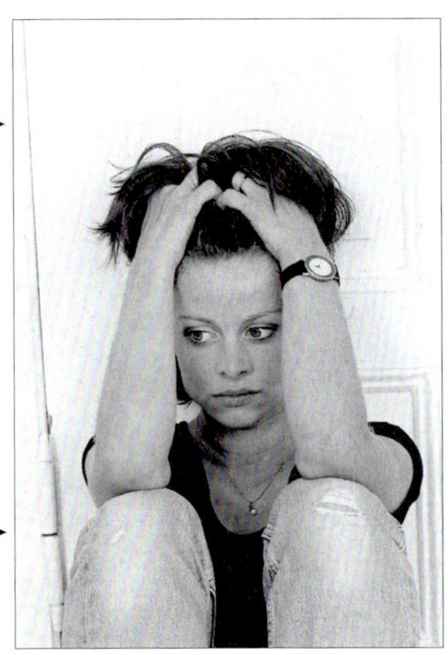

emotionale Reaktionen
- Angst, Verunsicherung, Schreck
- Ärger, Wut, Gereiztheit, Aggressivität
- Versagensgefühle, Resignation, Depression
- Unruhe, Anspannung, Unzufriedenheit, Erschöpfung

muskuläre Reaktionen
- starre Mimik, hochgezogene Schultern, Spannungskopfschmerz
- Verspannungen, Zittern, Zucken, Fehlhaltung Schmerzen
- nächtliches Zähneknirschen, Zahnschäden
- Stottern

Abb. 15.3 Stressreaktionen. Stress zeigt sich bei den Betroffenen auf unterschiedliche Weise.

der Abwägung der zur Verfügung stehenden Ressourcen kann sich der Betreffende entscheiden, in welcher Weise er auf den oder die Stressoren reagiert. Wichtig ist es weiterhin, dass Pflegende sich ihre Bedürfnisse, Grenzen und Fähigkeiten bewusst machen, Überforderung und negative Einflussfaktoren erkennen, um angemessene Bewältigungsstrategien im Umgang mit Belastungen zu entwickeln.

Probleme offen ansprechen. Konflikte und Probleme sowie damit verbundene Emotionen sollten offen angesprochen werden, um ggf. einen aus dieser Situationen entstehenden Stressor abzubauen oder zu vermeiden.

Positive Selbstinstruktion. Handlungen und Erlebnisse werden meist von Gedanken in Form von Selbstgesprächen begleitet. Diese Gedanken sollte der Betreffende steuern und nutzen, indem er sich selbst positive Instruktionen gibt, wie z.B.:

- „Erst einmal tief durchatmen und dann ..."
- „Konzentriere dich, du weißt, was zu tun ist."
- „Das schaffst du!"

Zeitmanagement. Berufliche Belastungen können durch Planung und Strukturierung von Arbeitsabläufen sowie eine effektive Delegation reduziert werden.

Gesundheitsfördernde Lebensweise. Eine gesunde Lebensweise wie ausgewogene, vollwertige Ernährung (**Abb. 15.4a**), reichliche Flüssigkeitszufuhr, keine Genussmittel, ausreichend Schlaf und tägliche Bewegung (**Abb. 15.4b**) führen zu einer Leistungssteigerung und erhöhten Belastbarkeit insbesondere in Stresssituationen.

Freizeitgestaltung. In der Freizeit sollten sich Pflegende neben Bewegung und Sport sowie der Pflege von sozialen Kontakten schöne Erlebnisse wie Kino- oder Konzertbesuche schaffen. Durch Hobbys können eigene Interessen und besondere Fähigkeiten gefördert und somit das Selbstwertgefühl gestärkt werden.

Soziale Ressourcen nutzen. Das private und berufliche soziale Umfeld stellt insbesondere bei Belastungen und in Krisensituationen ein bedeutendes Unterstützungssystem hinsichtlich Prävention und Intervention dar. Familie und Freunde bieten die Möglichkeit, sich über Sorgen und Probleme auszutauschen. Sie wirken motivierend und unterstützend bei der Suche sowie der Umsetzung von Lösungsansätzen. Weiterhin wirkt sich ein offener kollegialer Austausch positiv auf die Bewältigung von beruflichen Problemen und Belastungen aus. Kollegen kennen die Situation und können daher effektiv die Lösungssuche und die Umsetzung von Veränderungen unterstützen.

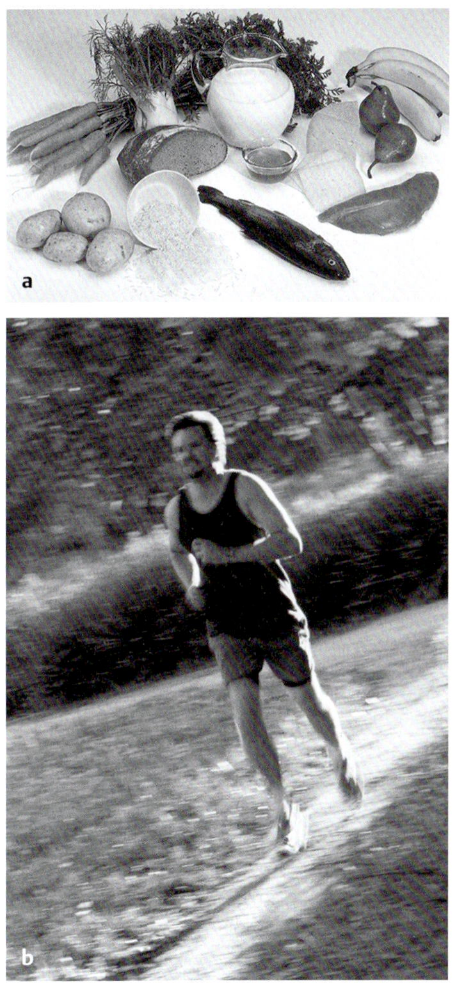

Abb. 15.4 Gesundheitsfördernde Lebensweise. Ausgewogene Ernährung und regelmäßige Bewegung stellen wichtige gesundheitserhaltende Faktoren dar.

Entspannung. Entspannungstechniken können helfen, den Organismus zu regenerieren. Das allgemeine Erregungsniveau wird gesenkt, dies wirkt sich positiv auf die Belastbarkeit aus und psychosomatische Beschwerden werden reduziert bzw. vermieden. Wirkungsvolle Methoden sind bspw. die progressive Muskelentspannung nach Jacobson (vgl. Kap. 9, S. 105), autogenes Training, Shiatsu, Yoga oder Meditation. Auch wandern oder spazieren in der Natur, Musik hören, lesen und in die Sauna gehen, stellen Möglichkeiten zur gezielten Entspannung dar.

Fort- und Weiterbildungen. Durch Fort- und Weiterbildung können Pflegende ihre Kompetenz zur Bewältigung von schwierigen beruflichen Situationen weiter entwickeln. Der Pflegende wird zur Selbstreflexion angeregt, neue Arbeits- und Sichtweisen werden gewonnen und der Handlungsspielraum erweitert sich.

Professionelle Unterstützung. Supervision stellt bspw. eine Methode dar, welche Pflegenden die Möglichkeit gibt, sich mit belastenden beruflichen Situationen auseinanderzusetzen und Bewältigungsstrategien zu entwickeln. In Einzel-, Gruppen oder Fall-Supervisionen können Arbeitsteams, aber auch jeder Einzelne für sich hilfreiche Anregungen zur Bewältigung von Herausforderungen und Krisensituationen erhalten.

Aufgabenstellung 16

Fallbeispiel Stephan Berens

Bearbeitungsvorschläge und fachlicher Hintergrund

Astrid Steinberger

1. Welche Ursachen für das Problem „Sucht in der Pflege" sind Ihnen bekannt? Gehen Sie auf Phasen der Sucht, Entstehungsbedingungen und Risikopersönlichkeiten ein.

Sucht

„Sucht ist eine zwanghafte Abhängigkeit von Stoffen, d.h. ein ständiges Verlangen nach einer erneuten Einnahme eines Stoffes (z.B. Alkohol), um ein bestimmtes Lustgefühl zu erreichen und Unlustgefühle zu verdrängen. Die Sucht tritt nach einer längeren, manchmal auch bereits nach einer kürzeren Phase der Gewöhnung ein." (Heinze u. Reuß 2004, S.13)

Es wird davon ausgegangen, dass nicht nur bestimmte Stoffe wie Tabak, Alkohol und Drogen zur Abhängigkeit führen können, sondern auch jeder Trieb oder jedes andere Interesse eines Menschen wie Essen, Spielen und Sexualität süchtige Dimensionen annehmen kann. Daher wird zwischen sogenannten stoffabhängigen Süchten und nicht stoffabhängigen Süchten unterschieden.

Phasen der Sucht

Unabhängig vom Suchtmittel verlaufen alle Abhängigkeitserkrankungen in folgenden Phasen (nach Heinze u. Reuß 2004):

1. **Einstieg:** Der Einstieg in die Sucht erfolgt in Form von gelegentlicher Nutzung des Suchtmittels in anfangs unregelmäßigen Abständen.
2. **Erleichterung:** Die Nutzung des Suchtmittels bekommt eine Funktion, z.B. zur Entspannung, Aktivierung, Stimulierung, Minimierung von Unruhe, Ablenkung bzw. Erleichterung bei Belastungen oder um Mut aufzubauen.
3. **Gewöhnung:** Der Gebrauch des Suchtmittels erfolgt regelmäßig. Es werden Situationen gesucht, um die Nutzung zu rechtfertigen und damit der Konsum nicht auffällt. Eine zunehmende Dosierung ist bemerkbar. Das Suchtmittel bekommt eine immer bedeutendere Rolle in der Wahrnehmung der Betroffenen. Es werden Versuche unternommen, den Konsum zu verheimlichen. Erste psychische Veränderungen werden deutlich. Die Betroffenen weisen stark wechselnde Verhaltensweisen auf. Sie können ebenso großspurig und aggressiv wie unterwürfig und wehleidig auftreten. Erste Beeinträchtigungen der Gedächtnisleistung werden deutlich. Die Nahrungszufuhr wird vernachlässigt, und es kommt zu ersten körperlichen Ausfallserscheinungen. Die Beschaffung der Suchtmittel führt ggf. zu ersten finanziellen Engpässen bei den Betroffenen.
4. **Abhängigkeit:** In dieser Phase kommt es zum endgültigen Kontrollverlust. Die Betroffenen nutzen eigene Erklärungsmuster für den Konsum, um sich selbst zu beruhigen und den Kontrollverlust auszublenden. Die Schuld für das Suchtverhalten wird im Umfeld gesucht, Konflikte häufen sich. Die Erlebniswelt ist stark reduziert und die Realität wird zunehmend verzerrt wahrgenommen. Es kommt zur Vernachlässigung anderer Interessen zugunsten des Subtanzkonsums. Um einer Toleranzentwicklung entgegenzuwirken, erhöht sich je nach Suchtmittel der Konsum. Soziale Kontakte werden vernachlässigt. Der geistige, körperliche und soziale Verfall wird im sozialen Umfeld (wie z.B. Familie, Freunde, Kollegen, Vorgesetzten) deutlich sichtbar.

Abhängigkeitssyndrom nach ICD 10. Das Abhängigkeitssyndrom nach ICD 10 ist folgendermaßen gekennzeichnet:

- starker Wunsch oder Zwang, psychotrope (auf die Psyche wirkende) Substanzen zu konsumieren
- verminderte Kontrollfähigkeit bzgl. Beginn, Ende, Menge des Konsums
- körperliche Entzugssymptome und Konsum, um diese zu mildern oder zu vermeiden
- Toleranz – Dosissteigerung
- fortschreitende Vernachlässigung anderer Interessen/Vergnügen
- anhaltender Konsum trotz schädlicher Folgen (körperlich, sozial, psychisch)

Die Diagnose „Abhängigkeit" sollte nur gestellt werden, wenn irgendwann während des letzten Jahres drei oder mehrere Kriterien vorhanden waren.

Sucht in der Pflege

An erster Stelle der Suchtmittel, welche bei Pflegenden zu einer Abhängigkeit führen, steht Nikotin, gefolgt von Alkohol und Medikamenten (**Abb. 16.1**). Alkohol und Medikamente wie Tranquilizer, Barbiturate, Analgetika, Neuroleptika, Antidepressiva und Psychostimulantien werden von Pflegenden genutzt, um Folgen von psychischer und physischer Überlastung (z.B. Erschöpfung, depressive Verstimmung, Unruhe, Nervosität, Konzentrationsstörungen, Müdigkeitserscheinungen, Schlafstörungen) entgegenzuwirken. Es wird davon ausgegangen, dass der Anteil medikamentenabhängiger Personen bei Ärzten und Pflegenden aufgrund der leichteren Zugänglichkeit deutlich höher liegt als in der Normalbevölkerung (vgl. Nolte 2004).

Die folgenden Ausführungen beziehen sich in erster Linie auf Alkohol- und Medikamentenabhängigkeit bei Pflegenden.

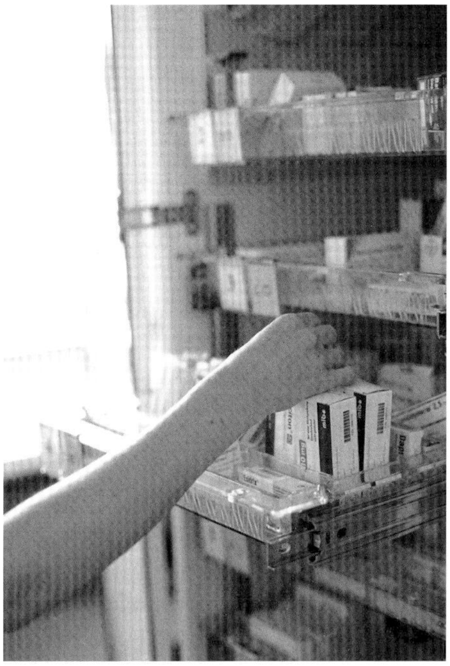

Abb. 16.1 Medikamentenabhängigkeit. Die leichte Zugänglichkeit der Medikamente begünstigt bei Pflegenden eine Medikamentenabhängigkeit.

Allgemeine Entstehungsbedingungen für Suchterkrankungen

Die Ursachen für die Entstehung einer Suchterkrankung sind sehr vielfältig und nicht vollständig erklärbar. Dabei werden biologische Faktoren, welche auf eine genetische Veranlagung schließen lassen, sowie soziale bzw. gesellschaftliche Faktoren für die Entstehung einer Suchterkrankung verantwortlich gemacht (vgl. Heinze u. Reuß 2004).

Diese Faktoren beeinflussen die Entwicklung von bestimmten Persönlichkeitseigenschaften, welche begünstigen, dass bestimmte Stoffe oder Interessen eine Funktion erhalten, aus der sich eine Sucht entwickeln kann. Eine eindeutige Bestimmung von Persönlichkeitseigenschaften von Abhängigen, welche das spätere Suchtverhalten frühzeitig erkennen lassen, ist jedoch bis heute nicht gelungen. Es sind lediglich begünstigende Persönlichkeitseigenschaften bekannt. Die Ursachen sind demzufolge nicht ausschließlich in der jeweiligen Person zu suchen, sondern multifaktoriell (**Abb. 16.2**).

Biologische Faktoren. Bisher gibt es aufgrund mangelnder wissenschaftlicher Nachweise keinen eindeutigen Beleg, inwieweit genetische Veranlagung für die Entstehung von Sucht verantwortlich gemacht werden kann. Forschungen haben lediglich nachweisen können, dass es im Stoffwechsel der Neurotransmitter im Gehirn genetisch bedingte Unterschiede gibt. In diesem Zusammenhang wurde festgestellt, dass Menschen, bei denen aus genetischen Gründen weniger Transmitter hergestellt werden, eher zur Entwicklung einer Abhängigkeit neigen. Konkret bewiesen gilt eine genetische Beteiligung bei Alkohol. Untersuchungen belegen, dass bei Kindern von Alkoholikern eine höhere Wahrscheinlichkeit besteht, alkoholabhängig zu werden als bei Kindern von nicht alkoholabhängigen Eltern.

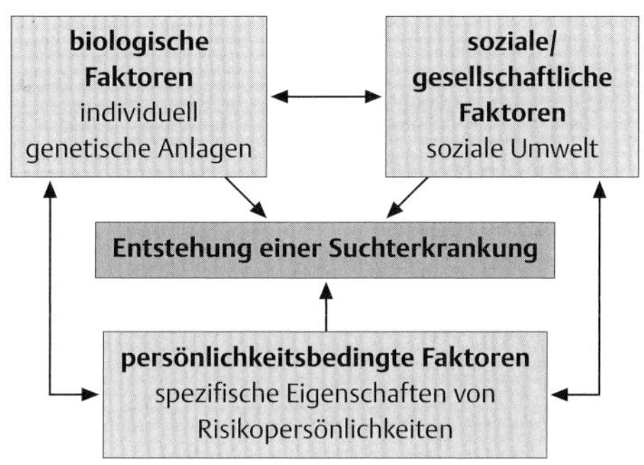

Abb. 16.2 Entstehungsgefüge einer Suchterkrankung. Die Ursachen für die Entstehung von Suchtverhalten sind aufgrund der wechselseitigen Beeinflussung der einzelnen Faktoren nicht eindeutig zuzuweisen. Es können lediglich begünstigende Faktoren beschrieben werden.

Soziale/gesellschaftliche Faktoren. Eine wesentliche Rolle bei der Entwicklung von Suchtverhalten spielt das soziale Umfeld, in dem der Betroffene sich aufhält bzw. aufgehalten hat. Hierzu zählen neben der Familie der Freundeskreis sowie das berufliche Umfeld.

Der Umgang der Eltern und Freunde mit Suchtmitteln hat für Kinder und Jugendliche einen enthemmenden und modellierenden Effekt (z.B. Alkohol, **Abb. 16.3**). Sie übernehmen das beobachtete Verhalten und konsumieren bedenkenloser. Elterlicher Alkoholmissbrauch wirkt sich weiterhin negativ auf die Affektlage des Kindes aus, auch dies begünstigt den Konsum von Drogen.

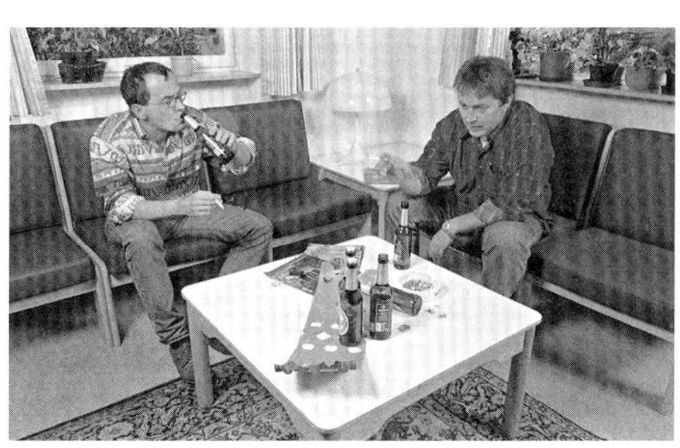

Abb. 16.3 Alkoholmissbrauch. Konsumieren die Eltern und Erwachsenen im Umfeld des Kindes übermäßig Alkohol, vereinfacht dies auch für die Kinder den Einstieg in die Abhängigkeit.

Ein weiterer Belastungsfaktor für die Entwicklung von Suchtverhalten stellt physischer und sexueller Missbrauch dar sowie psychische Belastungen in der Familie und im privaten Umfeld. Wenn sich kritische Lebensereignisse wie Trennung oder Verlust eines Familienmitgliedes häufen, versagen bewährte Problembewältigungsmechanismen. Der Konsum von Suchtmitteln kann ein Ausweg aus dieser Konfliktsituation für die Betroffenen darstellen.

Berufliche Belastungen wie z. B. Schichtarbeit, hohe Leistungsanforderungen, Zeitdruck, Über- und Unterforderung, Konkurrenzsituationen und Mobbing können ebenso den Weg in die Sucht anbahnen.

Risikopersönlichkeiten. Ladewig (1996) und Heinze u. Reuß (2004) nennen hierzu folgende Persönlichkeitsauffälligkeiten, welche ein Suchtverhalten begünstigen:

- misstrauische Menschen
- Menschen, die mit übertriebener Empfindsamkeit auf Zurückweisung reagieren
- Menschen, die nachtragend bei Kränkungen reagieren
- Menschen, die eine Neigung haben, Erlebtes zu verdrehen
- Menschen, die kaum Freude erleben können
- Menschen mit seelischer Kälte
- Menschen, die in sich gekehrt und zurückhaltend sind
- Menschen, die eine Neigung zu exzentrischem Verhalten haben, welches u.U. die ständige Stimulussuche bedingt
- Menschen mit geringem Verantwortungsgefühl
- Menschen mit geringer Verhaltenskontrolle
- Menschen mit mangelndem Schuldbewusstsein
- Menschen mit der Neigung, andere zu beschuldigen
- emotional labile Menschen mit häufig wechselnden Stimmungen und Launen
- in ihrer Entwicklung retardierte Menschen, die leicht beeinflussbar sind

Häufig kommen Kontaktschwierigkeiten und ein infantiles Verhalten (Unfähigkeit, Bedürfnisbefriedigung aufzuschieben und ausgeprägte Suche nach Stimulierung) sowie geringe Akzeptanz sozialer und ethischer Werte hinzu. Es betrifft jedoch auch Menschen, welche besonders gewissenhaft bis zwanghaft sind und eine unverhältnismäßige Leistungsbezogenheit unter Vernachlässigung persönlicher Bedürfnisse (vgl. Burn-out, Kap. 9, S. 103) aufweisen.

Ein weiteres Charakteristikum der Betroffenen ist, dass sie ein andauerndes Gefühl der Anspannung, Ängstlichkeit, Unsicherheit und Minderwertigkeit haben. Bei diesen Personen besteht eine tiefe Sehnsucht nach Zuneigung und Akzeptanz bei gleichzeitiger Überempfindlichkeit gegenüber Kritik und Zurückweisung (vgl. Helfersyndrom, Kap. 10, S. 106).

Entstehungsbedingungen in der Pflege

Nolte (2007) beschreibt in ihrem Artikel „Sucht – Gefahr für Pflegende" typische Bedingungsfaktoren für die Entstehung von Suchtverhalten bei Pflegenden. Hohe moralische Leistungsansprüche an sich selbst und ein überhöhtes Ich-Ideal des Helfens (vgl. Burn-out, Kap. 9, S. 103), welchen man auf Dauer nicht gerecht werden kann, führen zwangsläufig zur permanenten Überlastung der Betroffenen. Auch die zunehmende Arbeitsverdichtung und der Zeitdruck durch z.B. Personalabbau und Zuordnung neuer Betätigungsfelder, häufigen Patientenwechsel, Schichtdienst und eine Budgetreduzierung begünstigen bzw. dynamisieren das Entstehen eines Überlastungssyndroms (vgl. Burn-out, Kap. 9, S. 102 und Stress, Kap. 15, S. 128). Fallen zusätzlich stützende soziale Systeme weg oder kommen belastende Situationen im privaten Bereich hinzu, wird der Druck für die Betroffenen so übermächtig, dass sie durch Suchtmittel versuchen, sich zumindest kurzfristig Erleichterung zu verschaffen.

Bei Pfleger Stephan scheinen mehrere Faktoren für die Entstehung seiner Sucht ursächlich zu sein. So kann man davon ausgehen, dass er mit hohen Idealen und Leitungsansprüchen an seine berufliche Tätigkeit herangegangen ist, welche auf die Dauer nicht erfüllt werden konnten. Hinzu kommen die hohen physischen und v.a. psychischen Belastungen auf einer onkologischen Station sowie die privaten Probleme bzw. Belastungen, die zu einer Überlastung und schließlich zum Einstieg in die Sucht geführt haben könnten.

2. Welche Anzeichen lassen auf eine Suchtproblematik schließen?

Die Anzeichen und Auffälligkeiten, welche für einen Suchtmittelmissbrauch sprechen, sind meist sehr unspezifisch. Es besteht lediglich die Wahrscheinlichkeit, dass eine Abhängigkeit bei dem betreffenden Mitarbeiter vorliegt, es muss aber nicht, da bspw. ein Burn-out-Syndrom von ähnlichen Verhaltensweisen begleitet wird. Daher ist es häufig sehr schwierig, abhängiges Verhalten bei Kollegen festzustellen. In **Abb. 16.4** sind einige Anzeichen für Suchtmittelmissbrauch im Beruf dargestellt.

Anzeichen für Suchtmittelmissbrauch im Beruf

- häufige Kurzfehlzeiten
- unbegründete Abwesenheit vom Arbeitsplatz
- häufiges Zu-spät-Kommen
- starke Leistungsschwankungen bzw. schleichender Leistungsabbau
- fehlerhaftes Arbeiten
- Unzuverlässigkeiten, Termine werden versäumt
- starke Stimmungsschwankungen von depressiv bis aggressiv
- geringere Frustrationstoleranz
- übermäßige Müdigkeit, Konzentrationsschwierigkeiten
- sozialer Rückzug
- Gleichgültigkeit gegenüber der Umwelt
- „Überengagement" (manchmal sind die Betroffenen überengagiert: Z.B. werden Dienste, die andere Kollegen nicht machen wollen, aufgrund von Schuldgefühlen übernommen)
- Motivationsabfall, Apathie, „Ankunftsschwierigkeiten"
- Ausreden, ausweichendes Verhalten, Distanzlosigkeit
- bei Alkoholmissbrauch:
  - Händezittern, Schweißausbrüche
  - Versuch, Alkoholgeruch zu tarnen (z.B. mit Mundwasser und Parfüm)
  - Vernachlässigung der Körperpflege und Kleidung
  - Alkoholkonsum zu unpassenden Gelegenheiten

Abb. 16.4 Suchtmittelmissbrauch. Anzeichen für Suchtmittelmissbrauch im Beruf (in Anlehnung an Nolte 2007).

3. Wie sollte im kollegialen Team mit der Suchtproblematik eines Mitarbeiters umgegangen werden?

Häufig dauert es mehrere Jahre, bevor innerhalb eines Arbeitsteams der Druck und die Belastung, welche ein abhängigkeitserkranktes Mitglied erzeugt, so groß werden, dass das Gleichgewicht in der Gruppe nicht mehr gehalten werden kann und Initiativen ergriffen werden, den Zustand zu verändern.

Durch die Übernahme verschiedener, z.T. gruppenerhaltender Funktionen durch das betroffene Gruppenmitglied wird das Fehlverhalten über längere Zeit von den anderen Gruppenmitgliedern toleriert und gedeckt. Ein Beispiel hierfür ist, dass Fehler, die in der Arbeitsgruppe passieren, dem „Problemfall" zugeschrieben werden und unliebsame Arbeiten auf ihn abgewälzt werden – das schlechte Gewissen des Betroffenen gegenüber seinen Kollegen verhindert seine Weigerung, die Aufgabe zu übernehmen (vgl. Pegel-Rimpl 2001). Nehmen die Schwierigkeiten und die Belastungen durch das abhängige Mitglied für die Gruppe zu, wenden sich immer mehr Mitglieder von dem Betroffenen ab, während andere Kollegen noch Mitleid haben und Fehler ausgleichen. Es entsteht ein Ungleichgewicht in der Gruppe, welches das Arbeitsklima und die Leistungsfähigkeit massiv beeinträchtigen. Der Druck, an der Situation etwas zu verändern, wächst.

Handlungskonsequenzen

Wichtig ist, sich bewusst zu machen, dass Ignorieren oder Verharmlosen suchtbedingter Probleme den Krankheitsverlauf der Betroffenen begünstigen. Da Sucht – im Gegensatz zu den meisten anderen Krankheiten – mit Vorurteilen behaftet ist, schämen sich die Betreffenden, darüber zu sprechen. Zudem besteht die Befürchtung, den Arbeitsplatz zu verlieren, wenn die Suchtkrankheit bekannt wird. Oft ist den Süchtigen auch nicht bewusst, was sie sich und ihrem Umfeld antun. Ihre Selbsteinschätzung ist krankheitsbedingt fehlerhaft, und sie neigen dazu, ihr Suchtproblem zu bagatellisieren. Die Betroffenen sind daher umso mehr auf die Hilfe und Unterstützung von außen angewiesen; dazu gehört auch, die Betroffenen nicht zu decken oder das Problem zu ignorieren, sondern sie anzusprechen und ihnen die Bereitschaft zu Gesprächen deutlich zu signalisieren. Sie brauchen das Feedback aus ihrer Umgebung, damit ihnen deutlich wird, wo sie stehen und wie sie von anderen gesehen werden. Ein achtsamer und wertschätzender Umgang ist hierbei wichtig. Viele Betroffene sind froh, endlich jemanden zu haben, dem sie sich anvertrauen können. Wichtig ist dabei, dass das Problem wertfrei besprochen wird. Vorwürfe und Vorhaltungen führen nicht zum Ziel. Wird aber ein echtes Interesse an den Problemen des Gegenübers deutlich, kann das offene Gespräch der erste Schritt in die richtige Richtung sein und die Möglichkeit zur Einleitung einer wirkungsvollen Therapie eröffnen. Der Betroffene sollte ermutigt werden, Kontakt mit dem direkten Vorgesetzten und einem betriebsinternen Suchtberater aufzunehmen sowie weitere Hilfsangebote wie z.B. Beratungsstellen zu nutzen.

Wenn der Betroffene den Kontakt zu den Vorgesetzten nicht selbst sucht, ist es die Pflicht der Mitarbeiter, die Führungskraft auf die Beobachtungen und Probleme bzgl. des Betroffenen frühzeitig hinzuweisen, um arbeits- und dienstrechtlichen Pflichtverletzungen vorzubeugen oder ggf. bei Pflichtverletzungen entsprechende Maßnahmen ergreifen zu können. Das weitere Vorgehen obliegt den Vorgesetzten. Dies können Gesprächsangebote sein, es kann eine Untersuchung beim Betriebsarzt veranlasst werden sowie Auflagen für die Kontaktaufnahme mit entsprechenden Beratungsstellen und der Einleitung einer Therapie gemacht werden.

Stressbewältigung

Angebote zur Stressbewältigung und zum Spannungsabbau sowie die Stärkung der persönlichen Kompetenz im Umgang mit psychosozialen Belastungen (vgl. Kap. 15, S. 130) und die Aufklärung über Wirkungen von Suchtmitteln stellen mögliche innerbetriebliche Unterstützungsangebote zur Suchtprävention dar.

Weitere Vorschläge zur Prävention von Alkohol- und Medikamentenmissbrauch bzgl. der Arbeitsorganisation, der Arbeitszufriedenheit und der Führungskonzepte werden in der Info-Broschüre „Substanzbezogene Störungen am Arbeitsplatz" von Pegel-Rimpl (2001) in Anlehnung an Nette (1996) zusammengefasst und in **Tab. 16.1** dargestellt.

Ursachen für Alkohol- und Medikamentenmissbrauch in der Pflege können auch Krisen sowie ungelöste Konflikte im beruflichen sowie privaten Bereich sein, hier kann ein angemessener Umgang mit Krisen und Konflikten eine präventive Maßnahme zum Suchtmittelmissbrauch darstellen. Auch vorbeugende sowie intervenierende Maßnahmen zur Unterbrechung bzw. Vermeidung von Mobbing, Stress und Burn-out bei Pflegenden stellen gleichzeitig Wege zur Suchtprävention dar.

4. Welche Möglichkeiten zur Suchtprävention sehen Sie im beruflichen Alltag?

Maßnahmen, um Suchtmittelmissbrauch zu verhindern, sind besonders in der Pflege wichtig, da fehlerhaftes Verhalten weitreichende Konsequenzen hat.

Enttabuisierung

An erster Stelle steht die Enttabuisierung dieses Themas in den Pflegeeinrichtungen. Ein offener Umgang mit dem Thema „Sucht in der Pflege" hilft, Mitarbeiter zu sensibilisieren und zum Umdenken zu bewegen, denn die altruistische Grundhaltung vieler Pflegenden gegenüber Hilfebedürftigen – in diesem Fall abhängigen Kollegen – bewirkt ein Ausgleichen der Fehler und eine oft zu lange Zeit der Toleranz des Fehlverhaltens.

Tab. 16.1 Präventionsmaßnahmen am Arbeitsplatz (Pegel-Rimpl 2001)

Arbeitsorganisation	– flexiblere Zeitmodelle und Ausbau sozialer Unterstützungsangebote – insbesondere für berufstätige Frauen mit Kindern – Entlastung von Beschäftigten im Schichtdienst – Entlastung und höhere Flexibilität im Bereich der Arbeitszeit für ältere Beschäftigte
Arbeitszufriedenheit	– Erweiterung der Handlungs- und Entscheidungsspielräume – Ausbau der Maßnahmen im Bereich von Arbeitsschutz und Arbeitsmedizin und Installation betrieblicher Gesundheitszirkel – stärkere Einbeziehung von Beschäftigten in die Arbeitszeitgestaltung – Ausbau der Weiterbildungsmöglichkeiten – Förderung stabiler sozialer Beziehungsfelder zwischen den Beschäftigten
Führungskonzepte	– Möglichkeiten der Konfliktregelung am Arbeitsplatz durch Befähigung der Führungskräfte – Verbesserung innerbetrieblicher Informations- und Kooperationsprozesse durch den Abbau unnötiger Hierarchien

Aufgabenstellung 17

Fallbeispiel Frieda Lieser

Bearbeitungsvorschläge und fachlicher Hintergrund

1. Was ist ein Downsyndrom?

Renate Fischer

Das Downsyndrom (Trisomie 21, Morbus Langdon-Down) ist eine angeborene Erkrankung, die mit geistiger Behinderung und verschiedenen körperlichen Merkmalen, den sog. Dysmorphiezeichen, einhergeht. Sowohl Mädchen als auch Jungen können vom Downsyndrom betroffen sein. Der englische Arzt John Langdon Down (1828–1896) war der Erste, der im Jahre 1866 Menschen mit den klassischen Merkmalen dieses Krankheitsbildes beschrieb und sie als Syndrom, d.h. als abgrenzbare Einheit, erkannte. Die Häufigkeit der Trisomie 21 wird in der Literatur unterschiedlich mit von 1:600 bis 1:700 Neugeborenen angegeben. Das Downsyndrom ist damit die häufigste Chromosomenanomalie.

Entstehung und Formen der Trisomie 21

Normalerweise enthält jede Zelle des Menschen, mit Ausnahme der Keimzellen, 46 Chromosomen. Alle Chromosomen liegen paarweise vor, d.h., 23 Chromosomen stammen von der Mutter und 23 Chromosomen stammen vom Vater; jeweils 22 Autosomen und ein Gonosom (Geschlechtschromosom). Trisomie 21 ist eine numerische, autosomale Chromosomenaberration.

Mitose. Neue Körperzellen entstehen durch die Teilung bereits vorhandener Zellen; die häufigste Form der Zellteilung ist dabei die Mitose, bei der die Mutterzelle sich in zwei gleiche Tochterzellen teilt. Die Erbsubstanz, d.h. die DNA der Mutterzelle, muss hierzu vorher repliziert, also verdoppelt werden.

Meiose. Die Weitergabe der Erbinformation von einer Generation zur nächsten findet hingegen im Rahmen der Meiose, also der Bildung von Ei- und Samenzelle statt. Damit sich bei der Vereinigung von Ei- und Samenzelle das Erbgut nicht verdoppelt, teilt sich eine Stammzelle mit 46 Chromosomen normalerweise so, dass zwei Keimzellen mit einem jeweils halben Chromosomensatz entstehen. Dies wird als Reduktionsteilung bezeichnet.

Freie Trisomie. 1959 entdeckte der Franzose Jerome Lejeune die genetische Ursache des Downsyndroms: Beim Downsyndrom teilt sich im Rahmen der Meiose das Chromosomenpaar 21 nicht (Nondisjunction), sodass eine Keimzelle entsteht, die das Chromosom 21 doppelt enthält. Vom Downsyndrom betroffene Kinder haben also das Chromosom 21 dreifach anstatt zweifach in jeder Körperzelle – diese Entdeckung führte zur Bezeichnung Trisomie 21 – und in jeder Zelle 47 statt der üblichen 46 Chromosomen. Diese Form der Trisomie 21 ist mit 95% die häufigste Form der Erkrankung und wird auch als freie Trisomie bezeichnet (**Abb. 17.1**).

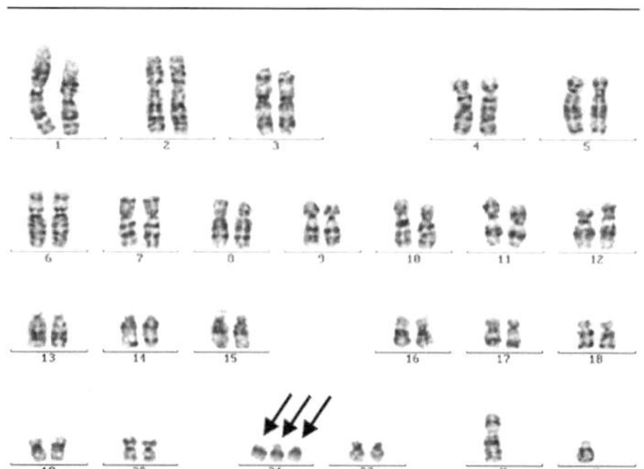

Abb. 17.1 Karyogramm. Grafische Darstellung eines vollständigen Chromosomensatzes eines Jungen mit freier Trisomie 21.

Daneben gibt es noch weitere Formen des Downsyndroms:

- **Translokationstrisomie (Robertson'sche Translokation):** Bei dieser Form der Trisomie 21 sind nur Teile des Chromosoms dreimal vorhanden. Das zusätzliche Erbinformationsmaterial bleibt jedoch nicht Bestandteil des Chromosoms 21, sondern heftet sich an ein anderes Chromosom an (Translokation). Damit liegen einige Gene dreifach vor. Die Translokationstrisomie kann sowohl neu auftreten als auch familiär gehäuft sein. Ca. 4% der Kinder sind von einer Translokationstrisomie betroffen. Sie unterscheiden sich klinisch nicht von Kindern mit freier Trisomie 21.
- **Partielle Trisomie (sog. Mosaik-Trisomie):** Die Mosaik-Form der Trisomie 21 entsteht durch einen Fehler in der Mitose. Erst während der ersten Zellteilungen der befruchteten Eizelle kommt es dazu, dass sich in einigen Körperzellen das Chromosom 21 teilt, in anderen hingegen nicht. Menschen mit Mosaik-Trisomie haben also gleichzeitig Körperzellen mit 47 Chromosomen und Körperzellen mit normalem Chromosomensatz. Dies führt dazu, dass die Symptome der Erkrankung weniger ausgeprägt sind. Die Mosaik-Trisomie ist mit ca. 2% der Erkrankten die seltenste Form des Downsyndroms.

Risikofaktoren

Das Risiko, ein Kind mit Downsyndrom zu gebären, steigt mit dem Lebensalter der Mutter. Ab dem 35. Lebensjahr besteht bei der Frau ein erhöhtes Risiko für eine sog. Nondisjunktion, also eine nicht stattfindende Trennung des Chromosomenpaars 21 in zwei Teile. Daher wird Schwangeren ab 35 Jahre heutzutage eine Amniozentese (Fruchtwasseruntersuchung) oder eine Chorionzottenbiopsie zur pränatalen Diagnostik angeboten. Es wird vermutet, dass auch andere Schädigungen der Eizellen (z.B. durch Strahlung) zum Downsyndrom beim Kind führen können.

Symptome

Durch die Fehlverteilung der Chromosomen kommt es zu einem typischen körperlichen Erscheinungsbild an Kopf, Gesicht und Extremitäten. Auffallend ist der durch nach außen ansteigenden Lidachsen „mongolenähnliche" Gesichtsausdruck von Kindern mit dem Downsyndrom; der Grund, weshalb die Krankheit früher auch als „Mongolismus" bezeichnet wurde. Weiterhin gibt es Merkmale, welche die kognitiven Fähigkeiten und Organfehlbildungen betreffen. Kein Kind mit Downsyndrom weist jedoch alle diese Veränderungen auf.

Veränderungen an Kopf und Gesicht. Typisch sind:
- kleiner, runder Kopf (Mikrozephalie) mit flachem Hinterkopf (Brachyzephalie) und tief sitzenden Ohren
- flaches Gesicht mit breiter Nasenwurzel
- nach außen hin ansteigende Lidachse
- Hautfalte am inneren Augenwinkel (Epikanthus medialis)
- großer Abstand zwischen den Augen (Hypertelorismus)
- meist geöffneter Mund mit großer Zunge (Makroglossie) und erhöhtem Speichelfluss
- kurzer Hals
- schmaler, hoher Gaumen
- unterentwickelter Kiefer und Zähne

Veränderungen an den Extremitäten. Kinder mit Downsyndrom sind bei der Geburt kleiner und ihre endgültige Körpergröße liegt unter dem familiären Durchschnitt. Darüber hinaus können folgende Veränderungen auftreten:
- kurze breite Hände mit Vierfingerfurche (die Furche auf der Handinnenfläche beginnt nicht wie bei gesunden Kindern an der Kleinfingerseite und zieht über drei Finger hinweg bis zwischen Mittel- und Zeigefinger, sondern über 4 Finger hinweg bis zwischen Zeigefinger und Daumen)
- kurze Finger
- breiter Spalt zwischen Großzehe und zweiter Zehe (sog. „Sandalenlücke")
- überbewegliche und überstreckbare Gelenke

Weitere Merkmale. Weitere Veränderungen beim Downsyndrom können sein:
- psychomotorischer und geistiger Entwicklungsrückstand, Fähigkeiten von schwerer Behinderung bis hin zu fast durchschnittlicher Intelligenz, ab dem 30. Lebensjahr gehäuft Alzheimer-Demenz mit Verschlechterung der kognitiven Leistung
- verlangsamte Reflexe
- häufig Herzfehler (AV-Kanal), Fehlbildungen am Magen-Darm-Trakt, Hüftfehlbildungen, Hypogonadismus mit Infertilität bei Männern und Fertilität bei Frauen, Sehfehler
- erhöhte Infektanfälligkeit an den oberen Atemwegen (früher sind ca. ¾ der Patienten bereits vor der Pubertät daran verstorben)
- Leukämien kommen gehäuft vor

Therapie beim Downsyndrom

Das Downsyndrom ist nicht heilbar. Die körperlichen Veränderungen, die mit der Erkrankung einhergehen, sind heutzutage jedoch vergleichsweise gut zu behandeln bzw. mit Hilfsmitteln auszugleichen. Beispiele hierfür sind operative Korrekturen des Herzfehlers, konsequente Infektbehandlung bei erhöhter Infektanfälligkeit und Anpassen einer Gaumenplatte bei Trinkschwäche. Mittels Frühförderung und Unterricht in Sonder- oder Integrationsschulen lässt sich oft eine gute Entwicklung der Kinder mit einer gewissen Selbstständigkeit in der Lebensführung erreichen. Dennoch benötigen Menschen mit Downsyndrom aufgrund ihrer geistigen Behinderung ihr ganzes Leben lang unterstützende Betreuung.

Möglichkeiten der pränatalen Diagnostik

Da das Downsyndrom nicht heilbar ist, dient die pränatale Diagnostik letztendlich dem Zweck, über einen möglichen Schwangerschaftsabbruch zu entscheiden. Deshalb sollten schwangere Frauen vor der Durchführung diagnostischer Maßnahmen ihre persönliche Einstellung zu einem Kind mit Krankheit oder Behinderung reflektieren sowie überlegen, ob sie bereit sind, ggf. weitreichende Konsequenzen aus den Untersuchungsergebnissen zu ziehen. Auch sollte vor jeder pränatalen Diagnostik ein ausführliches Gespräch über die Grenzen der jeweiligen Methode sowie über die Risiken stattfinden.

Untersuchungen zur Risikoeinschätzung

Untersuchungen, deren Ergebnisse in eine statistische Berechnung zur Einschätzung des individuellen Risikos einer schwangeren Frau einfließen und als Grundlage für die Beratung bzgl. der Indikationsstellung weiterführender Diagnostik dienen, sind
- Ersttrimester-Test und
- Triple-Test

Ersttrimester-Test. Der Ersttrimester-Test dient der Risikoabschätzung für ein Downsyndrom beim Kind und wird im ersten Schwangerschaftsdrittel zwischen der 11. und 14. Schwangerschaftswoche (Snijders et al. 1998) durchgeführt. Hierzu wird zum einen eine spezielle Ultraschalluntersuchung durchgeführt, bei der die Nackentransparenz des Embryos gemessen wird; weiterhin werden mithilfe einer Blutentnahme die Schwangerschaftshormone ß-HCG und PAPP-A (schwangerschaftsassoziiertes Protein A) sowie Östradiol und AFP (Alpha-Feto-Protein) bestimmt. Das Ergebnis kann als Entscheidungsgrundlage für eine weiterführende Diagnostik dienen. Zu bedenken ist jedoch, dass der Test lediglich eine statistisch errechnete Risikoabschätzung und keine Diagnose darstellt.

Triple-Test. Ab der 14. SSW kann der Triple-Test durchgeführt werden. Beim Triple-Test werden im Blut der Schwangeren die Hormone ß-HCG und Östradiol sowie das Eiweiß AFP bestimmt, mit dem Alter der Schwangeren sowie der Schwangerschaftsdauer in Beziehung gebracht und schließlich ein individuelles Risiko für das Downsyndrom (oder einen Neuralrohrdefekt, z.B. eine Spina bifida) daraus errechnet.

Auch der Triple-Test kann sowohl falsch positive als auch falsch negative Ergebnisse ermitteln und stellt wie auch der Ersttrimester-Test lediglich eine Risikoeinschätzung dar. Das Testergebnis kann ebenfalls als Entscheidungsgrundlage für weiterführende Maßnahmen verwendet werden.

Untersuchungen zur Chromosomendiagnostik

Untersuchungen, mit deren Hilfe mögliche Chromosomenstörungen diagnostiziert werden können, sind
- die Amnioskopie und
- die Chorionzottenbiopsie.

Amniozentese. Die Amniozentese (Fruchtwasseruntersuchung) wird üblicherweise zwischen der 15. und 18. SSW, i.d.R. nach auffälligem Triple-Test oder Ultraschall-Befund durchgeführt (**Abb. 17.2**). Bei der Amniozentese wird der Schwangeren unter Ultraschallkontrolle mithilfe einer Hohlnadel Fruchtwasser entnommen. Im Fruchtwasser befinden sich Zellen des Embryos; von diesen wird eine Zellkultur angelegt. Aus den Zellen kann dann eine Chromosomenanalyse durchgeführt werden. Weiterhin wird das Fruchtwasser auf AFP und PAPP-A untersucht, sodass Hinweise auf

Neuralrohrdefekte gewonnen werden können. Mit der Amniozentese können also genetische Defekte wie das Downsyndrom, Neuralrohrdefekte wie Spina bifida, Erbkrankheiten oder schwere Muskel- und Stoffwechselerkrankungen sicher diagnostiziert werden.

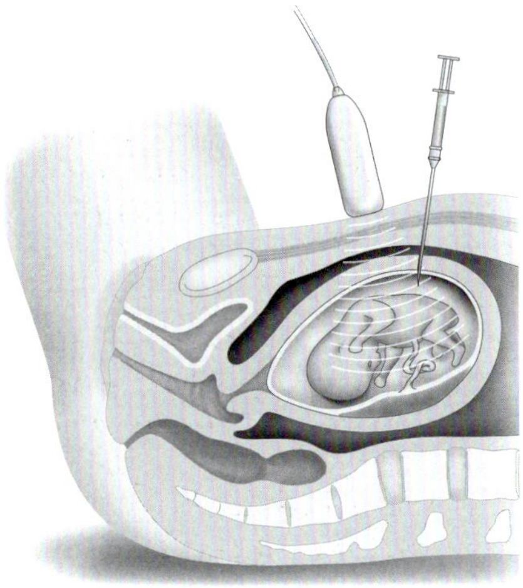

Abb. 17.2 Amniozentese. Die Amnionhöhle wird unter Ultraschallkontrolle durch die Bauchdecke punktiert. Mit einer Spritze wird Fruchtwasser abgezogen.

Chorionzottenbiopsie. Die Chorionzottenbiopsie, d.h. eine Punktion der Plazenta, ist eine Alternative zur Amniozentese und wird normalerweise zwischen der 10. und 13. SSW durchgeführt. Mithilfe eines Katheters wird entweder von vaginal oder von abdominal unter Ultraschallkontrolle Chorionzottengewebe entnommen (**Abb. 17.3**). Die Chromosomen können mit dieser Methode direkt auf genetische Defekte bzw. bestimmte familiär gehäuft auftretende Erkrankungen untersucht werden. Bei einer Chorionzottenbiopsie wird jedoch kein Fruchtwasser zur Untersuchung auf AFP bzw. PAPP-A entnommen.

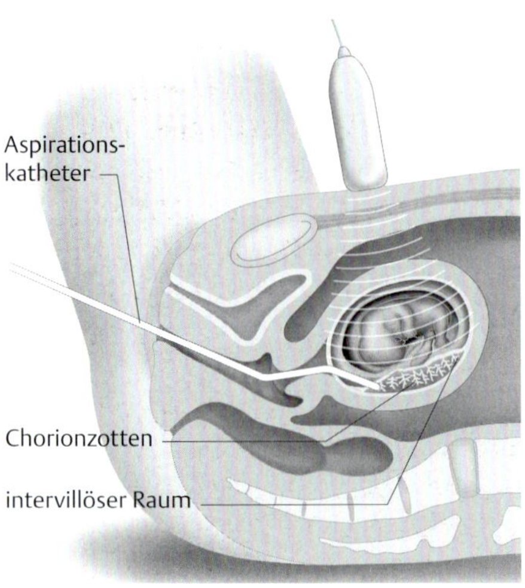

Abb. 17.3 Chorionzottenbiopsie. Unter Ultraschallsicht wird ein kleiner Katheter durch den Zervixkanal bis zum Embryo vorgeschoben. Unter Sog werden Chorionzotten in die Spritze gezogen. Eine Chorionzottenbiopsie ist auch von abdominal her möglich.

Das Abortrisiko liegt sowohl bei der Amniozentese als auch bei der Chorionzottenbiopsie bei ca. 1%.

2. Welche Vorbereitungs- und Nachsorgemaßnahmen sind bei der Durchführung einer starren Bronchoskopie beim Kind notwendig? Begründen Sie Ihre Antworten.

Die Bronchoskopie ist eine Spiegelung des Bronchialsystems, welches sowohl zur Diagnostik als auch zur Therapie am Bronchialsystem eingesetzt wird. Das Bronchoskop wird transnasal, transoral, durch einen Tubus, eine Trachealkanüle oder ein Tracheostoma (flexible Bronchoskopie) bzw. transoral (starre Bronchoskopie) unter Sicht eingeführt und über die Hauptbronchien bis in die Lappenbronchien vorgeschoben.

Starre und flexible Bronchoskopie. Bei der flexiblen Bronchoskopie ist ein weiterer Blick in die Peripherie möglich als bei der starren Bronchoskopie. Zu diagnostischen Zwecken wird die Bronchoskopie daher normalerweise mit einem flexiblen Bronchoskop durchgeführt.

Starre Bronchoskope werden v.a. bei massiven Blutungen und zur Fremdkörperentfernung eingesetzt, da das starre Gerät einen größeren Durchmesser aufweist und damit sowohl bessere Absaugmöglichkeiten als auch den Einsatz größerer Instrumente (z.B. Fasszangen) ermöglicht.

Flexible Bronchoskopien werden bevorzugt mit Oberflächenanästhesie und Analgesie/Sedierung durchgeführt. Bei der starren Bronchoskopie ist die ITN bzw. Jet-Narkose Methode der Wahl.

Kontraindikationen

Für eine therapeutisch notwendige Bronchoskopie gibt es keine Kontraindikationen. Eine Fremdkörperaspiration ist eine Notfallsituation. Wenn es in der Akutsituation nicht gelingt, durch Rückenschläge, den Heimlich-Handgriff oder eine Thoraxkompression (**Abb. 17.4**) den Fremdkörper zu entfernen, muss er bronchoskopisch entfernt werden. Es handelt sich somit um eine vitale Indikation.

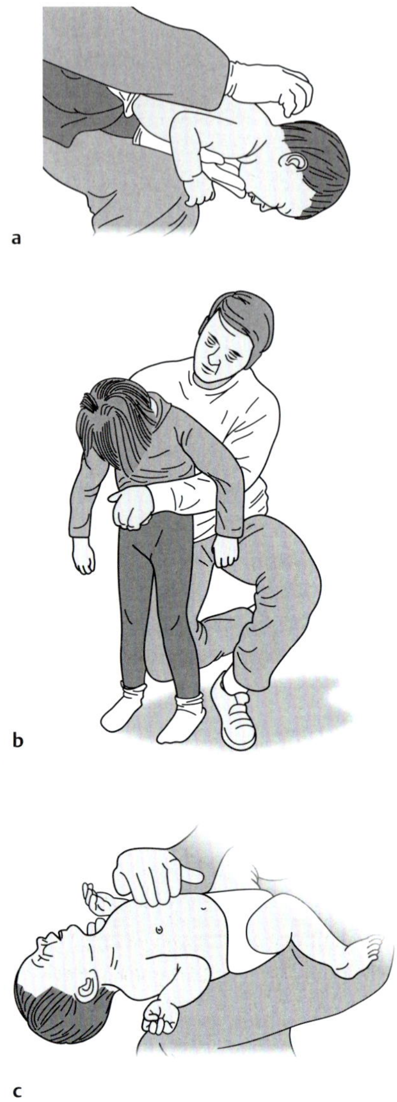

Abb. 17.4 Techniken des „künstlichen Hustenstoßes". **a** Rückenschläge. **b** Heimlich-Handgriff. **c** Thoraxkompressionen.

Vorbereitung

Bei Kindern müssen vor dem Eingriff i.d.R. die Eltern über den Eingriff aufgeklärt werden und ihr Einverständnis erklären (S. 141). Ergänzend ist, wie bei allen Eingriffen im Kindesalter, eine alters- und entwicklungsgemäße Information des Kindes in Zusammenarbeit mit den Eltern notwendig und hilfreich. Ein mitgebrachtes Lieblingsspielzeug (z.B. ein Kuscheltier) hilft dem Kind, sich vor dem Eingriff zu entspannen.

Vor einer starren Bronchoskopie beim Kind müssen folgende Vorbereitungsmaßnahmen erfolgen:

– Eltern durch den Arzt aufklären und Einverständnis einholen.

- Laboruntersuchungen vornehmen: aktuelle Blutgasanalyse, aktueller Gerinnungsstatus (Quick/INR, PTT) und Blutbild (Hb, Thrombozyten), um das Risiko einer Nachblutung einschätzen zu können.
- Kind vier bis acht Stunden vor der Bronchoskopie nüchtern lassen (Ausnahme: Notfallsituation wie im Fallbeispiel geschildert), um einer Aspiration von Mageninhalt vorzubeugen.
- Je nach Anordnung eine transnasale Magensonde zur Aspirationsprophylaxe anlegen.
- Venösen Zugang durch den Arzt legen lassen.
- Zahnspangen, Zahnprothesen und evtl. Piercings im Mundbereich entfernen und sicher aufbewahren.
- Nach ärztlicher Anordnung Prämedikation verabreichen.
- Röntgen-Thorax-Aufnahmen, Befundmappe und Kurve mitgeben, um alle Vorbefunde, Patientendaten usw. zur Hand zu haben.

Die starre Bronchoskopie findet unter Monitoring (RR, EKG und pO_2) statt.

Nachsorge

Während der Bronchoskopie werden Kreislauf und Sauerstoffgehalt des Blutes kontinuierlich überwacht, um eine Hypoxie und eine Minderbelüftung der Lunge rechtzeitig zu erkennen. Diese Überwachung wird auch nach Beenden der Untersuchung fortgeführt, bis das Kind völlig wach und stabil ist. Ggf. wird zusätzlicher Sauerstoff über eine Nasenbrille oder Maske verabreicht.

Komplikationen. Schwere Komplikationen treten sehr selten auf und sind häufiger Folge der Narkose als der endoskopischen Untersuchung selbst; mögliche Nebenwirkungen der Bronchoskopie hängen auch von der Grunderkrankung des Kindes ab.

Darüber hinaus können u.a. folgende Komplikationen bei einer starren Bronchoskopie auftreten:

- Es können harmlose und meistens nicht behandlungsbedürftige Blutungen im Nasen- und Rachenraum entstehen.
- Es kann zur Reizung der Stimmbänder mit nachfolgender Heiserkeit, Halsschmerzen und Husten bis hin zu einer Pseudokrupp-ähnlichen Symptomatik kommen, bedingt durch das Anschwellen der Atemwege oder Spasmen der Bronchialmuskulatur und des Kehlkopfes (Larynxödem).
- Nach einer Fremdkörperentfernung (wie auch nach der Entnahme von Gewebeproben) können Blutungen in den Bronchien auftreten.
- Selten kommt es zu Infektionen oder zum Pneumothorax.

Um mögliche Komplikationen frühzeitig erkennen zu können, ist eine gezielte Überwachung nach der Bronchoskopie erforderlich. Beobachtungskriterien sind zum einen die alters- und entwicklungsgerecht angepassten allgemeinen postoperativen Beobachtungsschwerpunkte und zum anderen die Beobachtung auf Komplikationen speziell durch den Eingriff:

- Um einer Aspiration vorzubeugen, muss das Kind nüchtern bleiben bis alle Schutzreflexe wieder vorhanden sind. In der Regel wird vom Anästhesisten die Nüchternzeit angeordnet.
- Zur Atem- und Kreislaufkontrolle werden Puls, Blutdruck, Atmung (einschl. der Sauerstoffsättigung) überwacht.
- Um Komplikationen durch die Bronchoskopie zu erkennen, muss das Kind, wenn es wach ist, auf Bewusstseinsstörungen, Schmerzen, Husten, Atemgeräusche, Heiserkeit und blutigen Auswurf beobachtet werden.

3. Beschreiben Sie die Durchführung einer oralen bzw. transnasalen Absaugung beim Kind.

Renate Fischer, Sandra Reinheimer

Eine Absaugung dient dazu, Atemwegssekret (oder aspirierte Substanzen wie Fruchtwasser bei Neugeborenen oder Erbrochenes) unter Sog und mithilfe eines Absaugkatheters aus den Atemwegen zu entfernen. Sie ist immer dann notwendig, wenn das angesammelte Atemwegssekret nicht oder nicht vollständig abgehustet werden kann und die Atmung dadurch beeinträchtigt ist.

Zu beachten ist jedoch, dass Absaugen die Schleimhäute reizt und die Sekretproduktion zusätzlich anregt. Je häufiger ein Kind abgesaugt wird, umso mehr Sekret wird demzufolge produziert. Daher sollte immer eine gesicherte Indikation vorliegen, um dann so effektiv und schonend wie möglich abzusaugen. Eine Absaugung wird auch durchgeführt, um Bronchialsekret zur bakteriologischen Untersuchung zu gewinnen.

Absaugtechniken im Überblick

Die Absaugung kann in verschiedenen Techniken erfolgen:

- oral und transnasal
- endotracheal
- bronchoskopisch

Orales und transnasales Absaugen. Beim oralen Absaugen wird das Atemwegssekret durch den Mund abgesaugt. Diese Technik löst leicht Würgereiz aus, daher sollte die Absaugung auf die Mundhöhle beschränkt bleiben. Für das Absaugen des Rachenraums eignet sich eher das transnasale Absaugen, bei dem der Absaugkatheter durch die Nase eingeführt wird.

Endotracheales Absaugen. Beim endotrachealen Absaugen wird das Sekret aus der Trachea abgesaugt. Die endotracheale Absaugung erfolgt über einen Tubus oder eine Trachealkanüle i.d.R. bei Kindern, die intensivmedizinisch behandelt werden.

Bronchoskopisches Absaugen. Auch mithilfe eines Bronchoskops können Sekret oder aspirierte Substanzen gezielt aus dem Bronchialsystem abgesaugt werden. Diese Technik nimmt einen Sonderstatus ein, da sie eine ärztliche Tätigkeit darstellt.

Vorbereitung

Zur Prävention von Infektionen wird beim Absaugen ein streng aseptisches Vorgehen empfohlen. Das Absaugen sollte nie unmittelbar nach einer Mahlzeit stattfinden, da es Würgereiz und dadurch Erbrechen auslösen kann.

Materialien

Absauggeräte und -katheter. Zur oralen bzw. transnasalen Absaugung werden zunächst ein Absauggerät (**Abb. 17.5**) bzw. eine Absauganlage (mit Sog von zentralem Vakuumanschluss, Druckluftanschluss mit Druck-Sogwandler oder einer Elektropumpe), ein Verbindungsschlauch sowie sterile Absaugkatheter in verschiedenen Größen benötigt.

Die Größe des Absaugkatheters bei Kindern richtet sich nach deren Körpergröße bzw. beim nasalen Absaugen nach der Größe des Nasenlochs. Der Katheter sollte i.d.R. immer dünner sein als der Durchmesser des Nasenlochs. Generell liegen die Größen zwischen 6–12 Charrière (3 Ch = 1 mm). Je größer das Kind ist, desto angeglichener ist die Kathetergröße an die Größen der Katheter für Erwachsene. Die sog. „atraumatischen Katheter" haben zusätzliche, seitliche Öffnungen und an der endständigen Öffnung einen erhabenen Ring, durch den das Festsaugen an der Schleimhaut des Kindes verhindert wird. Indikationen für den Einsatz atraumatischer Katheter sind häufiges orales und nasales Absaugen, endotracheales Absaugen, Kinder mit Gerinnungsstörungen und Absaugen während einer Antikoagulanzientherapie. Diese Katheter müssen prinzipiell mit Sog eingeführt werden. Nachteilig ist, dass sehr zähes Sekret nicht gut abgesaugt werden kann.

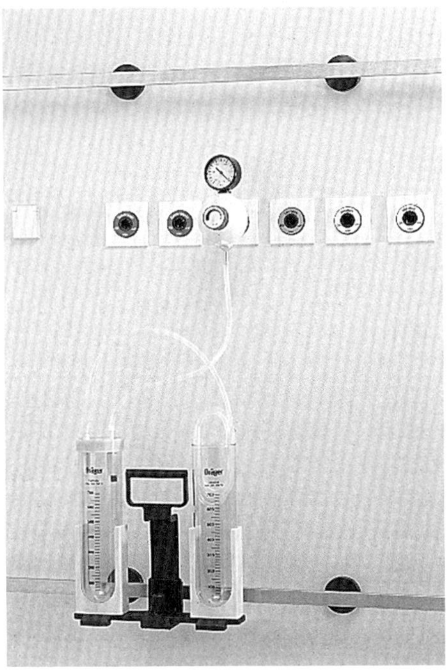

Abb. 17.5 Absauggerät. Bronchusabsaugung an einer Wandschiene, betrieben aus der zentralen Versorgungsanlage (Fa. Dräger Medical).

Darüber hinaus werden folgende Materialien benötigt:
- steriler Fingertip
- Gleitmittel (möglichst mit anästhesierender Wirkung, z.B. Xylocain-Gel)
- sterile 0,9%ige Kochsalzlösung zum Anfeuchten des Katheters
- steriles Aqua destillata zum Spülen des Absaugkatheters
- keimarme und sterile Einmalhandschuhe
- Mund- und Nasenschutz (Pflegeperson)
- Schutzbrille und Schutzkittel bei Kindern mit hohem Infektionsrisiko (z.B. MRSA, offene Tbc)
- Handtuch (evtl. zur Fixierung von Säuglingen)
- Materialien für die Mund- und Nasenpflege
- Zellstoff/Nierenschale
- Abwurfbehälter direkt neben dem Bett

Vorbereitung des Kindes und der Eltern

Zunächst wird das Kind alters- und entwicklungsgerecht über die geplante Maßnahme informiert (**Abb. 17.6**). Sind die Eltern anwesend, erhalten auch sie alle notwendigen Informationen. Hierzu gehört der Hinweis, dass die Absaugung zwar etwas unangenehm sein kann, normalerweise aber nicht schmerzhaft ist. Um zu verhindern, dass Schleim und ggf. Speisereste in tiefere Atemwege gelangen, wird vor der Absaugung eine Mund- und Nasenpflege durchgeführt.

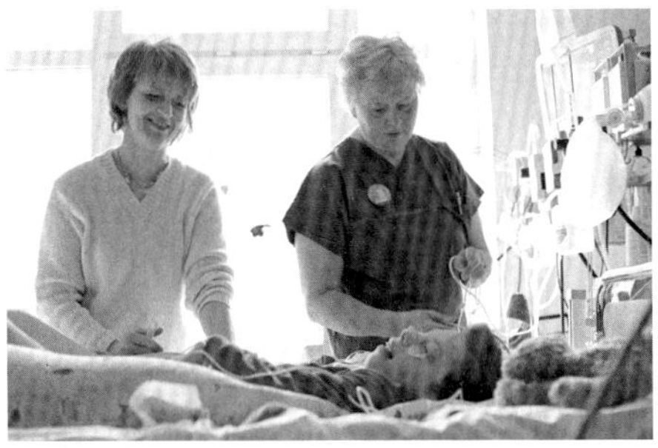

Abb. 17.6 Vorbereitung. Das Kind und ggf. die Eltern werden über das Absaugen informiert. Die Pflegende kann mit dem Kind Zeichen vereinbaren, mit denen es signalisieren kann, wann es das Absaugen nicht mehr tolerieren kann.

Zur Absaugung wird das Kind in Oberkörperhochlage gebracht oder – bspw. postnarkotisch – auf die Seite gelagert, um eine Aspiration zu verhindern.

Das Kind wird nun, sofern dies möglich ist, angeleitet, vor dem Absaugen mehrfach tief ein- und auszuatmen. Je nach ärztlicher Anordnung kann auch Sauerstoff verabreicht werden, damit vor dem Absaugen die Sauerstoffversorgung optimal hergestellt ist.

Am Gerät selbst muss vor dem Absaugvorgang die Sogstärke überprüft und ggf. korrigiert werden. Bei Kindern ist die Einstellung des Sogs dem jeweiligen Lebensalter anzupassen. Er sollte zwischen 0,18 mbar bei Frühgeborenen und max. 0,4 bar bei Schulkindern (vgl. Follmann 2007) liegen. Wenn das Kind eine Magensonde mit Sekretbeutel zur Aspirationsprophylaxe liegen hat, sollte der Sekretbeutel unter Magenniveau gehängt werden, damit Mageninhalt bei evtl. auftretendem Brechreiz ablaufen kann.

Durchführung

Das Kind wird nun beruhigend angesprochen und ggf. in sicherer Lage fixiert. Dazu können eine assistierende Pflegeperson oder auch die Eltern ggf. die Hände des Kindes festhalten, um Abwehrbewegungen zu verhindern. Bei Säuglingen und Kleinkindern ist eine leichte Fixierung des Kopfes durch eine zweite Pflegeperson empfehlenswert.

Beim nasalen Absaugen wird nun etwas Gleitmittel in das Nasenloch eingebracht. Nach Durchführung einer hygienischen Händedesinfektion und Anlegen der Schutzkleidung wird der Absaugkatheter mit dem Fingertip und über den Absaugschlauch mit dem Absauggerät verbunden; der Katheter selbst wird dabei in der Verpackung belassen. Die Pflegeperson legt an der nicht katheterführenden Hand nun einen keimarmen Einmalhandschuh und an der katheterführenden Hand einen sterilen Handschuh an.

Der Katheter wird jetzt mit der steril behandschuhten Hand aus der Hülle entnommen. Um die Sterilität des Katheters zu gewährleisten, kann er dazu in einer Schlaufe gefasst werden. Er wird nun ggf. mit steriler Kochsalzlösung angefeuchtet und eingeführt.

Aus hygienischen Gründen und zur Aspirationsprophylaxe wird immer erst der Mund und anschließend über die Nase abgesaugt. Bei sehr hoher Sekretmenge und bei atraumatischen Kathetern erfolgt das Einführen unter Sog, ansonsten ohne. Der Katheter wird behutsam in den unteren Rachen vorgeschoben; der Abstand dorthin sollte vorher abgemessen werden. Als Richtwert zum Ausmessen gilt, dass der untere Rachen vom Mund- bzw. Naseneingang ungefähr so weit entfernt ist wie Nasenspitze und Ohrläppchen des Kindes auseinander liegen.

Der Katheter wird nun unter Sog mit leicht drehender Handbewegung zurückgezogen. Dieser Vorgang sollte 10 Sek. (max. Zeitangabe bei Kindern) nicht überschreiten, da das Kind in der Zeit nicht physiologisch atmen kann. Zudem wird die vorhandene Restluft zeitgleich aus der Lunge des Kindes mit abgesaugt. Da Säuglinge und Kleinkinder eine höhere Atemfrequenz als Erwachsene haben, sind sie besonders dringend auf eine schnelle erneute Sauerstoffzufuhr angewiesen. Um das Ansaugen der Schleimhaut zu vermeiden, kann der Sog mithilfe des Fingertips intermittierend unterbrochen werden.

Beobachtung. Die durchführende (oder eine assistierende) Pflegeperson sollte während des gesamten Vorgangs das Kind hinsichtlich Hautfarbe, Atem- und Herzfrequenz (evtl. EKG-Monitoring oder Pulsoxymeter) beobachten. Ein akustisches Pulssignal ermöglicht es, eine Bradykardie – bedingt durch eine Reizung des Nervus vagus – rechtzeitig zu erkennen.

Abbruch bei Sauerstoffmangel. Der Absaugvorgang muss unverzüglich abgebrochen werden, wenn das Kind Zeichen von Sauerstoffmangel zeigt. Zeichen für Sauerstoffmangel beim Kind sind:
- grau-livide verfärbtes Nase-Mund-Dreieck
- generalisierte Zyanose
- Absinken des Sauerstoffpartialdrucks (Pulsoxymeter)

Um das Infektionsrisiko zu minimieren, sollte für jeden Absaugvorgang ein neuer steriler Handschuh für die katheterführende Hand sowie ein neuer steriler Absaugkatheter verwendet werden.

Nachbereitung

Wenn der Vorgang beendet ist, wird der Absaugkatheter um die steril behandschuhte Hand gewickelt, der Handschuh darüber gestülpt und beides entsorgt. Der Absaugschlauch wird mit dem Aqua dest. durchgespült. Nachdem das Kind gelobt, ggf. beruhigt und getröstet wurde, sollte (bei nasalem Absaugen) die Nasenschleimhaut zur Regeneration mit etwas Nasensalbe gepflegt werden. Das abgesaugte Sekret wird abschließend auf Menge, Farbe, Beimengungen, Konsistenz und Geruch beobachtet und der gesamte Vorgang dokumentiert. Vor einem weiteren Absaugvorgang sollte dem Kind ausreichend Erholungszeit gewährt werden.

Komplikationen

Mögliche Komplikationen bei der Absaugung sind (vgl. Fickus 2007):
- Hypoxie aufgrund verminderter Sauerstoffzufuhr beim Absaugvorgang, bedingt durch ein zu langsames oder unsachgemäßes Absaugen
- Aspiration durch Auslösen des Würgereflexes und nachfolgendes Erbrechen
- Reizung des N. vagus (ein Vagusreiz kann Bradykardien und andere Herzrhythmusstörungen auslösen)
- Verletzungen der Schleimhäute
- iatrogene Infektion der Atemwege

4. Darf die Mutter von Frieda in die Bronchoskopie einwilligen, obwohl die Eltern ein gemeinsames Sorgerecht haben?

Walter Hell

In dem Fallbeispiel geht es darum, ob die Mutter von Frieda allein wirksam in die medizinische Maßnahme einwilligen kann, obwohl ihr nur zusammen mit dem Vater von Frieda, von dem sie geschieden ist, das gemeinsame Sorgerecht zusteht. Damit ist die Frage angesprochen, wer muss bzw. darf bei Kindern bezüglich eines medizinischen Eingriffs einwilligen.

Tatbestand einer vorsätzlichen Straftat und Rechtfertigungsgrund

Wird bei einem Patienten eine medizinische Maßnahme durchgeführt, ist sehr häufig der Tatbestand einer vorsätzlichen Straftat erfüllt. So ist z.B. beim Verabreichen einer Injektion der Tatbestand der vorsätzlichen Körperverletzung erfüllt, beim Fixieren der Tatbestand der Freiheitsberaubung. Diese Handlungen sind allerdings dann nicht strafbar, wenn sie gerechtfertigt sind, d.h., wenn ein Rechtfertigungsgrund vorliegt. Ein wesentlicher Rechtfertigungsgrund im Bereich der ärztlichen Behandlung oder der Krankenpflege ist die (wirksame) Einwilligung in die betreffende Maßnahme.

Einwilligung und Einwilligungsfähigkeit

Voraussetzung einer wirksamen Einwilligung ist in erster Linie, dass eine Erklärung, d.h. mündlich, schriftlich oder eine eindeutige Geste des Patienten vorliegt, mit der er sein Einverständnis in die betreffende Maßnahme erklärt. Bei Abgabe dieser Erklärung muss der Patient einwilligungsfähig sein. Die Einwilligungsfähigkeit setzt voraus, dass der Patient die Tragweite des Eingriffs und seiner Einwilligung übersehen kann. Dies hängt entscheidend davon ab, um welche Maßnahme es sich handelt und inwieweit der Patient geistig in der Lage ist, dies alles und den Umfang des Eingriffs zu verstehen. Die Einwilligungsfähigkeit muss bei allen Patienten, egal welchen Alters vorliegen, wenn auf deren persönliche Einwilligung abgestellt wird.

Nicht vorhandene Einwilligungsfähigkeit

Ist nun ein Patient nicht einwilligungsfähig und kommt im konkreten Fall auch eine mutmaßliche Einwilligung nicht in Betracht, so braucht er einen anderen Menschen, d.h. einen Vertreter, der für ihn die Einwilligung erklärt, wobei dann auch diese Person aufzuklären ist. Handelt es sich bei dem Patienten um eine volljährige Person, d.h., hat der Patient bei Vornahme der Maßnahme das 18. Lebensjahr vollendet, muss für ihn ein Betreuer mit dem Aufgabenkreis „Gesundheitsfürsorge" als gesetzlicher Vertreter entscheiden.

Einwilligung bei Minderjährigen

Jugendliche. Handelt es sich bei dem Patienten um eine minderjährige Person im Alter unter 18 Jahren, so kommt es zunächst auch bei dieser Personengruppe darauf an, ob der Jugendliche nach seiner Verstandesreife die Tragweite des Eingriffs und seiner Gestattung ermessen kann. Minderjährige sind nicht automatisch einwilligungsunfähig. Auf die Geschäftsfähigkeit kommt es hierbei nicht an. Gerade bei Jugendlichen zwischen 16 und 18 Jahren ist daher sehr sorgfältig zu prüfen, ob sie aufgrund ihrer geistigen Entwicklung in der Lage sind, die Bedeutung des konkret bevorstehenden medizinischen Eingriffs zu verstehen und die Reichweite ihrer Einwilligung zu erkennen.

Kinder. Bei Kindern, d.h. Menschen unter 14 Jahren, ist in aller Regel die Einwilligungsfähigkeit nicht gegeben. Hier ist dann die Einwilligung des gesetzlichen Vertreters erforderlich. Der gesetzliche Vertreter eines Minderjährigen sind seine Eltern gem. §§ 1626, 1629 BGB.

Elterliches Sorgerecht

Das elterliche Sorgerecht beinhaltet die Pflicht und das Recht, für das minderjährige Kind zu sorgen und zwar im Hinblick auf seine Vermögensverhältnisse, aber auch im Hinblick auf seine Person, d.h. sein körperliches und geistiges Wohlbefinden. Grundsätzlich stehen das Sorgerecht und damit die gesetzliche Vertretung eines Kindes beiden Elternteilen gemeinsam zu. Das gilt sowohl für den Fall, dass beide Elternteile miteinander verheiratet sind als auch für die Fälle, dass die Eltern getrennt leben oder geschieden sind (**Abb. 17.7**). Sind die Eltern bei der Geburt des Kindes nicht miteinander verheiratet, so steht ihnen die gemeinsame Sorge dann zu, wenn sie eine gemeinsame Sorgeerklärung gegenüber

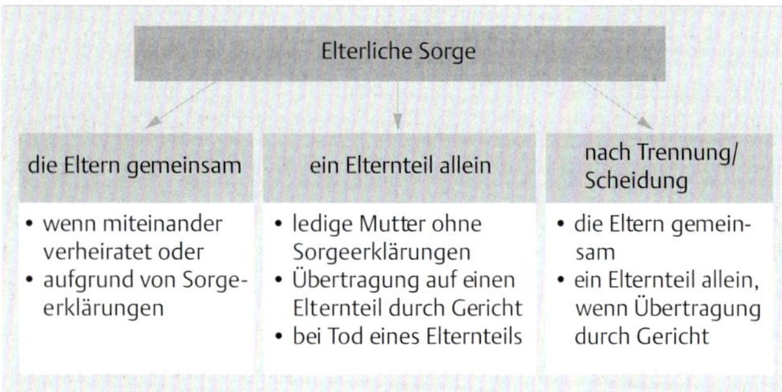

Abb. 17.7 Sorgerecht der Eltern.

dem Jugendamt abgeben oder einander heiraten. Ansonsten hat die Mutter allein die elterliche Sorge.
Gemeinsames Sorgerecht bedeutet auch, dass beide Elternteile in gegenseitigem Einvernehmen das Sorgerecht zum Wohl des Kindes ausüben müssen. Bei Meinungsverschiedenheiten müssen sie versuchen, sich zu einigen. Im Falle des Erteilens einer Einwilligung bei medizinischen Maßnahmen, die ihr Kind betreffen, ist daher die Einwilligung beider Elternteile erforderlich.

Gegenseitige Bevollmächtigung

Die Eltern können sich jedoch bezüglich der Abgabe der Einwilligung auch gegenseitig bevollmächtigen. Es ist daher nicht immer erforderlich, dass beide Eltern persönlich gegenüber dem behandelnden Arzt oder dem Pflegepersonal die Einwilligung erteilen. Ein Elternteil kann daher ohne Weiteres die Einwilligungserklärung des anderen mit abgeben. In Routinefällen ärztlicher Maßnahmen wird sich der Arzt oder die Pflegeperson im Allgemeinen ungefragt auf eine solche Ermächtigung des erschienenen Elternteils verlassen dürfen.

Ausnahmen

Von diesen oben erwähnten Grundsätzen gibt es folgende Ausnahmen:

- fehlende Einigung der Eltern
- Gefährdung des Kindeswohls
- Sorgerechtsmissbrauch
- Gefahr im Verzug
- alleiniges Sorgerecht
- gemeinsames Sorgerecht
- Einwilligung durch nicht verwandte Personen

Fehlende Einigung der Eltern. Können sich die Eltern, die das gemeinsame Sorgerecht innehaben, in einer wichtigen Angelegenheit nicht einigen, so kann das Familiengericht auf Antrag eines Elternteiles die Entscheidung einem Elternteil übertragen (§ 1628 BGB). In diesem Fall käme es nur auf die Einwilligung dieses Elternteils an.

Gefährdung des Kindeswohls. Wird das Wohl des Kindes

- durch missbräuchliche Ausübung der elterlichen Sorge,
- durch Vernachlässigung des Kindes,
- durch unverschuldetes Versagen der Eltern oder
- durch das Verhalten eines Dritten

gefährdet, so hat das Familiengericht, wenn die Eltern nicht gewillt oder nicht in der Lage sind, die Gefahr abzuwenden, die zur Abwendung der Gefahr erforderlichen Maßnahmen zu treffen (§ 1666 BGB).

Sorgerechtsmissbrauch. Ein sog. Sorgerechtsmissbrauch kann z.B. vorliegen, wenn die Eltern in eine erforderliche Operation ihres Kindes oder eine notwendige Bluttransfusion nicht einwilligen. In solchen Fällen kann das Familiengericht die erforderliche Einwilligung dann selbst erteilen oder für diese Angelegenheit einen Ergänzungspfleger bestellen, der dann für die Einwilligung zuständig wäre.

Gefahr im Verzug. Bei Gefahr im Verzug ist jeder Elternteil dazu berechtigt, alle Rechtshandlungen vorzunehmen, die zum Wohl des Kindes notwendig sind (§ 1629 I 4 BGB). Diese sog. „Notvertretung" hat v.a. Bedeutung bei Unfällen und plötzlichen Erkrankungen. Diese Regelung gilt in allen Fällen, egal ob die Eltern verheiratet sind oder waren, geschieden sind, getrennt leben oder nur einem Elternteil das Sorgerecht zusteht.

Gefahr im Verzug liegt immer vor, wenn die Einwilligung des anderen Elternteils nicht eingeholt werden kann, ohne dass der Zweck der Behandlung gefährdet wäre. Dies ist insbesondere dann der Fall, wenn dem Kind gesundheitliche Nachteile von erheblichem Ausmaß drohen, deren Abwendung ein sofortiges Eingreifen erforderlich macht.

In diesen Fällen ist der andere Elternteil über die Vornahme der Behandlungsmaßnahme unverzüglich zu unterrichten.

Alleiniges Sorgerecht. Leben Eltern getrennt, so kann jeder Elternteil beantragen, dass ihm das Familiengericht die elterliche Sorge allein überträgt. Dies geschieht insbesondere dann, wenn der andere Elternteil zustimmt oder zu erwarten ist, dass diese Entscheidung dem Wohl des Kindes am besten entspricht (§ 1671 BGB).

Wurde das Sorgerecht einem Elternteil allein übertragen, dann ist auch nur dieser Elternteil für die Erteilung der Einwilligung zuständig. Befindet sich das Kind im Einverständnis des sorgeberechtigten Elternteils beim anderen Elternteil (egal, ob beide verheiratet sind oder nicht), dem das Sorgerecht nicht zusteht, so ist dieser befugt, bei Gefahr im Verzug (s.o.) eine erforderliche Einwilligung zu erteilen (§ 1687a BGB).

Gemeinsames Sorgerecht. Leben die Eltern getrennt und haben sie gemeinsam das Sorgerecht, so ist an sich die Einwilligung von beiden Elternteilen in eine medizinische Behandlungsmaßnahme erforderlich. Der Elternteil, bei dem sich das Kind gewöhnlich aufhält, hat aber die Befugnis zur alleinigen Entscheidung in Angelegenheiten des täglichen Lebens (§ 1687 I 2 BGB).

Entscheidungen in Angelegenheiten des täglichen Lebens sind i.d.R. solche, die häufig vorkommen und keine schwer abzuändernden Auswirkungen auf die Entwicklung des Kindes haben. Hierzu zählen der routinemäßigen Besuch beim Zahnarzt, die Einwilligung im Rahmen der Behandlung von Kinderkrankheiten, sofern sie das Ausmaß des Gewöhnlichen nicht übersteigen, oder auch erforderliche Einwilligungen im Rahmen der medizinischen Nachbetreuung.

Einwilligung durch nicht verwandte Personen. In bestimmten Fällen dürfen sogar Personen, die mit dem Kind nicht verwandt sind, die erforderliche Einwilligung erteilen:

- **Adoption:** Wird ein Kind adoptiert, erlangt es die rechtliche Stellung eines eigenen Kindes des Annehmenden; die bisherigen Verwandtschaftsverhältnisse erlöschen (§§ 1754, 1755 BGB). Einwilligungsbefugt sind daher die Adoptiveltern und nicht mehr die leiblichen Eltern.
- **Vormund:** Hat ein Kind einen Vormund, ist dieser zur Einwilligung befugt.
- **Pflegschaft:** Sind die sorgeberechtigten Eltern oder der Vormund an der Ausübung

einer einzelnen Angelegenheit gehindert oder ausgeschlossen (z.B. für die Einwilligung in eine Bluttransfusion beim Kind), so ordnet das Familiengericht eine Pflegschaft an. In diesem Fall ist der Pfleger für die Einwilligung zuständig.

- **„Stiefvater" bzw. „Stiefmutter":** Der Ehegatte eines allein sorgeberechtigten Elternteils, der nicht Elternteil des Kindes ist („Stiefvater" bzw. „Stiefmutter") kann bei Gefahr im Verzug (s.o.) die erforderliche Einwilligung erteilen (§ 1687b BGB).
- **Pflegeeltern:** Lebt das Kind bei Pflegeeltern, so dürfen diese in Angelegenheiten des täglichen Lebens entscheiden, d.h. die Einwilligung für Routineeingriffe erteilen (s.o.).

Sind die Eltern aus welchen Gründen auch immer verhindert, die elterliche Sorge auszuüben, so hat das Familiengericht die im Interesse des Kindes erforderlichen Maßregeln (hier die Einwilligung) zu treffen (§ 1693 BGB).

Anwendung auf das Fallbeispiel

Wendet man nun diese Ausführungen auf den vorliegenden Fall an, ergeben sich folgende Antworten:

Bei Frieda muss ein invasiver Eingriff in Narkose durchgeführt werden. Dies ist eine Maßnahme, die den Tatbestand der vorsätzlichen Körperverletzung und der Freiheitsberaubung erfüllt. Damit die Durchführung rechtmäßig wird, bedarf es der Einwilligung. Frieda selbst ist nicht einwilligungsfähig, da sie in einem Alter von vier Jahren noch nicht die Verstandesreife hat, um die Bedeutung und die Folgen dieses Eingriffs zu verstehen. Deshalb muss ihr gesetzlicher Vertreter einwilligen. Das sind bei minderjährigen Kindern i.d.R. die Eltern des Kindes. Die Eltern von Frieda sind geschieden, haben aber das gemeinsame Sorgerecht. Dies bedeutet, dass grundsätzlich beide Elternteile einwilligen müssen.

Von diesem Grundsatz gibt es aber Ausnahmen:

- Bei Gefahr im Verzug ist jeder Elternteil berechtigt, die Einwilligung allein zu erteilen. Bei Frieda besteht Erstickungsgefahr. Es ist keine Zeit mehr, den Vater zu befragen. In dieser lebensbedrohlichen Situation darf daher auf die alleinige Zustimmung der Mutter abgestellt werden (s.o. „Gefahr im Verzug").
- Würde es sich um keinen Notfall handeln, wäre die alleinige Einwilligung der Mutter, bei der Frieda sich gewöhnlich aufhält, nur dann ausreichend, wenn es sich bei der medizinischen Maßnahme um eine alltägliche Angelegenheit handeln würde (s.o.„Gemeinsames Sorgerecht"). Dies kann man bei dem bevorstehenden Eingriff in Narkose aber sicherlich nicht sagen. In diesem Fall wäre daher zusätzlich die Einwilligung des Vaters nötig.
- Wäre der Unfall, d.h. das Verschlucken der Erdnuss geschehen, während sich Frieda bei einer Nachbarin aufgehalten hätte, bliebe es dabei, dass die Eltern gemeinsam bzw. die Mutter bei Gefahr im Verzug für die Erteilung der Einwilligung zuständig wäre. Die Nachbarin könnte keinesfalls wirksam einwilligen.
- Ist in diesem Fall die Mutter nicht erreichbar, kann der Vater bei Gefahr im Verzug die erforderliche Einwilligung erteilen, auch wenn er nicht das Sorgerecht hat.
- Ist der Vater auch nicht erreichbar, kann das Familiengericht die erforderliche Einwilligung erteilen (s.o.).
- Ist die Gefahr des Erstickens bei Frieda so hoch, dass eine rechtzeitige Einwilligung von wem auch immer nicht eingeholt werden kann, darf der Rechtfertigungsgrund der „mutmaßlichen Einwilligung" geprüft werden. Immer dann, wenn aus Zeitgründen eine ausdrückliche Einwilligung nicht möglich ist, muss sich derjenige, der den Eingriff vorzunehmen hat, die Frage stellen, ob derjenige, der für die Einwilligung berufen ist (Patient selbst bzw. sein gesetzlicher Vertreter) einwilligen würde, wenn er über die konkrete Situation aufgeklärt wäre. Im Fall bei Frieda darf mit Sicherheit vermutet werden, dass die Mutter, wäre sie über alle Umstände informiert, ihre Einwilligung in die bevorstehende Maßnahme erteilen würde.

Aufgabenstellung 18

Fallbeispiel Louisa Herder

Bearbeitungsvorschläge und fachlicher Hintergrund

Renate Fischer

1. Was ist eine Meningokokken-Meningitis?

Eine Meningitis ist eine Entzündung der Meningen, d.h. der Hirn- und/oder Rückenmarkshäute. Unterschieden wird zwischen der bakteriellen und der serösen Form der Erkrankung.

Seröse Meningitis. Als seröse Meningitis werden Entzündungen der Hirnhäute bezeichnet, die durch Viren und andere nicht eiterbildenden Erreger (z.B. Borrellien) verursacht werden. Die häufigsten Erreger einer serösen Meningitis bei Kindern und Jugendlichen sind in Mitteleuropa:
- Enteroviren
- Borrellia burgdorferi
- FSME

Mycobacterium tuberculosis ist eher selten.

Bakterielle Meningitis. Bei der bakteriellen Meningitis ist die Frage nach wahrscheinlichen Erregern abhängig vom Lebensalter (vgl. Kerbl u.a. 2007, Diener u.a. 2005):
- **Neugeborene:** Gruppe B-Streptokokken, E. Coli, Listerien, Pneumokokken, Haemophilus influenzae, Staphylokokken, Klebsiellen, Proteus, Pseudomonas
- **Säuglinge:** Pneumokokken, Meningokokken, Haemophilus influenzae Typ B (HiB) bei fehlender Impfung
- Klein- und Schulkinder: Meningokokken, Pneumokokken, Haemophilus influenzae (bei fehlender Impfung)
- **Jugendliche:** Pneumokokken, Meningokokken, Listerien
- **Erwachsene:** Pneumokokken, Meningokokken, Listerien, Staphylokokken, gramnegative Enterobakterien inkl.Pseudomonas aeruginosa

Bei Kindern mit Dispositionsfaktoren (z.B. Immundefekt, zentraler Venenkatheter oder ventrikuloperitonealer Shunt) muss mit hiervon abweichendem Erregerspektrum gerechnet werden.

Meningokokken-Erkrankungen

Erkrankungen durch Meningokokken treten weltweit auf. Meningokokken (Neisseria meningitidis) sind gramnegative Diplokokken. Sie siedeln sich im Nasen-Rachenraum des Menschen an und sind dort bei ca. 10% der Bevölkerung ohne klinische Symptome nachweisbar. Meningokokken-Erkrankungen können in jedem Lebensalter auftreten, Erkrankungsgipfel finden sich hierzulande im 1. und 2. Lebensjahr sowie bei Jugendlichen und jungen Erwachsenen.

Zwei Drittel aller Meningokokken-Erkrankungen verlaufen als Meningitis (vgl. www.rki.de). Primär bakterielle Meningitiden entstehen hämatogen, d.h., auf die Besiedelung des Nasopharynx folgt die Invasion der Erreger ins Blut und nachfolgend eine Ansiedelung im zentralen Nervensystem. Bei sekundär bakteriellen Meningitiden können die Erreger bei einem neurochirurgischen Eingriff (z.B. einer Shunt-Anlage bei Hydrocephalus) oder nach Unfällen über eine Liquorfistel direkt ins ZNS gelangen.

Bei Kleinkindern sind Meningokokken in 35–40% der Fälle die Ursache für eine bakterielle Meningitis, bei Erwachsenen ca. 30%.

Infektionsübertragung

Der Übertragungsweg für eine Meningokokken-Meningitis ist die direkte aerogene Infektion, d.h. die Tröpfcheninfektion durch niesen, husten oder sprechen. Außerhalb des Körpers sterben die Erreger schnell ab.

Die Inkubationszeit kann zwischen 1 und 10 Tagen liegen; meistens beträgt sie 3 bis 4 Tage. Patienten mit Meningokokken-Meningitis müssen bis zu 24 Stunden nach Therapiebeginn isoliert werden; danach ist eine Infektiosität nicht mehr wahrscheinlich.

Meldepflicht

Gemäß § 6 und § 7 des Infektionsschutzgesetzes sind der Krankheitsverdacht, die Erkrankung sowie der Tod durch Meningokokken-Meningitis oder -Sepsis sowie der direkte Nachweis von Neisseria meningitidis aus Blut, Liquor, hämorrhagischen Hautinfiltraten oder anderen normalerweise sterilen Substraten namentlich meldepflichtig. Neben der Meningokokken-Meningitis sind auch die Tbc-Meningitis sowie die Meningitis durch H.-Influenzae meldepflichtig.

Symptome

Typische Zeichen für eine bakterielle Meningitis sind ein kurzes Prodromalstadium mit uncharakteristischen Beschwerden im Nasen-Rachen-Raum. Danach treten folgende Symptome auf:
- **Neurologische Symptome:**
  - Kopf- und Nackenschmerzen
  - Übelkeit und Erbrechen
  - Fieber, Überempfindlichkeit gegenüber Licht und Schmerz
  - Verwirrtheit, Krampfneigung
  - Bewusstseinsstörungen bis hin zur Bewusstlosigkeit
  - bei Säuglingen schrilles Schreien, vorgewölbte und gespannte Fontanelle als Zeichen der Hirndruckerhöhung, später Lethargie
  - Früh- und Neugeborene sowie junge Säuglinge fallen den Pflegenden häufig durch eine erhöhte Berührungsempfindlichkeit auf
- **Meningismus-Zeichen:**
  - Nackensteifigkeit bei passiver Beugung des Kopfes nach vorn, bei Säuglingen Opisthotonus (Abb. 18.1)
  - Kernig-Zeichen: beim passivem Heben des gestreckten Beines aktive Beugung im Kniegelenk, passives Strecken im Kniegelenk führt zu Schmerzen
  - Lasègue-Zeichen: bei passivem Anheben des gestreckten Beins in Rückenlage bis

zur Senkrechten heftiger Schmerz in Oberschenkel, Gesäß und Rücken
  - Brudzinski-Zeichen: bei passiver Kopfneigung reflektorische Beugung der Beine im Hüft- und Kniegelenk

Meningismus-Zeichen finden sich erst ab dem Kleinkindalter.

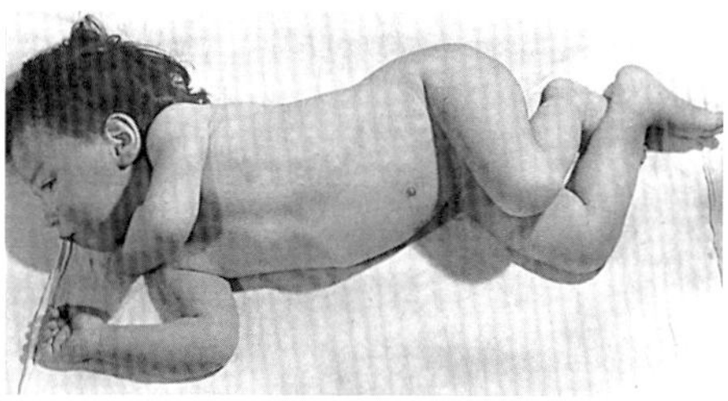

Abb. 18.1 Schonhaltung bei Meningitis (Opisthotonus). Der Kopf wird zurückgebogen, Rumpf und Extremitäten werden überstreckt.

- **Hautsymptome:**
  - Petechien oder großflächige Hauteinblutungen, makulopapulöses Exanthem
  - Die Hautveränderungen können zu Beginn diskret und nur beim unbekleideten Kind erkennbar sein; sie zeigen sich besonders am Körperstamm und an den Beinen.

Bei alten Menschen und komatösen Patienten sind die Symptome oft weniger charakteristisch.

Diagnostik

Der Erreger kann nachgewiesen werden in:
- Liquor
- Blut
- Hauteffloreszenzen

Liquor. Die bakterielle Meningitis lässt sich durch die Entnahme von Liquor, d.h. üblicherweise durch eine Lumbalpunktion, sichern. Wenn bei der Lumbalpunktion kein Liquor gewonnen werden kann, ist bei Säuglingen, deren Fontanelle noch nicht geschlossen ist, auch eine Ventrikelpunktion möglich. Auch mithilfe einer Subokzipitalpunktion, bei der in der Vertiefung zwischen Hinterhauptschuppe und dem ersten Dornfortsatz punktiert wird, kann Liquor entnommen werden.

Typischerweise ist der Liquor bei der bakteriellen Meningitis eitrig trüb. Bei 70–90% der Patienten lässt sich der Erreger im Liquor mikroskopisch mithilfe einer Gram- oder Methylenblaufärbung bzw. bakteriologisch mittels Kultur nachweisen. Zum Ausschluss von Hirndruck kann vor einer Lumbalpunktion ein CT oder MRT durchgeführt werden.

Blut. Im Blut finden sich allgemeine Entzündungszeichen wie eine Erhöhung von BSG und CRP sowie eine Leukozytose. Bei der Hälfte der Patienten sind die Blutkulturen positiv; Blutkulturen müssen stets vor Beginn einer Antibiotikatherapie angelegt werden. Bei negativem mikroskopischem bzw. bakteriellem Ergebnis kann mithilfe der PCR (Polymerase-Kettenreaktion) die Meningokokken-DNA im Blut nachgewiesen werden.

Hauteffloreszenzen. Auch in den Hauteffloreszenzen ist ein Erregernachweis möglich.

Therapie

Bei begründetem klinischen Verdacht auf eine bakterielle Meningitis wird nach der Lumbalpunktion und Abnahme von Blutkulturen unverzüglich mit einer sog. kalkulierten Antibiotikatherapie begonnen, d.h., unter Berücksichtigung des Patientenalters und prädisponierender Faktoren wird eingeschätzt, welcher Erreger der wahrscheinlichste ist und dementsprechend behandelt. Nach Eintreffen des Antibiogramms wird die Antibiotikatherapie dann angepasst (z.B. bei Meningokokken-Meningitis auf Penicillin G). Häufig werden parallel zur Antibiotikatherapie Glukokortikoide verabreicht.

Bei Komplikationen können weitere therapeutische Maßnahmen wie Infusionstherapie und Hirnödembehandlung notwendig sein.

Vor der Entlassung aus dem Krankenhaus wird dem Erkrankten sowie engen Kontaktpersonen eine Chemotherapie empfohlen (s. unten), da z.B. Penicillin G nicht die Keime im Nasen-Rachenraum eradiziert.

Maßnahmen für Kontaktpersonen

Enge Kontaktpersonen haben ein erhöhtes Risiko, ebenfalls an einer Meningokokken-Meningitis zu erkranken. Daher wird ihnen eine Chemoprophylaxe, z.B. mit Rifampicin (Rifa) oder Ceftriaxon (Rocephin), bei Erwachsenen auch mit Ciprofloxacin (Ciprobay) empfohlen; die Therapie sollte spätestens 10 Tage nach dem letzten Kontakt zu einer erkrankten Person begonnen werden. Als enge Kontaktpersonen definiert die Ständige Impfkommission am Robert-Koch-Institut (STIKO):
- alle Haushaltsmitglieder,
- Personen, bei denen der begründete Verdacht besteht, dass sie mit oropharyngealen Sekreten des Patienten in Berührung gekommen sind,
- Kontaktpersonen in Kindereinrichtungen mit Kindern unter sechs Jahren,
- enge Kontaktpersonen in sonstigen Gemeinschaftseinrichtungen mit haushaltsähnlichem Charakter wie Internaten, Wohnheimen oder Kasernen.

Kontaktpersonen sind weiterhin Personen, die bis zu maximal sieben Tagen vor Ausbruch der Erkrankung mit dem Erkrankten einen sehr engen, mit einem Haushaltskontakt vergleichbaren Kontakt hatten (vgl. www.rki.de).

Komplikationen

Mögliche Komplikationen der bakteriellen Meningitis sind:
- Hautblutungen, meist bei Meningokokken-Sepsis (**Abb. 18.2**), als petechiale Bakterienembolien oder als ausgedehnte intravasale Gerinnung mit Verbrauchskoagulopathie und Hautnekrosen (Bei bis zu 10% der betroffenen Personen entwickelt sich das sog. Waterhouse-Friderichsen-Syndrom mit Nebennierennekrosen und Multiorganversagen; die Letalität in diesem Fall beträgt bis zu 85%. Je früher die Diagnose gestellt und die Behandlung eingeleitet wird, desto besser ist die Prognose. Eine Nachbetreuung ist wichtig, um Spätfolgen erkennen und behandeln zu können.)
- Hirnödem mit Gefahr der Einklemmung
- Hydrozephalus
- subdurale Ergüsse (sog. Effusionen)

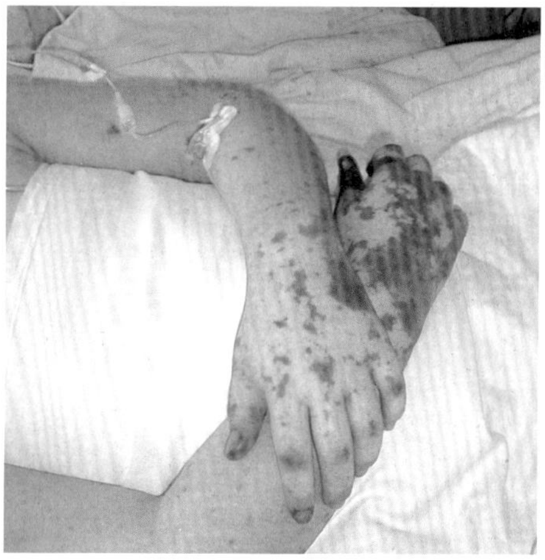

Abb. 18.2 Meningokokken-Meningitis. Typische Hautblutungen bei Meningokokken-Sepsis.

- Hirnabszess
- Krampfanfälle
- zerebrale arterielle und venöse Gefäßkomplikationen
- bleibende neurologische Ausfälle wie Hörschäden, Hirnnervenparesen, Hemiplegie
- Entwicklungsstörungen
- Lernschwierigkeiten bzw. Einschränkungen des Intellekts

Prophylaxe

Impfungen gegen Haemophilus influenzae Typ b (Hib), Pneumokokken und Meningokokken gehören zu den von der STIKO empfohlenen Standardimpfungen für Säuglinge, Kinder, Jugendliche und Erwachsene.

2. Welche Vorbereitungs-, Assistenz- und Nachsorgemaßnahmen sind bei der Durchführung einer Lumbalpunktion beim Kind notwendig? Begründen Sie Ihre Antworten.

Renate Fischer, Sandra Reinheimer

Eine Lumbalpunktion ist die Punktion des Subarachnoidalraums bzw. des Lumbalkanals mithilfe einer speziellen Punktionsnadel. Der Subarachnoidalraum befindet sich zwischen der weichen Hirnhaut (Pia mata) und der sog. Spinngewebshaut (Arachnoidea spinalis).

Die Lumbalpunktion wird sowohl zur Diagnostik als auch zur Therapie eingesetzt. Diagnostisch wird eine Lumbalpunktion durchgeführt, um Liquor aus dem Subarachnoidalraum zu gewinnen oder zur Messung des Liquordrucks. Therapeutisch dient sie z.B. der Druckentlastung bei einem Hydrozephalus oder zur intrathekalen Applikation von Arzneimitteln (z.B. Zytostatika).

Kontraindikationen

Eine Lumbalpunktion darf nicht durchgeführt werden
- bei Infektionen der Haut im Bereich der Punktionsstelle und
- bei erhöhtem Hirndruck, weil bei massiv erhöhtem Hirndruck eine schnelle Druckentlastung zu einer Hirnstammeinklemmung führen könnte.

Punktionsort

Die Lumbalpunktion erfolgt zwischen dem 3. und 4. bzw. zwischen dem 4. und 5. Dornfortsatz der Lendenwirbelsäule. In diesem Bereich befindet sich kein Rückenmark mehr, da dieses bereits auf Höhe des 2. Lendenwirbels endet.

Komplikationen

Postpunktionelles Syndrom. Eine mögliche Komplikation der Lumbalpunktion ist das sog. postpunktionelle Syndrom, welches ca. 24–48 Std. nach der Punktion auftreten kann. Das postpunktionelle Syndrom äußert sich meist in Kopfschmerzen, Nackensteifigkeit, Übelkeit und Schwindel. Das Risiko für postpunktionelle Kopfschmerzen steigt mit zunehmendem Durchmesser der Punktionsnadel.

Weitere mögliche Komplikationen sind:
- lokaler Schmerz an der Punktionsstelle
- ausstrahlender Schmerz bei Berührung der Nervenwurzel durch die Punktionsnadel
- Verletzungen von Blutgefäßen
- lokale Entzündungen
- selten Kreislaufreaktionen, vegetative Reaktionen, Störungen der Atmung und Kreislauffunktion infolge einer zentralen Einklemmung
- sehr selten Entzündungen der Rückenmarkshaut, Blutungen in die Rückenmarkshäute oder Auftreten eines Subduralhämatoms

Vorbereitung

Aufklärung. Voraussetzung für die Lumbalpunktion ist die Einverständniserklärung des einwilligungsfähigen Patienten bzw. der Eltern des betroffenen Kindes, der eine Aufklärung des Arztes vorausgehen muss. Neben der Aufklärung der Eltern ist es notwendig, auch das Kind selbst über die geplante Maßnahme alters- und entwicklungsgerecht umfassend zu informieren. Wichtig hierbei ist, mögliche Schmerzen nicht zu verschweigen oder die Maßnahme zu verharmlosen. Auch Verhaltensweisen des Kindes während und nach der Punktion werden im Vorhinein mit dem Kind besprochen.

Anästhesie. Beim Erwachsenen wird die Lumbalpunktion entweder ganz ohne Anästhesie oder in Lokalanästhesie durchgeführt. Bei sehr ängstlichen oder unkooperativen Kindern kann zur Durchführung eine Sedierung oder Kurznarkose erforderlich sein. In diesem Fall muss das Kind zur Untersuchung nüchtern sein.

Voruntersuchungen. Vor der Lumbalpunktion muss eine Hirndruckerhöhung (s. Kontraindikationen) mithilfe einer Augenhintergrundspieglung oder eines CTs/MRTs ausgeschlossen werden. Um Gerinnungsstörungen zu identifizieren, wird eine Blutgerinnungsprüfung durchgeführt. Hierzu werden folgende Werte bestimmt:
- Quick/INR
- PTT
- Thrombozyten

Zeitnah vor der Punktion wird außerdem der Blutzucker kontrolliert. Der Glukosegehalt des Liquors misst normalerweise ⅔ des Blutzuckerwertes. Ein niedrigerer Wert im Liquor kann auf eine bakterielle Infektion hinweisen.

Falls notwendig, muss die Punktionsstelle rasiert werden.

Untersuchungsraum. Prinzipiell kann eine Lumbalpunktion im Patientenzimmer durchgeführt werden; da gerade bei Kindern aber das Zimmer eine Schutz- und Ruhezone darstellt, sollte die Untersuchung besser in einem Untersuchungs- und Behandlungszimmer erfolgen. Um eine Auskühlung bei Kindern zu verhindern, sollte die Raumtemperatur erhöht bzw. bei Säuglingen eine Wärmelampe eingesetzt werden. Je nach Allgemeinzustand und Kreislaufsituation des Kindes ist ein kontinuierliches Monitoring während der Untersuchung empfehlenswert.

Unmittelbar vor der Untersuchung sollten Patienten die Gelegenheit erhalten, Blase und Darm zu entleeren; Säuglinge und Kleinkinder werden noch einmal trocken gelegt. Ein OP-Hemd macht die Einstichstelle leichter zugänglich und schützt patienteneigene Kleidung vor Verschmutzungen durch gefärbtes Desinfektionsmittel.

Anwesenheit der Eltern. Die Anwesenheit von Bezugspersonen, i.d.R. der Eltern, während der Untersuchung wird kontrovers diskutiert. Einerseits vermittelt eine vertraute Person dem Kind Sicherheit, andererseits erlebt das Kind, dass die Mutter ihm in einer sehr unangenehmen Situation nicht „hilft". Dies wiederum kann zu einem Vertrauensverlust und Verunsicherung beim Kind führen.

Material. Zur Lumbalpunktion werden folgende Materialien benötigt (**Abb. 18.3**):
- Hautdesinfektionsmittel
- sterile Tupfer und Kompressen
- steriles Lochtuch

- steriler Kittel
- sterile Handschuhe für Arzt und Pflegeperson
- Mundschutze
- Materialien zur Lokalanästhesie wie Scandicain, Spritze und Kanüle oder EMLA-Creme (EMLA = **e**utectic **m**ixture of **l**ocal **a**naesthetics) mit Pflasterverband
- Punktionskanülen mit Mandrin, evtl. mit Adapter
- Ständer mit durchnummerierten Auffangröhrchen für den Liquor
- ggf. Schälchen für den Pandy-Test (Globulin-Nachweis im Liquor) und Pandy-Reagenz (cave: giftig bei Berührung mit der Haut und beim Verschlucken, verursacht Verätzungen)
- Verbandsmaterial
- Labor- und Begleitscheine
- evtl. Material zur venösen Blutentnahme, um Parameter wie den Blutzucker mit denen aus dem Liquor vergleichen zu können
- Abwurfbehälter

Zu beachten ist, dass EMLA-Creme 5% ca. 30–45 Min. benötigt, um die gewünschte Lokalanästhesie der Haut zu bewirken. Sie muss also rechtzeitig vor der Lumbalpunktion aufgetragen werden.

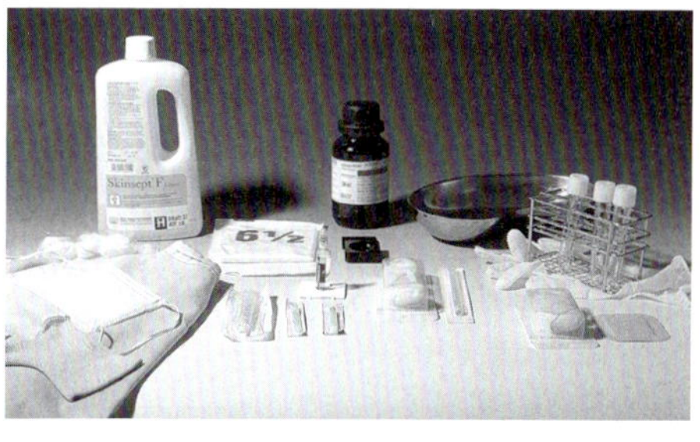

Abb. 18.3 Material für die Lumbalpunktion. Zu sehen sind u.a. Liquorröhrchen, Punktionsnadeln und Pandyreagens mit Schälchen.

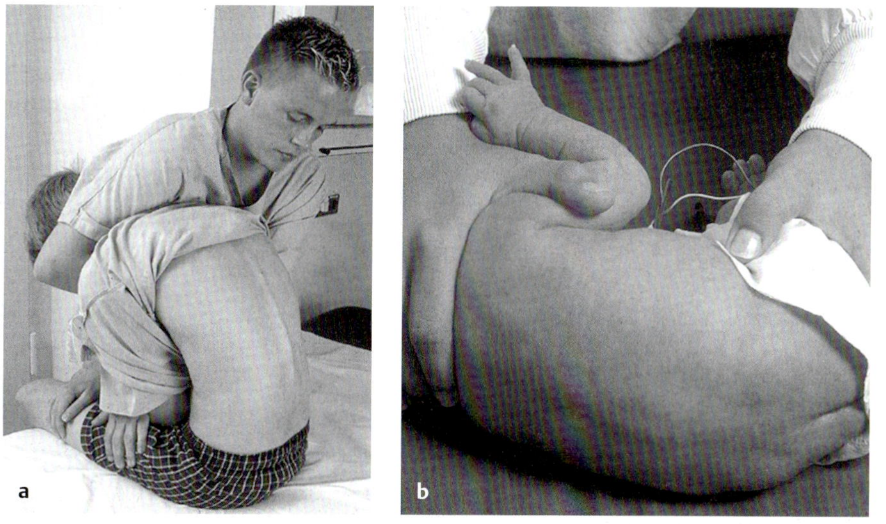

Abb. 18.4 Lagerung zur Lumbalpunktion. **a** Beim sitzenden Kind wird der Rücken zum sog. „Katzenbuckel" gekrümmt. **b** Bei Säuglingen und Kleinkindern erfolgt die Lumbalpunktion meist im Liegen in der Halbmondlage.

Durchführung

Die Lumbalpunktion wird bei Erwachsenen und größeren Kindern meist im Sitzen, bei jüngeren und schwerkranken Kindern in Seitenlage durchgeführt. Damit die Dornfortsätze möglichst weit auseinander weichen, muss die Wirbelsäule wie ein „Katzenbuckel" gebeugt sein. Der Rücken ist hierbei dem Arzt zugewandt, das Gesäß befindet sich an der Kante der Untersuchungsliege. Bei älteren, ansprechbaren Kindern steht die Pflegeperson seitlich neben dem sitzenden Kind, umfasst den Nacken und hält die Arme und Bein fest (**Abb. 18.4a**).

Bei liegenden Kindern in Seitenlage steht die Pflegeperson vor dem Kind und umfasst Arme und Beine. Dabei wird der Körper des Kindes in eine Halbmondlage gebracht (**Abb. 18.4b**). Bei sehr ängstlichen Kindern wird ggf. eine weitere Pflegeperson benötigt, die Blickkontakt mit dem Kind hält und Ablenkung bzw. psychische Unterstützung bietet.

Nach Lokalisierung und Markierung der Punktionsstelle wird ggf. zunächst die Lokalanästhesie durchgeführt. Anschließend wird die Punktionsnadel eingeführt. Bei erfolgreicher Punktion tropft der Liquor in die bereitgehaltenen Röhrchen. Die ersten 2–3 Tropfen Liquor werden in das Pandy-Schälchen geleitet. Durch die Ausflockung von Eiweiß werden bei einer positiven Pandy-Reaktion weiße Schlieren sichtbar; Eiweiß im Liquor ist meistens ein Hinweis auf eine bakterielle Infektion.

Nach Entfernen der Punktionsnadel wird die Punktionsstelle mit einem sterilen Tupfer abgedeckt und mit einem Pflasterverband versehen.

Nachbereitung

Entsprechend der ärztlichen Anordnung sollte Bettruhe, zunächst in Bauch-, danach in Rückenlage eingehalten werden. Blutdruck und Puls werden kontrolliert, um Aufschluss über mögliche Kreislaufprobleme zu erhalten. Außerdem wird der Verband auf austretenden Liquor oder Nachblutungen überprüft. Damit der Flüssigkeitsverlust ausgeglichen wird, sollte der Patient nach der Punktion reichlich trinken. Er wird darauf hingewiesen, möglichst nicht zu husten oder zu pressen. Weitere Pflegemaßnahmen ergeben sich ggf. aus der Bettruhe.

Bei Kindern stellt der psychosoziale Aspekt eine wesentliche Maßnahme in der Betreuung dar. Das isolierte Kind sollte seinem Allgemeinzustand entsprechend angepasst abgelenkt bzw. beschäftigt werden.

3. Beschreiben Sie pflegerische Schwerpunkte in der Überwachung eines Kindes mit Penicillintherapie.

Renate Fischer

Penicillin gehört zur Gruppe der Antibiotika. Antibiotika sind Arzneimittel zur Behandlung infektiöser Erkrankungen. Je nach Wirkungsspektrum hemmen sie das bakterielle Wachstum (Bakteriostase) oder töten Bakterien ab (Bakterizidie).

Antibiotika haben unterschiedliche Wirkungsmechanismen:
- Zerstörung der Zellwandstruktur
- Veränderung der Permeabilität der Zytoplasmamembran
- Hemmung der Proteinbiosynthese des Bakteriums

Penicilline sind wirksam gegen grampositive und gramnegative Bakterien. Sie hemmen die Synthese der bakteriellen Zellwand und wirken bei ausreichender Dosierung bakterizid (vgl. Roche-Lexikon Medizin, 2003).

Applikationsarten

Antibiotika können peroral oder parenteral appliziert werden. Die Applikationsart ist abhängig von den Eigenschaften des Wirkstoffes bzw. der Wirkstoffe und von der Schwere des Krankheitsbildes. Es gibt Antibiotika, die nur peroral angewendet werden können, ebenso gibt es solche, die nur parenteral zu verabreichen sind. Penicillin G kann aufgrund seiner Säureinstabilität nur parenteral appliziert werden.

Behandlungsdauer

Die Therapiedauer von Antibiotika orientiert sich an individuellen Gegebenheiten des jeweiligen Patienten. Es gibt ebenso die Möglichkeiten der Kurztherapie wie auch die mehrmonatige Behandlung im Falle tiefer Organinfektionen. Ein zu frühes Absetzen der Therapie oder Therapieabbruch bei subjektiver Beschwerdefreiheit führt zur Entwicklung bakterieller Resistenzen. Die empfohlene Therapiedauer bei einer Meningokokken-Meningitis liegt bei ca. 14 Tagen.

Nebenwirkungen

Antibiotika verursachen – abhängig von der jeweiligen Substanz – zahlreiche allergische und toxische Nebenwirkungen.

Bekannte Nebenwirkungen von Penicillin G sind:

- allergische Reaktionen: Exanthem, Urtikaria, drug-fever (Symptome wie bei einer Sepsis: Fieber, Schüttelfrost, Kopfschmerzen, Muskelschmerzen, Bradykardie, Hypotonie), anaphylaktischer Schock
- Krampfanfälle bei zu rascher Infusionsgeschwindigkeit und bei Meningitis mit Störung der Blut-Hirn-Schranke
- gastrointestinale Störungen (Übelkeit, Erbrechen, Diarrhö)
- selten: interstitielle Nephritis, hämolytische Anämie, Kontrastmittel-Toxizität

Pflegerische Schwerpunkte

Die pflegerischen Aufgaben bei der Überwachung der Penicillin-Therapie reichen von der Aufnahme des Patienten bis zu seiner Entlassung.

Pflegeanamnese

Im Rahmen der Pflegeanamnese wird der Patient, bzw. bei Kindern die Eltern, befragt, ob bekannte Allergien vorliegen. Eine bekannte Penicillinallergie ist eine Kontraindikation zur Therapie mit Penicillin.

Applikation

5-R-Regel. Für eine intravenöse Antibiotikatherapie gilt zunächst, wie für alle anderen Arzneimittelapplikationen auch, die sog. 5-R-Regel:

- **Richtiger Patient:** Infusionen werden erst unmittelbar vor ihrer Verabreichung vorbereitet. Die fertige Penicillin-Kurzinfusion wird mit Name und Zimmernummer des Patienten beschriftet, damit Verwechslungen ausgeschlossen sind.
- **Richtiges Arzneimittel:** Eine Fehlerquelle bei der Herstellung von Infusionslösungen ist die Verwendung des falschen Lösungsmittels zum Auflösen einer Trockensubstanz. Daher ist – neben der Kontrolle des richtigen als Trockensubstanz vorliegenden Arzneimittels – zu beachten, welches Lösungsmittel zur Zubereitung der Infusion zu verwenden ist.
- **Richtige Dosis bzw. Konzentration:** Antibiotika wie Penicillin G gibt es, wie viele andere Arzneimittel auch, in verschiedenen Konzentrationen. Die korrekte Applikation der angeordneten Dosis stellt einen therapeutisch wirksamen Wirkstoffspiegel im Blut sicher und verhindert Unter- bzw. Überdosierungen.
- **Richtige Applikationsart:** Da Penicillin G säureempfindlich ist, wird es ausschließlich parenteral verabreicht. Das gut wasserlösliche Penicillin kann prinzipiell sowohl intramuskulär als auch intravenös appliziert werden. Louisa erhält es als Kurzinfusion.
- **Richtiger Zeitpunkt:** Um einen gleichmäßigen Wirkstoffspiegel des Penicillins im Plasma mit einer ausreichenden therapeutischen Liquorkonzentration zu erhalten, müssen die Infusionen zeitgerecht entsprechend der ärztlichen Anordnung appliziert werden. Falls die Infusion vom Arzt angehängt wird, ist es pflegerische Aufgabe, sie zeitgerecht vorzubereiten und den Arzt zu informieren.

Während der Infusion muss die Pflegeperson sicherstellen, dass das Arzneimittel intravenös appliziert wird, d.h., die Extremität mit der peripheren Venenverweilkanüle wird regelmäßig auf Schwellung, Schmerzhaftigkeit und andere Auffälligkeiten hin kontrolliert.

Beobachtung auf allergische Nebenwirkungen

Im Falle allergischer Nebenwirkungen muss die Infusion sofort beendet und der Arzt informiert werden. Allergische Nebenwirkungen können auftreten als:

- Sofortreaktion
- verzögerte Reaktion
- Spätreaktion

Allergische Sofortreaktion. Allergische Nebenwirkungen vom Soforttyp treten direkt, während oder innerhalb der ersten Stunde nach der Penicillingabe auf. Allergische Sofortreaktionen äußern sich meist als Urtikaria. Es kann jedoch auch zu einer anaphylaktischen Reaktion kommen, die tödlich verlaufen kann. Für die Pflegeperson bedeutet dies, dass der Patient während der Infusion und eine Stunde danach auf entsprechende Symptome wie Bewusstlosigkeit, Atemstörungen und Krämpfe beobachtet werden muss. Bei Kindern, die von ihren Eltern begleitet werden, müssen diese darauf aufmerksam gemacht werden.

Verzögerte allergische Reaktion. Auch bis zu 72 Stunden nach der Penicillingabe sind allergische Reaktionen, meist Urtikaria, Angioödeme (Schwellung der Subkutis, meist an Lippen und Augenlidern) und Larynxödeme mit akuter Dyspnoe möglich. Die intensive Beobachtung des Patienten erstreckt sich also über den Zeitpunkt der Infusion hinaus. Eine Urtikaria lässt sich leicht im Rahmen der Körperpflege identifizieren.

Allergische Spätreaktion. Allergische Spätreaktionen treten länger als 72 Stunden nach der Penicillingabe auf. Sie äußern sich meist als Exanthem, welches wiederum im Rahmen der Haut- und Körperpflege zu beobachten ist. Aber auch schwere Nebenwirkungen wie

- interstititielle Nephritis,
- hämolytische Anämie,
- Thrombozytopenie und Neutropenie,
- die sog. Serumkrankheit (eine allergischen Reaktion gegenüber artfremden, nicht menschlichen Eiweißen) und
- Dermatitis exfoliativa (ein verbrennungsartiges Exanthem der Haut)

sind als Spätreaktionen möglich und müssen als solche von Pflegepersonen erkannt und eingeordnet werden. Wird der Patient also innerhalb von 72 Stunden nach der letzten Penicillingabe entlassen, muss er bzw. seine Eltern, über mögliche Spätreaktionen informiert werden.

Periphere Venenverweilkanüle

Die periphere Venenverweilkanüle wird bei Bedarf, d.h. z.B. bei Durchbluten, Durchfeuchten oder Ablösen des Pflasters frisch verbunden. Dabei wird die Punktionsstelle auf Phlebitiszeichen wie Rötung, Schwellung oder Schmerzen kontrolliert und falls notwendig entfernt. Damit es nicht zur versehentlichen Dislokation der peripheren Venenverweilkanüle, d.h. zur paravenösen Infusion kommt, sollte die Venenverweilkanüle und das Schlauchsystem – nicht nur bei Kindern – z.B. mit einer Mullbinde zusätzlich fixiert werden. Bei unruhigen Kindern kann die betroffene Extremität auch an eine Schiene angewickelt werden.

Überwachung der Infusion

Während der Kurzinfusion muss sichergestellt sein, dass die Infusion in der angeordneten Geschwindigkeit einläuft und die periphere Venenverweilkanüle nicht durch Thromben verlegt wird. Hierzu ist bei der Fixierung des Schlauchsystems darauf zu achten, dass der Infusionsschlauch nicht abgeknickt wird. Gleichzeitig muss die Höhendifferenz zwischen der Infusionsflasche und dem venösen Zugang ausreichend sein, um das Einlaufen des Arzneimittels zu gewährleisten und einen Rückfluss von Blut zu verhindern.

Ablenkung des Kindes

Damit die Infusion komplikationslos einlaufen kann, sollte das Kind währenddessen beschäftigt und abgelenkt werden. Bei kleinen Kindern sind Geschichten vorlesen, Bilderbücher anschauen (**Abb. 18.5**) und Spiele, bei denen die betroffene Extremität ruhig gehalten wird, geeignet.

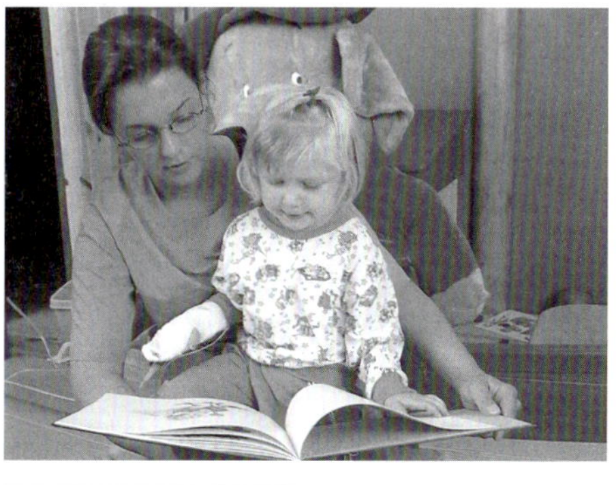

Abb. 18.5 Ablenkung. Beim Anschauen von Bilderbüchern kann die betroffene Hand ruhig gehalten werden.

4. Sie erhalten die Aufgabe, ein Informationsblatt zu erstellen, aus dem die erforderlichen Isolierungsmaßnahmen für alle an der Behandlung beteiligten Berufsgruppen ersichtlich sind. Welche Inhalte muss es haben?

Isolierungsmaßnahmen können nur dann wirksam sein, wenn alle an der Behandlung beteiligten Berufsgruppen und alle Personen, die das Zimmer betreten, sich auch an sie halten. Deshalb sollte für die Quellenisolierung ein verbindlicher Standard vorliegen, der ggf. in Form eines Merkblattes in der Patientenakte einzusehen ist.

Mögliche Inhalte eines solchen Informationsblatts sind in **Abb. 18.6** dargestellt.

Informationsblatt
Isolierung bei Meningokokken-Infektion

- **Übertragungsweg.** .... leidet an einer Infektion mit Meningokokken (Neisseria meningitidis). Nach dem Kontakt mit einer an Meningokokken-Meningitis erkrankten Person kann es zur Übertragung des Erregers durch infektiöse Aerosole („Tröpfcheninfektion") kommen.
- **Isolierung.** Der Patient wird bis 24 Stunden nach Beginn der Antibiotikatherapie räumlich isoliert. Die Therapie bei .... wurde am .... um .... Uhr begonnen und kann voraussichtlich am .... um ...... Uhr aufgehoben werden.
  Für die Dauer der Isolierung darf der Patient das Zimmer nur für dringende diagnostische bzw. therapeutische Maßnahmen verlassen und muss von einer in die Schutzmaßnahmen eingewiesenen Pflegeperson begleitet werden. Außerhalb des Zimmers muss der Patient eine Atemschutzmaske tragen.
- **Schutzkleidung.** Bei Betreten des Zimmers sind von allen Personen anzulegen:
  - Schutzkittel
  - Einmalhandschuhe
  - Atemschutzmaske
- **Händehygiene.** Eine hygienische Händedesinfektion ist durchzuführen:
  - nach jedem Patientenkontakt
  - nach Kontakt mit (potenziell) erregerhaltigem Material
  - nach Kontakt mit (potenziell) kontaminierten Gegenständen
  - nach Ablegen der Handschuhe
- **Flächen und Gegenstände.** Die Flächendesinfektion sowie der Umgang mit Geschirr, Textilien, Wäsche, Matratzen, Kissen und Decken werden entsprechend den Standard-Hygienemaßnahmen durchgeführt.

Abb. 18.6 Isolierungsmaßnahmen. Informationsblatt zur Quellenisolierung bei Meningokokken-Infektion.

Aufgabenstellung 19

Fallbeispiel Frau Thalheim

Bearbeitungsvorschläge und fachlicher Hintergrund

1. Was ist eine subpelvine Nierenabgangsstenose?

Simone Müller-Boldt

Die subpelvine Nierenabgangsstenose ist eine Verengung des Ureters, welche sich unmittelbar unterhalb des Übergangs vom Nierenbeckenausgang in den Ureter befindet. Durch diese Stenose kann der Urin aus dem Nierenbecken nicht in physiologischer Menge durch den Ureter in die Blase laufen. Die Folge ist der Aufstau des Harns im Nierenbecken und es kommt zur Nierenstauung.

Ursache

Die Aufweitung des Nierenbeckenkelchsystems, ausgelöst durch eine Obstruktion im Bereich des Ureterabgangs, wird als eine angeborene Fehlbildung angesehen, die sich zu unterschiedlichen Zeiten nach der Geburt manifestiert.

Symptome

Eine Nierenabgangsstenose macht sich bemerkbar durch folgende Anzeichen:
- Flankenschmerzen
- kolikartige Schmerzen
- (Mikro-)Hämaturie
- rezidivierende Harnwegsentzündungen

Diagnostik

Zur Diagnostik einer Nierenabgangsstenose kommen verschiedene Verfahren zum Einsatz:
- Anamnese
- körperliche Untersuchung
- Ultraschall
- Abdomenübersicht
- Ausscheidungsurogramm
- MAG3-Clearance
- Doppel-J-Harnleiterschiene
- retrograde Pyelografie

Anamnese. Bei der Anamnese wird der Patient nach den typischen Symptomen (s.o.) gefragt. Insbesondere die Flankenschmerzen nach gesteigerter Flüssigkeitszufuhr (im Angloamerikanischen wird diese Erkrankung daher auch als „Biertrinker-Krankheit" oder „Germans desease" bezeichnet) und rez. Nierenbeckenentzündungen sind hinweisgebend.

Körperliche Untersuchung. Bei der körperlichen Untersuchung findet sich gelegentlich ein klopfschmerzhaftes Nierenlager; es bestehen jedoch auch längere symptomfreie Intervalle, sodass der Patient zum Zeitpunkt der Untersuchung subjektiv völlig beschwerdefrei sein kann und nur die genaue Befragung und die unten aufgeführten Untersuchungen zur Diagnose führen.

Ultraschall. Mittels Ultraschall (**Abb. 19.1**) lässt sich die Dilatation (Aufweitung) des Pyelons darstellen.

Abdomenübersicht. Durch die Abdomenübersicht können konkrementverdächtige Verschattungen dargestellt werden (z.B. Steine in den ableitenden Harnwegen).

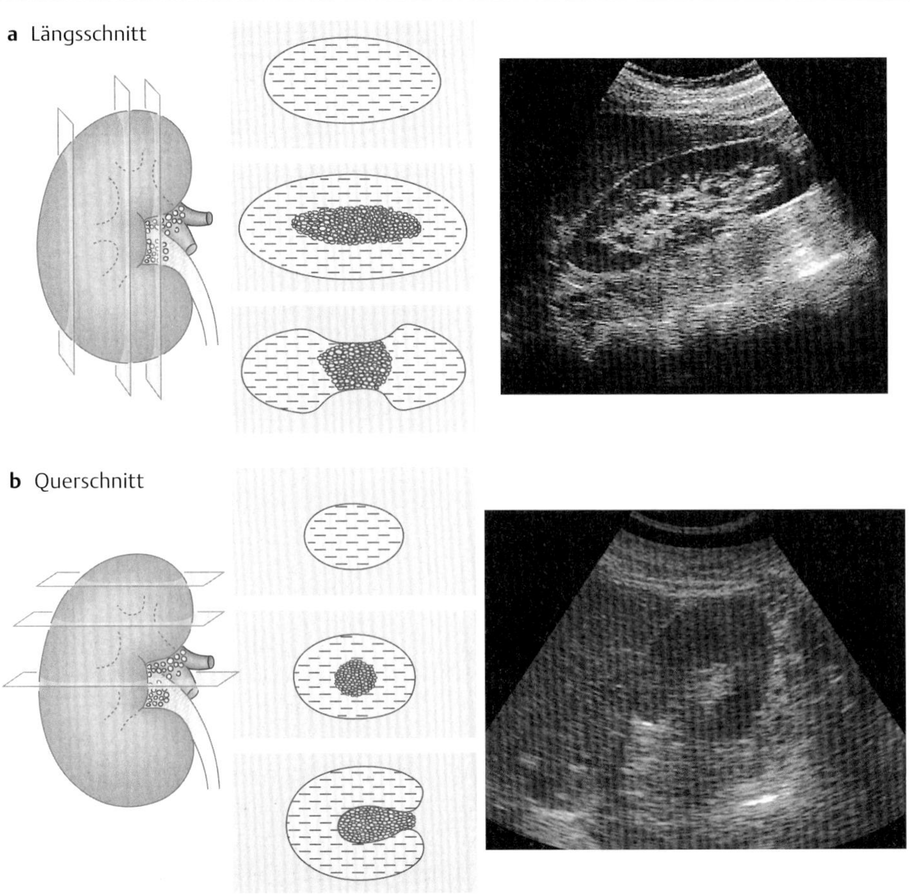

Abb. 19.1 Ultraschall. Sonografische Untersuchung der Nieren.

Ausscheidungsurogramm (I.V.-Urogramm, IVU). Hierbei handelt es sich um eine Röntgenuntersuchung mit Kontrastmittel zur Darstellung der Nieren und des ableitenden Harnsystems. Das Kontrastmittel wird in eine periphere Armvene injiziert und innerhalb weniger Minuten über die Nieren wieder ausgeschieden. So können die ableitenden Harnwege mittels Röntgenaufnahmen sichtbar gemacht werden. In diesem Fall ermöglicht das Ausscheidungsurogramm die Beurteilung der Anatomie des Nierenbeckenkelchsystems und kann die Obstruktion lokalisieren.

MAG3-Clearance. Als MAG3-Clearence wird eine Nierenfunktionsszintigrafie mit Clearance-Berechnung bezeichnet. Diese nuklearmedizinische Funktionsuntersuchung mit Tc-MAG3 liefert seitengetrennte Aussagen über die glomeruläre Filtrationsrate der Nieren.

Doppel-J-Harnleiterschiene. Die Doppel-J-Harnleiterschiene (syn.: DJ-Schiene, Splint, Pigtail) ist ein dünner, an beiden Enden offener, meist 7 Ch. durchmessender flexibler Katheter, welcher zystoskopisch unter Sicht in den Harnleiter eingebracht wird. Dieser rollt sich dann am kranialen Ende im Nierenbecken und am kaudalen Ende in der Harnblase wenige Zentimeter auf. Das so bildlich erscheinende „J" an jedem Ende verleiht der Harnleiterschiene ihren Namen der Doppel-J-Schiene. Die DJ-Schiene dient in diesem Fall zur Entlastung der betroffenen Niere. Etwa 3 Wochen nach Einlage der Schiene kann die Niere mit erneuter MAG3-Clearance-Untersuchung auf eine Verbesserung ihre Funktionsfähigkeit überprüft werden. Liegt die Funktionstüchtigkeit bei über 20%, so ist die Operation der Nierenbeckenplastik angezeigt, um die Niere zu erhalten.

Retrograde Pyelografie. Vor der Einlage der DJ-Schiene erfolgt eine retrograde Darstellung des Harnleiters, der im Ausscheidungsurogramm nicht dargestellt werden konnte. Dabei wird über einen Ureterkatheter Kontrastmittel in den Harnleiter gespritzt. Beweisend für die Diagnose ist das sogenannte „Jet-Phänomen". Hierbei stellt sich die Verengung des Harnleiters durch eine Verdichtung des eingespritzten Kontrastmittels dar, sodass ein „Kontrastmittelstrahl" im Nierenbecken sichtbar ist. Diese Untersuchung dient der Diagnosesicherung.

Therapie

Bei der Nierenbeckenplastik entfernt der Urologe einen großen Teil des ballonierten Nierenbeckens sowie die Stenose am Übergang zum Harnleiter. Dann vernäht er das Nierenbecken und anastomosiert bzw. verbindet den Harnleiter mit dem unteren Ende des Nierenbeckens.

2. Welche prä- und postoperativen Pflegemaßnahmen sind im Rahmen einer Nierenbeckenplastik notwendig? Begründen Sie Ihre Antworten.

Die nachfolgenden Ausführungen werden weitgehend allgemein dargestellt, da sie immer im Kontext der Institution und ihrer Personen betrachtet werden müssen.

Präoperative Pflegemaßnahmen

Zu den präoperativen Pflegemaßnahmen gehören:

- Pflegeplanung erstellen
- administrative Aufgaben erledigen
- in postoperativ notwendigen Fertigkeiten anleiten
- Darmreinigung durchführen
- Ernährungsrichtlinien beachten
- Prämedikation verabreichen
- Richtlinien zur Körperpflege beachten
- Operationsgebiet vorbereiten
- Dokumentencheck
- Patienten an das OP-Personal übergeben
- Patientenbett und -zimmer vorbereiten

Erstellen der Pflegeplanung. Der erste Schritt im Pflegeprozess ist die Erhebung der Pflegeanamnese sowie die Erstellung einer individuellen Pflegeplanung. Frau Thalheim ist jung und hat keine Begleiterkrankungen. Um Frau Thalheim in die Lage zu versetzen, aktiv an ihrem Gesundungsprozess mitzuwirken, sollten Pflegeziele und Pflegemaßnahmen gemeinsam mit ihr abgestimmt werden.

Anhand von Skalen werden Thrombose-, Pneumonie- und Dekubitusgefahr eingeschätzt und dokumentiert. Wenn die Patientin in diesen Bereichen keine erhöhten Gefahren aufweist, kommen hier ausschließlich die ärztlich angeordneten Maßnahmen zur Anwendung wie z.B. die Low-dose-Heparinisierung zur Thromboseprophylaxe, das Tragen medizinischer Thromboseprophylaxestrümpfe (s. Schewior-Popp u. Fischer: Mündliche Prüfung Teil I, S.84 und 107) usw.

Administrative Aufgaben erledigen. Nachdem die Patientin auch vom Arzt aufgenommen und sowohl über die Operation als auch über die Narkose aufgeklärt wurde, arbeitet das Pflegepersonal die ärztlich angeordneten Maßnahmen aus. Hierunter fallen die Anordnungen des Operateurs, des Anästhesisten und die des Stationsarztes.

In postoperativ notwendigen Fertigkeiten anleiten. Die Fertigkeiten, die Frau Thalheim nach der Operation benötigt, müssen präoperativ angeleitet werden. Hierzu gehören die postoperative Mobilisation und der Umgang mit dem Blasendauerkatheter. So können ihre Ressourcen optimal genutzt werden und ihre Autonomie gewahrt bleiben:

- **Mobilisation**: Damit Frau Thalheim möglichst schonend und wenig schmerzbelastet mit der Frühmobilisation beginnen kann, wird mit ihr unter kinästhetischen Gesichtspunkten ein individueller Bewegungsablauf trainiert.
- **Ausscheidung**: Frau Thalheim erhält eine Anleitung im Umgang mit dem Katheter und dem Urinablaufsystem, damit sie nach der Operation so selbstständig wie möglich ist. Durch die Information über Verhaltensregeln bei liegendem Dauerkatheter kann zudem einer katheterassoziierten Harnwegsinfektion vorgebeugt werden. Gleichzeitig kann ihr vorab in Bezug auf das Urinableitungssystem die Angst genommen werden, da Ungewissheiten im Vorfeld ausgeräumt werden.

Darmreinigung durchführen. Unter der Narkose kommt es zu einer Erschlaffung der Darmmuskulatur. Damit es während der Operation nicht zur Stuhlentleerung kommt, muss der Darm nach bestehendem krankenhauseigenem Standard für die angegebene Operation gereinigt werden.

Ernährungsrichtlinien beachten. Frau Thalheim darf am Abend vor der Operation ab 22.00 Uhr nichts mehr essen und nichts mehr trinken, um einer möglichen Aspiration vorzubeugen.

Prämedikation verabreichen. Am Vorabend der Operation und am Operationstag bekommt sie zur angeordneten Zeit die angeordnete Prämedikation. Dies dient der Anxiolyse, also der Reduzierung von präoperativen Angstzuständen.

Richtlinien zur Körperpflege beachten. Am Morgen der Operation sollte Frau Thalheim duschen, um eine optimale Körperhygiene zu gewährleisten. Die Haut darf an diesem Morgen zur Hautpflege nicht eingecremt werden, weil dies z.B. die Klebeeigenschaften der Elektroden beeinflussen könnte. Auch das Gesicht darf nicht eingecremt werden, damit der Anästhesist problemlos intubieren kann. Um die Durchblutung der Akren uneingeschränkt beurteilen zu können und somit auf die Sauerstoffversorgung schließen zu können, ist auch darauf zu achten, dass Frau Thalheim keinen Nagellack auf Finger- oder Zehennägeln hat.

Operationsgebiet vorbereiten. Die Rasur des Operationsgebietes wird sehr unterschiedlich diskutiert, da die Hautoberfläche bei der Rasur durch kleine Schnitte verletzt werden kann. So können sich Keime ansiedeln oder in tiefere Hautschichten eindringen und eine postoperative Wundinfektion hervorrufen. Sollte eine Rasur des Operationsgebietes gewünscht sein, so ist vorher noch mit dem Arzt die bevorzugte Methode zu klären. Zur Auswahl stehen:

- Nassrasur
- Trockenrasur
- Elektrorasur
- Enthaarungscremes (Verträglichkeitstest 24 Std. vor der Operation an einer geeigneten Stelle des Körpers durchführen)

Das Rasurgebiet für eine Nierenbeckenplastik befindet sich auf der Operationsseite, jeweils lateral bis medial (in diesem Fall rechts), anterior ab unterhalb der Brustwarze abwärts bis eine Handbreit unterhalb des Intimbereichs. Posterior setzt die Rasur unterhalb des Schulterblattes an und erstreckt sich abwärts bis zur Gesäßfalte.

Dokumentencheck. Bevor die Patientin in den OP gefahren wird, werden alle Dokumente gerichtet und überprüft, die dem Operationsteam zur Verfügung stehen müssen (**Abb. 19.2**). Dazu gehören:

- Patientenakte mit Röntgenaufnahmen, allen Untersuchungsergebnissen und aktuellen Laborwerten
- OP-Einverständniserklärung mit Unterschrift der Patientin
- Anästhesie-Einverständniserklärung mit der Unterschrift der Patientin
- Anästhesieprotokoll

Übergabe an das OP-Personal. Am Operationstag sollten alle Tätigkeiten ruhig und ohne Hektik ausgeführt werden, da sich die Unruhe und Fahrigkeit auf die ohnehin schon angespannte Patientin übertragen könnten. Frau Thalheim sollte von ihrer vertrauten Bezugspflegeperson in den OP gebracht werden. An der OP-Schleuse werden Frau Thalheim und die zuständige OP-Pflegeperson einander vorgestellt. Alle mitgebrachten Unterlagen werden übergeben. Ist die Patientin eingeschleust, wird je nach Standard eine Heizdecke ins Bett gelegt, damit die Patientin beim Ausschleusen nach der Operation in ein warmes Bett gelegt werden kann.

Vorbereitung von Patientenbett und -zimmer. In manchen Krankenhäusern ist es üblich, eine „Gummiunterlage" ins Bett einzulegen. Das ist institutionsabhängig zu klären. Am Bettgalgen ist eine Vorrichtung zum Aufhängen der Infusionen anzubringen.

Während die Patientin im OP ist, wird ihr Zimmer vorbereitet. Zuerst wird der Raum gut gelüftet und anschließend ggf. geheizt; frisch operierte Patienten frieren oft sehr stark.

Name: .... **Datum:** .... **Geplante Operation:** ....

Diagnostische Untersuchungen:
- .... ☐
- .... ☐
- .... ☐
- .... ☐

Blutuntersuchungen:
- .... ☐
- .... ☐
- .... ☐
- .... Erykonzentrate bestellt ☐

Gerichtete Dokumente:
- für die Operation ☐
- für die Anästhesie ☐
- Untersuchungs- und Röntgenunterlagen ☐

Am Tag vor der Operation: (Hz)

Nahrungskarenz:
- Letzte Nahrung um .... Uhr ☐
- Letztes Trinken um .... Uhr ☐

Darmreinigung:
- orale Laxantien ☐
- Klistiergabe/Suppositorium ☐
- orthograde Darmspülung ☐

Einübung postoperativer Fertigkeiten:
- Atemtherapie ☐
- Abhusttechnik ☐
- Miktion in Rückenlage ☐
- Aufstehübung ☐
- Fuß- und beingymnastische Übungen ☐
- Einstellung von Gehhilfen ☐

Thromboseprophylaxe:
- Heparinisierung mit: .... ml, am: .... um: .... Uhr ☐
- MTS Größe .... bereit gelegt ☐

Am Operationstag: (Hz)

Rasur und Körperpflege:
- Rasur lt. Schema ☐
- Nagelpflege ☐
- Nabelpflege ☐
- Körperreinigung ☐

Thromboseprophylaxe:
- Anziehen der MTS ☐
- Wickeln der Beine ☐

Sichere Versorgung von:
- Zahnprothese ☐
- .... prothese ☐
- .... ☐
- Wertgegenstände ☐

Prämedikation:
- verabreicht um: .... Uhr ☐

Besondere Absprachen:

....

....

....

Abb. 19.2 Präoperative Checkliste. Beispiel einer Checkliste für die präoperative Vorbereitung.

Der postoperative Beobachtungsbogen, Blutdruckapparat, Stethoskop, Nierenschale, Zellstoff und ein Gefäß zum Entleeren des Urinbeutels werden im Zimmer bereitgestellt. So kann gewährleistet werden, dass die Patientin nach dem Abholen aus dem Aufwachraum unmittelbar auf ihrem Zimmer versorgt werden kann.

Postoperative Maßnahmen

Postoperativ sind folgende Aspekte zu beachten:

- Übernahme aus dem Aufwachraum
- Überwachung auf der Station
- Einhaltung der Ernährungsrichtlinien
- Kontrolle der Urinausscheidung
- postoperative Mobilisation
- Unterstützung bei der Körperpflege
- Kontrolle von Verband und Drainagen
- Evaluation des Pflegeprozesses

Übernahme aus dem Aufwachraum. In den meisten Krankenhäusern werden die Patienten mit einem Beatmungsbeutel für den Notfall aus dem Aufwachraum abgeholt und auf die Station gebracht.

Im Aufwachraum wird zuerst die Patientin begrüßt. Danach erfolgt die „Übergabe" der Patientin von der Pflegeperson des Aufwachraums an die examinierte Pflegende, welche Frau Thalheim wieder auf die Station abholt. Das sollte im Idealfall wieder die Bezugspflegeperson sein. Diese überprüft, ob alle in den OP mitgegebenen Patientenunterlagen wieder vollständig vorliegen und achtet auf das Vorhandensein des OP- und Anästhesieprotokolls sowie auf die schriftlich angeordneten postoperativen Maßnahmen. Infusionsflaschen, Drainagen und Harnableitung werden gegen versehentliches Herausziehen und Herunterfallen gesichert. Die Patientin wird während des Rücktransports auf die Station gut zugedeckt, damit sie nicht auskühlt. Bei der Rückverlegung bleibt die Pflegeperson ständig mit der Patientin in Kontakt, um eventuelle Veränderungen schnell wahrzunehmen und adäquat reagieren zu können.

Postoperative Überwachung auf der Station. Bei Frau Thalheim müssen postoperativ überwacht werden:

- Schmerzen
- Herz- und Kreislauffunktion
- Körpertemperatur
- Urinausscheidung
- venöser Zugang und Infusionsprogramm
- Wundverband und Drainagen

Die Intervalle der Überprüfungen bzw. die Dosierung von Arzneimitteln und die Einlaufgeschwindigkeit der Infusionen richten sich nach ärztlicher Anordnung. Unmittelbar nach dem Eintreffen im Patientenzimmer werden die genannten Tätigkeiten durchgeführt, bzw. Überprüfungen vorgenommen und auf dem postoperativen Überwachungsbogen dokumentiert. Fühlt die Patientin sich gut, kann die Klingel in Reichweite angebracht und das Zimmer verlassen werden.

Ernährungsrichtlinien einhalten. Die Operation von Frau Thalheim wird in einer Intubationsnarkose durchgeführt. Wann sie wieder essen und trinken darf, entscheiden Anästhesist und Operateur. Das kann sehr unterschiedlich gehandhabt werden und richtet sich zudem nach dem Befinden der Patientin, z.B. in Hinblick auf Übelkeit und Erbrechen.

Ausscheidung überwachen. Die Kontrolle der Urinausscheidung ist über den Blasendauerkatheter gewährleistet. Die Hauptbeobachtungskriterien sind Farbe und Menge des Urins. Der Blasendauerkatheter wird auf Anordnung des Arztes in einer fortgeschrittenen postoperativen Phase entfernt.

Die erste Defäkation sollte spätestens am dritten postoperativen Tag erfolgen. Geschieht dies nicht spontan, werden Laxanzien vom Arzt angeordnet.

Mobilisation. In der Regel erfolgt die erste Mobilisation am ersten postoperativen Tag nach dem präoperativ eingeübten Bewegungsmuster. Vor der Mobilisation sind die Vitalzeichen zu kontrollieren. Steht die Patientin vor dem Bett, soll sie erst einmal langsam auf der Stelle gehen, um festzustellen, ob ihr Kreislauf stabil bleibt. Ist das der Fall, können ein paar Schritte gegangen werden. Bei Kreislaufproblemen sollte die Mobilisation abgebrochen werden; ggf. werden kreislaufstabilisierende Maßnahmen eingeleitet und der Arzt verständigt. Die Mobilisation wird in diesem Fall zu einem späteren Zeitpunkt nach dem gleichen Prozedere fortgesetzt.

Bei der Körperpflege unterstützen. Je nach Konstitution der Patientin und je nach räumlichen Vorgaben der Patientenzimmer stehen mehrere Möglichkeiten zur Unterstützung bzw. teilweisen Übernahme der Körperpflege durch die Pflegeperson zur Verfügung. Zunächst bleibt festzustellen, dass Frau Thalheim eine junge Frau ist, die lediglich über einen kurzen Zeitraum eingeschränkt sein wird und in der Lage ist, ihre Wünsche zu äußern. Sie sollte Gelegenheit haben, ihre Körperpflege soweit sie kann selbstständig durchzuführen. Die Pflegeperson unterstützt sie dort, wo die Patientin es wünscht (**Abb. 19.3**). Das Waschen von Füßen und Beinen wird Frau Thalheim jedoch auf jeden Fall in den ersten postoperativen Tagen aufgrund ihrer operationsbedingten Bewegungseinschränkungen nicht möglich sein; ob die Pflegende diese Bereiche übernehmen soll oder ob es ihr vielleicht lieber ist, wenn ihre Angehörigen dies tun, entscheidet Frau Thalheim.

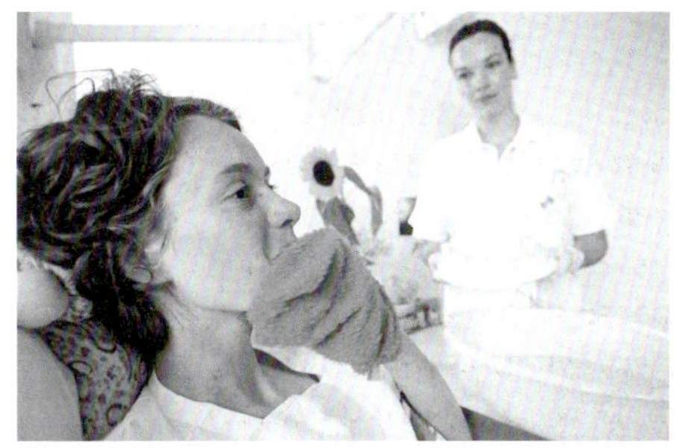

Abb. 19.3 Körperpflege. Die Patientin übernimmt die Körperpflege soweit wie möglich selbst. Die Pflegende unterstützt sie lediglich dort, wo die Patientin es wünscht.

Kontrolle von Verband und Drainage. Frau Thalheim hat einen sterilen Wundverband aus dem OP und eine Drainage. Der Arzt entscheidet je nach Bedarf über den ersten Wechsel des Verbands bzw. der Drainage sowie die weiteren Intervalle. Das Entfernen der Drainage und von Teil- und Restklammern ordnet er ebenfalls an bzw. delegiert es an die Pflegeperson.

Aufgaben des Pflegepersonals sind weiterhin die Kontrolle des Wundverbandes auf Blutungen, deren Ausdehnung im Verbandsmaterial und eine eventuelle Größenzunahme. Bei der Drainage wird darauf geachtet, wie viel Sekret sie in welcher Zeit fördert. Alle Beobachtungen werden zeitnah dokumentiert.

Evaluation des Pflegeprozesses. Der mit der Patientin erstellte Pflegeplan wird fortlaufend anhand der festgelegten Evaluationskriterien überprüft und angepasst, bis die individuellen Pflegeziele von Frau Thalheim erreicht sind.

3. Beschreiben Sie das Legen eines transurethralen Blasendauerkatheters.

Da die Patientin bei der Einlage des Blasendauerkatheters bereits narkotisiert sein wird, ist es sehr wichtig, vorab mit ihr alle Fragen und Unsicherheiten zu klären. Ebenso muss vor der Operation die Anleitung im Umgang mit dem Urinableitungssystem und entsprechender Verhaltensregeln erfolgen (z.B. bzgl. der Befestigung des Katheterbeutels am Bett, der Entleerung des Beutels, der Aufhängung unter Blasenniveau). So kann Frau Thalheim die Angst vor dem Ungewissen genommen werden und durch die Anleitung werden ihre Ressourcen genutzt und ihre Autonomie gewahrt. Gleichzeitig kann potenziellen Gefahren, (z.B. der Entstehung eines Harnwegsinfektes) vorgebeugt werden.

Vorbereitung

Zum Legen eines transurethralen Blasenverweilkatheters werden folgende Materialien benötigt:

- Händedesinfektionsmittel
- steriles Katheterset mit wasserdichter Unterlage, sterilem Abdecktuch, 2 anatomischen Pinzetten, Schale mit 6 Kugeltupfern, Kompressen und Auffangschale
- sterile Blasenkatheter in verschiedenen Größen
- steriles Gleitmittel
- steriles geschlossenes Ablaufsystem
- sterile Handschuhe
- Spritze zur Befüllung des Katheterballons (z.B. mit 10 ml Aqua dest. oder Glyzerin-Aqua dest.-Lösung)
- Schleimhautdesinfektionsmittel
- unsterile Handschuhe
- Abwurfbehälter

Nachfolgend wird die Durchführung der Blasenkatheterisierung mit zwei Personen geschildert. Die ausführende Person wird als P1 bezeichnet, die assistierende Person als P2.

Nach einer hygienischen Händedesinfektion beider Pflegepersonen wird zunächst die Arbeitsfläche von P1 nach der 3-Flächen-Technik (sterile Fläche, unsterile Fläche, Abwurf) vorbereitet. Dies ermöglicht sicheres Positionieren der Arbeitsmaterialien, Vorgehen nach dem Prinzip der Asepsis und sofortiges Entsorgen des benutzten Materials.

Durchführung

P1 öffnet nun das Katheterset und legt sterile Handschuhe an. P2 legt der Patientin in der Zwischenzeit ein kleines Kissen sowie einen Nässeschutz unter das Becken und lagert dieses in leicht erhöhter Position. So wird die beste Sicht auf die Harnröhrenmündung gewährleistet.

P2 tränkt die Kompressen im Katheterset mit dem Schleimhautdesinfektionsmittel und legt die unsterilen Handschuhe zum Eigenschutz an.

P1 positioniert nun das sterile Lochtuch mit dem Schlitz nabelwärts, wobei eine gute Sicht auf die Harnröhrenmündung gesichert sein muss. P1 spreizt mit Daumen und Zeigefinger der „nicht katheterführenden" Hand die großen Labien, sodass die Harnröhrenmündung zu sehen ist (**Abb. 19.4**). Diese Hand verbleibt in der Position, bis der Katheter liegt.

Mit der ersten sterilen Pinzette wird eine Wischdesinfektion in Richtung Symphyse zum Anus der Labien durchgeführt: mit jeweils einem frischen Tupfer erst die großen Labien, dann die kleinen Labien. Der 5. Tupfer desinfiziert die Harnröhrenmündung. Der 6. Tupfer wird vor dem Scheideneingang abgelegt und die Pinzette verworfen.

Das von P2 steril angereichte Gleitgel (6 ml) wird von P1 auf die Harnröhrenmündung und dann vorsichtig in die Harnröhre eingebracht. Enthält das Gleitgel ein Lokalanästhetikum, so ist dessen Einwirkzeit zu beachten.

P2 zieht unterdessen die vorgeschriebene Menge Flüssigkeit (Aqua dest. oder sterile Glyzerin-Aqua dest.-Lösung) zum Blocken des Katheterballons auf. NaCl 0,9% sollte keinesfalls zum Blocken genommen werden, da es auskristallisieren kann und damit das Entblocken des Ballons behindern würde. Glyzerin-Aqua-Gemische verhindern das autonome Entblocken des Ballons, welches durch den Vorgang der Osmose zwischen dem Aqua im Ballon und dem Urin an der Innenseite des Katheterlumens eintreten kann.

Danach öffnet P2 die Katheterverpackung am Anschlussende des Katheters. Der Katheter wird nun aus der Plastikhülle gezogen und P1 angereicht. Dabei ist jeder Berührungskontakt des Katheters mit der Umgebung strikt zu vermeiden.

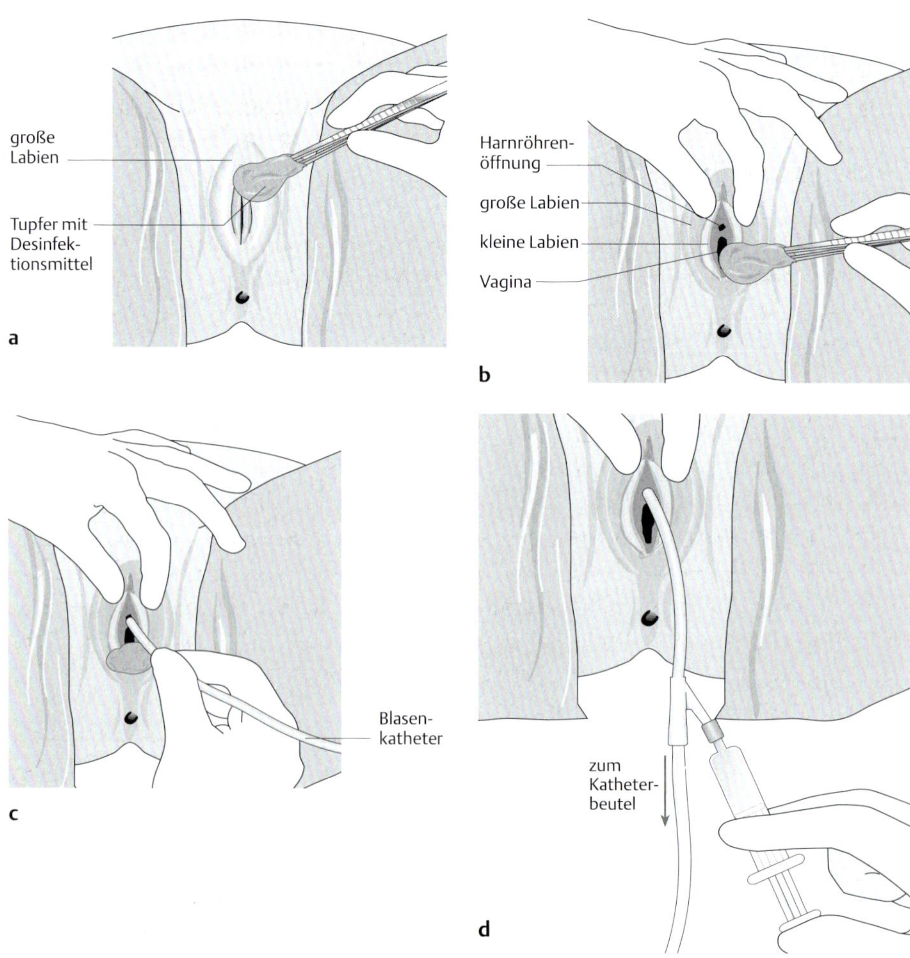

Abb. 19.4 Legen eines transurethralen Blasenkatheters bei der Frau.

P1 greift mit der 2. sterilen Pinzette ca. 5 cm über der Katheterspitze und führt den Katheter unter ständigem Nachfassen vorsichtig in die Harnröhre ein. Nach dem ersten Fließen des Urins wird der Katheter noch 3 cm weiter in die Blase vorgeschoben, damit sichergestellt ist, dass der Katheter beim Blocken weit genug in der Blase und nicht in der Harnröhre liegt.

P2 blockt nun den Katheterballon mit der vorgeschriebenen Menge Flüssigkeit und verbindet Katheter und steriles Ablaufsystem. P1 zieht den Katheter so weit zurück, bis ein leichter Widerstand zu spüren ist.

Nachbereitung

Das Genitale wird gereinigt, das Lochtuch entfernt und Frau Thalheim entsprechend für die Operation gelagert.

4. Ist für das routinemäßige Legen eines Blasendauerkatheters präoperativ in jedem Einzelfall eine ärztliche Anordnung notwendig?

Walter Hell

Im Fallbeispiel geht es darum, ob für das routinemäßige Legen eines Blasendauerkatheters präoperativ in jedem Einzelfall eine ärztliche Anordnung notwendig ist.

Berufliche Zuständigkeit

Um diese Frage beantworten zu können, muss zuerst geklärt werden, in welche berufliche Zuständigkeit diese Tätigkeit fällt (s. Schewior-Popp u. Fischer: Schriftliche Prüfung Tag 3, S.203). Handelt es sich um eine reine Pflegetätigkeit, bedarf es überhaupt keiner konkreten Anordnung, handelt es sich um eine ärztliche Tätigkeit, muss entschieden werden, ob diese an das Pflegepersonal delegiert werden kann oder nicht. Die Abgrenzung zwischen pflegerischen und ärztlichen Aufgaben ist bisher nicht ausdrücklich geregelt. Hier kann man u.a. auf die Ausbildungsinhalte der jeweiligen Berufe zurückgreifen (s. Schewior-Popp u. Fischer: Schriftliche Prüfung Tag 3, S.203).

Ärztliche Aufgaben. Grundsätzlich kann festgehalten werden, dass sowohl Anamnese, Diagnose und die darauf folgende Therapie sowie Eingriffe in den Körper in den ärztlichen Aufgabenkreis fallen. Das Legen eines Blasendauerkatheters gehört, ähnlich wie das Verabreichen von Injektionen, zum ärztlichen Aufgabenbereich.

Pflegerische Maßnahmen. Grundpflege und Behandlungspflege sowie die Mitwirkung bei ärztlichen Maßnahmen unter Aufsicht des Arztes fallen dagegen eindeutig in den Aufgabenkreis der Gesundheits- und Krankenpflege.

Delegation

Auch, wenn nun im Allgemeinen gilt, dass Aufgaben, die zum ärztlichen Aufgabenkreis zählen, persönlich von den Ärzten zu erbringen sind, ist allgemein anerkannt, dass derartige Tätigkeiten u.U. auf das Pflegepersonal delegiert werden können (vgl. Hell 2007, S.178ff).

Delegationsfähige Maßnahmen. Entscheidend für die Delegationsfähigkeit einzelner Maßnahmen ist, ob sich durch die anders gelagerte Ausbildung und die anderen Ausbildungsinhalte in der Gesundheits- und Krankenpflege die Gefährdungssituation des Patienten erhöht. Dementsprechend gibt es

- ärztliche Aufgaben, die überhaupt nicht delegationsfähig sind,
- Aufgaben, die im Einzelfall delegationsfähig sind und
- Aufgaben, die allgemein an das Krankenpflegepersonal übertragen werden können.

Zu letzteren gehören Tätigkeiten wie Durchführung von Laborleistungen, Verbandswechsel, einfache Messverfahren und Ähnliches.

Nicht delegationsfähige Maßnahmen. Nicht delegationsfähig sind Tätigkeiten, die der Arzt persönlich zu erbringen hat, weil die Durchführung eine besondere Sachkenntnis voraussetzt. Dies sind insbesondere schwierige und mit einem hohen Risiko befasste Tätigkeiten, die auch weitreichende Auswirkungen auf die Gefährdungslage des Patienten haben können.

Legen eines Blasendauerkatheters. Das Legen eines Blasendauerkatheters gehört aufgrund der damit zusammenhängenden Gefährdungslage zu den ärztlichen Tätigkeiten, die im Einzelfall delegiert werden können. Sie ist nicht allgemein delegationsfähig, da die Tätigkeit als solche schon spezielle Kenntnisse und Anforderungen bei der durchführenden Person voraussetzt. Auch kann diese Tätigkeit nicht mit einem einfachen Verbandswechsel verglichen werden. Wenn es sich aber bei dem Legen eines Dauerkatheters um eine im Einzelfall delegationsfähige ärztliche Aufgaben handelt, müssen die Voraussetzungen vorliegen, unter denen eine derartige Delegation zulässig ist.

Voraussetzungen für Delegation

Ärztliche Anordnungsverantwortung. Dies beginnt bereits damit, dass dem Legen eines Dauerkatheters eine ärztliche Anordnung vorauszugehen hat. Die Tätigkeit als solche bleibt auch bei Durchführung durch das Pflegepersonal im Verantwortungsbereich des Arztes. Er hat die Gesamtverantwortung von der Anordnung bis zur Beendigung der Durchführung. Dementsprechend trifft den Arzt neben der Anordnungsverantwortung auch die Pflicht zur Überwachung, Aufsicht und Kontrolle. Dies bedeutet, dass der Arzt, der diese Tätigkeit an eine konkrete Pflegeperson delegiert, zu überprüfen hat, ob diese Person in diesem konkreten Zeitpunkt überhaupt aufgrund ihres Ausbildungs- und Kenntnisstandes in der Lage ist, diese Tätigkeit durchzuführen. Eine derartige Qualifikationsüberprüfung kann natürlich nur gegenüber einer ganz konkreten Pflegeperson durchgeführt werden. Von deren Fähigkeiten muss sich der Arzt, der delegiert, überzeugen. Dies gehört in den Bereich seiner Anordnungsverantwortung.

Hat die delegierende Person keine Kenntnisse über die Qualifikation des Personals, muss sie diese Person in die notwendige Verrichtung und in die korrekte Ausführung einweisen bzw. diese Person bei der Durchführung ihrer Tätigkeit überwachen. Dabei ist es nicht zulässig, allein darauf abzustellen, dass es sich bei der durchzuführenden Person um eine examinierte Gesundheits- und Krankenpflegerin handelt. Auch, wenn die Katheterisierung Ausbildungsinhalt ist, kann nicht „blindlings" darauf vertraut werden, dass die auszuführende Person alle Ausbildungsinhalte auch beherrscht.

Pflegerische Übernahmeverantwortung. Ist nun die Pflegeperson bereit, die ihr übertragene Aufgabe auszuführen, so hat sie im Rahmen der Übernahmeverantwortung zunächst selbst zu prüfen, ob sie zur Durchführung dieser Tätigkeit in der Lage ist, d.h., ob sie über ausreichende theoretische und praktische Fähigkeiten und Kenntnisse verfügt, um die Durchführung dieser auf sie übertragenen Tätigkeit verantwortungsvoll auszuführen. Hierzu ist auch erforderlich, dass sie mit den naheliegenden Risiken und Gefahren umzugehen weiß. Sie muss im Rahmen dieser Übernahmeverantwortung nicht nur prüfen, ob sie generell in der Lage ist, diese Tätigkeit auszuüben, sondern ganz konkret im Zeitpunkt der Delegation. Weiß sie um ihre mangelnde oder zu geringe Qualifikation oder ist sie aufgrund einer anderweitigen Belastung überfordert, ist sie verpflichtet, die Durchführung der Maßnahme abzulehnen. Dies hat sie natürlich der delegierenden Person zu vermitteln (**Abb. 19.5**).

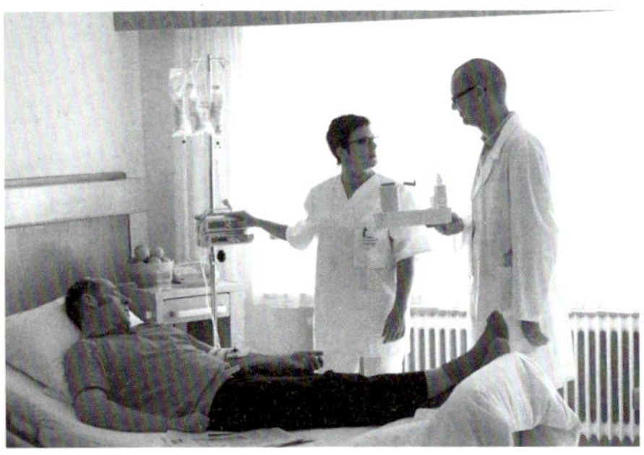

Abb. 19.5 Übernahmeverantwortung. Übernimmt eine Pflegende ärztliche Tätigkeiten, muss sie eigenständig überprüfen, ob sie die Durchführung dieser Maßnahme aufgrund eigener Qualifikation verantworten kann. Der Arzt übernimmt hingegen die Anordnungsverantwortung.

Durchführungsverantwortung. Hat nun die Krankenpflegeperson die delegierte Aufgabe übernommen, gehört es zu ihrer Durchführungsverantwortung, dass sie die konkrete Maßnahme unter Beachtung der Sorgfaltspflichten durchführt. Dazu gehört auch in gewisser Weise eine kritische Prüfung der Anordnung selbst. Es bedeutet, wenn das Krankenpflegepersonal erkennt, dass die ärztliche Anordnung falsch ist oder zumindest den Patienten erheblich gefährdet, muss sie den delegierenden Arzt auf diesen Umstand hinweisen. Dies ist allein schon deswegen erforderlich, um Übermittlungsfehler oder Missverständnisse im Rahmen der Delegation auszuschließen.

Anwendung auf das Fallbeispiel

Für den vorliegenden Fall ist daher Folgendes zu beachten:

Auch für das routinemäßige Legen eines Blasendauerkatheters ist in jedem Einzelfall eine ärztliche Anordnung erforderlich. Bei Vorliegen einer ärztlichen Anordnung darf diese Tätigkeit dann auf das Pflegepersonal delegiert werden. Hierbei ist jedoch zu beachten, dass die durchführende Pflegeperson über ausreichende theoretische und praktische Kenntnisse und Fertigkeiten verfügen muss.

Im vorliegenden Fall ist dies äußerst fraglich, da die Gesundheits- und Krankenpflegerin „im Unterkurs auf der Urologie eingesetzt" war. Dies ist offensichtlich schon einige Zeit her. Deshalb will sie auch („um wieder einen besseren Einblick zu bekommen") bei der Operation der Nierenbeckenplastik zuschauen. Des Weiteren möchte sie auch den Ablauf des Katheterisierens der Harnblase noch einmal üben, um routinierter zu werden. Dies bedeutet, dass sie eindeutig noch nicht über die erforderliche Routine verfügt. Ein derartiges Üben ist sicherlich zulässig, bedarf jedoch der Überwachung der delegierenden Person oder einer Pflegeperson, die die Tätigkeit beherrscht und sie bei der Durchführung überwacht.

Aufgabenstellung 20

Fallbeispiel Herr Sander und Herr Bertels

Bearbeitungsvorschläge und fachlicher Hintergrund

Renate Fischer

1. Was ist eine chronische Pankreatitis? Gehen Sie auf Ursachen, Symptome, Diagnostik und Therapieverfahren ein.

Eine Pankreatitis ist eine Entzündung der Bauchspeicheldrüse. Zu unterscheiden sind zwei Formen der Pankreatitis:
- akute Pankreatitis
- chronische Pankreatitis

Die chronische Pankreatitis verläuft häufig in Schüben und geht einher mit
- herdförmigen (fokalen) Nekrosen,
- entzündlichen Infiltraten,
- einer Bindegewebsvermehrung (Fibrose) des Pankreasparenchyms,
- Steinbildung in den Pankreasgängen und
- der Bildung von Pseudozysten.

Nach mehreren Jahren führt die chronische Pankreatitis zur exokrinen und endokrinen Pankreasinsuffizienz.

Ursachen

Ursachen der chronischen Pankreatitis sind (vgl. Herold 2007):
- **chronischer Alkoholabusus:** Zum Zusammenhang zwischen chronischem Alkoholabusus und dem Auftreten der chronischen Pankreatitis gibt es mehrere unterschiedliche Theorien. Der chronische Alkoholabusus ist in ca. 80% der Fälle Ursache der chronischen Pankreatitis.
- **idiopathisch**: Ca. 15% der Erkrankungen sind ohne erkennbare Ursache.
- **andere Ursachen**: Auch pankreastoxische Medikamente, Hyperparathyreoidismus und Hyperlipidämie können eine chronische Pankreatitis auslösen.
- **erbliche Ursachen.**

Symptome

Oft macht die chronische Pankreatitis nur wenige spezifische Symptome. Am häufigsten zu beobachten sind:
- **Schmerzen:** Die Patienten klagen über rezidivierende, Stunden bis Tage andauernde gürtelförmige Oberbauchschmerzen, die nicht kolikartig sind.
- **Nahrungsintoleranz:** Fette Speisen führen zu Übelkeit, Erbrechen, Schmerzen und Verdauungsstörungen.
- **Maldigestion:** Wenn die exokrine Pankreasfunktion auf ca. 10% verringert ist, sind Symptome einer Maldigestion wie Gewichtsabnahme, Fettstühle, Meteorismus und Diarrhö zu beobachten.
- **Diabetes mellitus:** Ungefähr ein Drittel aller Patienten entwickeln auf Dauer einen Insulinmangeldiabetes.
- **rezidivierender Ikterus.**

Diagnostik

Eine chronische Pankreatitis wird diagnostiziert bzw. in ihrem Verlauf kontrolliert durch Laboruntersuchungen und bildgebende Verfahren:

Laboruntersuchungen
- **Pankreasenzyme im Serum:** Im akuten Schub einer chronischen Pankreatitis sind Lipase, Elastase 1 und Amylase erhöht.
- **Pankreasfunktionstests:** Sekretin-Pankreozymintest, Pankreolauryltest (Fluorescein-Dilaurat-Test), Bestimmung von Elastase 1 und Chymotrypsin im Stuhl geben Hinweise auf die exokrine Pankreasfunktion.

Bildgebende Verfahren
- **Morphologische Pankreasveränderungen:** Veränderungen wie Gangerweiterungen, Gangunregelmäßigkeiten, Kalzifikationen (Kalkablagerung) und Pseudozysten lassen sich mithilfe von Sonografie, Endo-Sonografie, Abdomen-Leeraufnahme, Computertomografie und MRT identifizieren.
- **Pankreasgangsteine und Pankreasgänge:** Pankreasgangsteine (**Abb. 20.1**),Stenosen und Aufweitungen im Pankreasgangsystem sind mit der Endoskopisch-retrograden Cholangio-Pankreatikografie (ERCP), einer Magnetresonanz-Cholangiopankreatikographie (MRCP) oder einer Pankreatikoskopie darzustellen.

Bei Patienten, die unter einer idiopathischen Pankreatitis leiden und jünger als 20 Jahre sind, sollte eine erblich bedingte Pankreatitis ausgeschlossen werden.

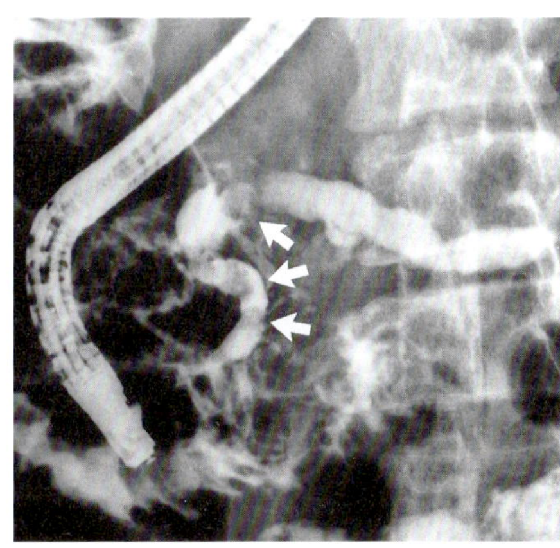

Abb. 20.1 ERCP von Pankreasgangsteinen. Nach Kontrastmittelfüllung des deutlich dilatierten Pankreashauptganges bei der ERCP finden sich mehrere Aussparungen (Pfeile), die Pankreasgangsteinen entsprechen.

Therapie

Eine Therapie, die das Fortschreiten der Entzündung im Pankreas aufhält, gibt es bis heute nicht – die chronische Pankreatitis ist also nicht heilbar. Zur Linderung der Symptome stehen jedoch verschiedene Verfahren zur Verfügung:
- konservative Therapieverfahren,
- endoskopische Therapieverfahren,
- chirurgische Therapieverfahren.

Konservative Therapieverfahren

Alkoholkarenz. Die wichtigste Maßnahme ist die lebenslange und strikte Alkoholkarenz aller Patienten mit chronischer Pankreatitis, weil dies die Entwicklung der Pankreasinsuffizienz positiv beeinflusst und die Lebenserwartung verbessert.

Therapie entzündlicher Schübe. Schübe der chronischen Pankreatitis werden wie eine akute Pankreatitis behandelt, d.h. mit:
- Überwachung des Patienten auf Intensivstation,
- Nahrungskarenz bis zur Schmerzfreiheit,
- parenteraler Volumen-, Elektrolyt- und Glukosesubstitution,
- Analgetikatherapie,
- Thromboembolieprophylaxe,
- ggf. Antibiotikatherapie und
- Therapie von Komplikationen.

Therapie der exokrinen Pankreasinsuffizienz. Die Therapie der exokrinen Pankreasinsuffizienz beinhaltet
- eine kohlenhydratreiche Ernährung mit 5–7 kleinen Mahlzeiten und
- die parenterale Substitution von Pankreasenzymen und ggf. fettlöslischer Vitamine (ADEK).

Therapie der endokrinen Pankreasinsuffizienz. Bei Entwicklung eines Insulinmangeldiabetes werden Insulin verabreicht und die Enzyme substituiert, da sonst die Gefahr einer Hypoglykämie besteht.

Schmerztherapie. Eine Beseitigung von Abflusshindernissen im Pankreasgangsystem wie Steine, Strikturen oder Eiweißablagerungen vermindern bei 50% der Patienten die Schmerzen. Analgetika sollten möglichst vermieden werden, da sie oft zu Abhängigkeit und weiteren Nebenwirkungen führen.

Endoskopische Therapie

Mithilfe der Endoskopie können:
- Pankreasgangsteinfragmente nach vorheriger extrakorporaler Stoßwellenlithotripsie (ESWL) oder Laserlithotripsie (Lithotripsie = Steinzertrümmerung) entfernt werden,
- Pankreasgangstenosen nach Ballondilatation mit Stents überbrückt werden,
- Pankreaspseudozysten und Abszesse abgeklärt und ggf. drainiert werden.

Chirurgische Therapie

Operativ kommen Drainageoperationen (z.B. Pankreatikojejunostomie, Choledochojejunostomie) und Pankreasteilresektionen in Betracht. Standardmethode ist hierbei die duodenumerhaltende Pankreaskopfresektion, bei der der entzündlich veränderte Pankreaskopf aus dem Duodenum herausgeschält wird und dann eine Dünndarmschlinge an den Rest des Pankreas angenäht wird.

2. Welche Vorbereitungs- und Nachsorgemaßnahmen sind bei der Durchführung einer ERCP notwendig? Begründen Sie Ihre Antworten.

Die ERCP ist eine kombinierte Untersuchung aus Endoskopie und Röntgendiagnostik.

Der Patient wird zuvor sediert. Dann wird ein Endoskop mit Seitblickoptik (Duodenoskop) bis zur Papilla vateri in das Duodenum eingeführt. Nun wird durch den Instrumentierkanal ein dünner Katheter geschoben und die Papilla vateri sondiert. Ein Kontrastmittel (z.B. Telebrix) wird langsam unter Durchleuchtung durch den Katheter injiziert und füllt gleichzeitig oder nacheinander Gallen- und Pankreasgangsystem (**Abb. 20.2**).

Diagnose und Therapie können bei der ERCP in einer Sitzung durchgeführt werden. Beispiele hierfür sind:
- Darstellung von entzündlich oder tumorös bedingten Stenosen und Strikturen an den extra- und intrahepatischen Gallengängen
- Lokalisation von Gallengangskonkrementen und Entfernung dieser in gleicher Sitzung z.B. mit Lithotripsie (Steinzertrümmerung)
- Spaltung von vorliegenden Papillenstenosen mit Hochfrequenzchirurgiestrom (Papillotomie)
- Darstellung von Stenosen, Strikturen, Steinen im Pankreasgang
- Veränderungen des Pankreasparenchyms, z.B. bei chronischer Pankreatitis oder Pankreastumoren

Kontraindikationen

Bei den Kontraindikationen der ERCP wird zwischen absoluten und relativen Kontraindikationen unterschieden.

Absolute Kontraindikationen. Absolute Kontraindikationen sind:
- klinischer Verdacht auf Perforation
- instabile Kreislaufverhältnisse
- ungenügende Kooperation der zu untersuchenden Person

Relative Kontraindikationen. Als relative Kontraindikationen werden angesehen:
- schwere Blutgerinnungsstörungen
- ausgeprägte Herz-Kreislauferkrankungen (z.B. KHK mit Hauptstammstenose)

Vorbereitung

Die Vorbereitungsmaßnahmen zur ERCP entsprechen im Prinzip denen zu einer ÖGD (s. Kap.24, S. 178):

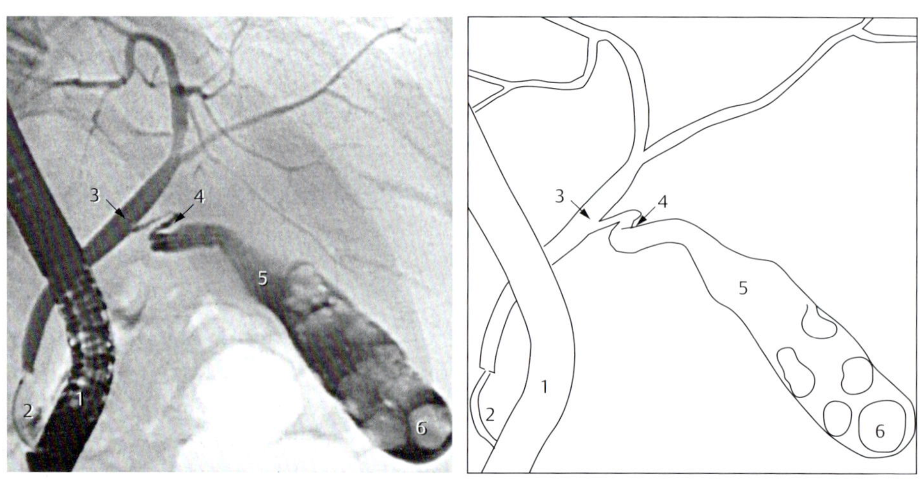

1 = Duodenoskop
2 = ERCP-Katheter
3 = Ductus Choledochus
4 = Ductus Cystikus
5 = Gallenblase
6 = Konkremente

Abb. 20.2 ERCP. Die ERCP-Spitze des Duodenoskopes befindet sich am unteren Bildrand links, die intra- und extrahepatischen Gallengänge sind normal, die Gallenblase ist mit Steinen gefüllt. Der Pankreasgang ist noch nicht mit Kontrastmittel gefüllt.

- Patienten durch den Arzt aufklären und Einverständniserklärung, auch für notwendige therapeutische Eingriffe (z.B. Papillotomie) einholen.
- Laboruntersuchungen veranlassen:
  - aktueller Gerinnungsstatus (Quick/INR, PTT),
  - Blutbild (Hb, Thrombozyten), um bei Biopsieentnahme das Risiko einer Nachblutung einschätzen zu können und
  - Blutgruppe, um im Falle einer größeren Blutung ohne Zeitverzögerung Transfusionen bereitstellen zu können.
- Am Untersuchungstag Patienten mindestens 6 Stunden nüchtern lassen, um einer Aspiration von Mageninhalt vorzubeugen.
- Venösen Zugang für die Prämedikation durch den Arzt legen lassen.
- Bei vorhandener Zahnprothese Prothesenbecher mitgeben, damit diese sicher aufbewahrt werden kann.
- Befundmappe, Kurve und ggf. Röntgenbilder einer vorhergegangenen Cholangiografie mitgeben, um alle Vorbefunde und Patientendaten zur Hand zu haben.

Nachsorge

Mögliche Komplikationen der ERCP sind die vorübergehende Erhöhung von Amylase und Lipase in ca. 10% der Fälle sowie die akute Pankreatitis. Diese macht sich in erster Linie durch Schmerzen bemerkbar, daher sind Schmerzäußerungen unverzüglich dem Arzt zu melden. Möglich sind auch Infektionen sowie Perforation und Blutung bei interventioneller ERCP. Nach einer ERCP sind daher folgende Aspekte zu beachten:

- Um Aspirationen zu vermeiden, müssen Patienten nach dem Eingriff noch ca. 2 Stunden nüchtern bleiben, bis die Rachenanästhesie abgeklungen ist. Bei Beschwerdefreiheit kann danach eine leichte Mahlzeit gegeben werden.
- Aufgrund der Sedierung müssen Puls, Blutdruck und die Atmung überwacht werden.
- Um rechtzeitig eine beginnende Pankreatitis, Cholangitis oder eine Perforation zu erkennen, müssen die Patienten auf Schmerzäußerungen und Fieber beobachtet werden.

3. Beschreiben Sie die Applikation von Augentropfen.

Herr Sander erhält die Augentropfen aufgrund eines seit mehreren Jahren bekannten Glaukoms. Beim Glaukom (grüner Star) ist das Gleichgewicht zwischen Kammerwasserzufluss und Kammerwasserabfluss gestört. Die Folge ist ein Anstieg des Augeninnendrucks.

Das Glaukom ist in den Industrieländern nach dem Diabetes mellitus die zweithäufigste Ursache für eine Erblindung. Ca. 2% aller Menschen im Alter über 40 Jahre sind davon betroffen. Die Prognose der Erkrankung ist entscheidend von der frühen Erkennung und damit einem rechtzeitigen Therapiebeginn abhängig. Die medikamentöse Therapie des Glaukoms erfolgt lokal mithilfe von Augentropfen und hat folgende Ziele:

- Die Kammerwasserproduktion wird verringert.
- Der Kammerwasserabfluss wird verbessert.

Dadurch werden Netzhaut und Sehnerv besser durchblutet und die Nervenzellen geschützt.

Augentropfen

Augentropfen sind sterile, entweder wässrige oder ölige Lösungen und werden tropfenweise angewendet. Da das Auge gegenüber chemischen und physikalischen Reizen sehr empfindlich ist und darauf mit Tränenfluss reagiert, müssen Augentropfen weitgehend reizlos sein. Dies ist möglich, wenn

- ihr pH-Wert und ihr osmotischer Druck der Tränenflüssigkeit entspricht und
- sie körperwarm appliziert werden.

Augentropfen dürfen nach Anbruch des Fläschchens nur zeitlich beschränkt (meistens 4–6 Wochen) verwendet werden. Da es auch bei sorgfältiger Applikation der Tropfen zur Kontamination der Flaschenöffnung kommen kann, werden die Fläschchen nur patientenbezogen verwendet.

Vorbereitung

Falls der Patient Kontaktlinsen trägt, müssen diese normalerweise vor der Applikation von Augentropfen herausgenommen werden. Nach Kontrolle des Verfallsdatums sollte das Fläschchen zum Anwärmen einige Minuten in der warmen Hand gehalten werden, um eine Reizung des Auges durch Kälte zu vermeiden.

Augentropfen werden am günstigsten in einer bequemen Position – entweder im Sitzen oder Liegen – verabreicht. Falls der äußere Augenbereich Verunreinigungen aufweist, muss er vor der Applikation der Tropfen gereinigt werden. Hierzu eignet sich eine sterile, mit 0,9%iger Kochsalzlösung getränkte Kompresse. Bei Verunreinigungen im Auge selbst wird dieses mit 0,9%iger Kochsalzlösung gespült.

Durchführung

Vor der Verabreichung der Augentropfen führt die Pflegeperson eine hygienische Händedesinfektion durch. Zur Applikation der Tropfen wird das untere Augenlid nahe am Wimpernrand mit einer kleinen Kompresse bzw. einem Tupfer leicht nach unten gezogen, und der Patient wird aufgefordert, nach oben zu schauen. Die verordnete Tropfenzahl wird nun in den Bindehautsack eingeträufelt. Damit die Hand der Pflegeperson ruhig gehalten wird, und es nicht zur Verletzung am Auge oder zur Kontamination der Fläschchenöffnung an der Haut des Patienten kommt, wird die Hand dabei leicht an der Stirn des Patienten abgestützt (**Abb. 20.3**).

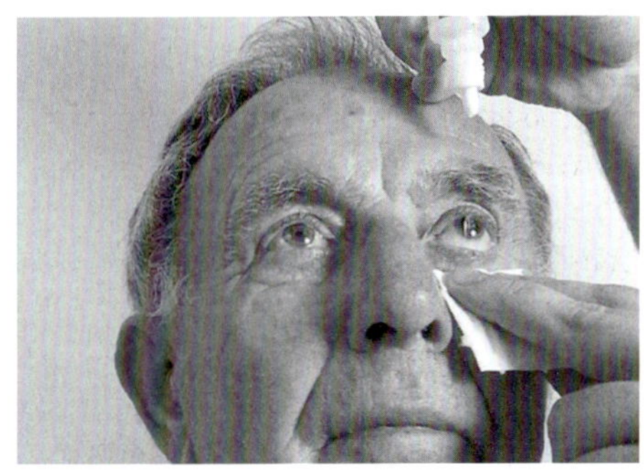

Abb. 20.3 Verabreichung von Augentropfen.

Nachsorge

Damit die Augentropfen sich verteilen und absorbiert werden können, sollten die Augen nach der Applikation kurze Zeit geschlossen gehalten werden, jedoch ohne die Augenlider zusammenzukneifen. Mithilfe der Kompresse oder des Tupfers kann Tropfen- oder Tränenflüssigkeit unterhalb des Auges aufgenommen werden. Je nach Art der Augentropfen muss der Patient darüber informiert werden, dass das Sehvermögen über einen bestimmten Zeitraum möglicherweise eingeschränkt sein kann.

4. Analysieren Sie die geschilderte Notfallsituation und beschreiben Sie, wie eine solche Situation hätte verhindert werden können.

Im Fallbeispiel ist eine Notfallsituation beschrieben, in der aufgrund verschiedener Umstände viel Zeit verloren geht, bis bei Herrn Bertels endlich die notwendige kardiopulmonale Reanimation begonnen werden kann. Im Vordergrund der Situation stehen drei Probleme:

1. Die interdisziplinäre Zusammenarbeit hat nicht geklappt – die Mitarbeiter haben nicht adäquat reagiert.
2. Die Ablauforganisation („Notrufkette") hat nicht funktioniert.
3. Die Notfallausrüstung (Birnchen am Laryngoskop defekt) war fehlerhaft.

Um solche Situationen verhindern und Patienten in Not schnellstmöglich und fachgerecht helfen zu können, ist ein Notfallkonzept geeignet.

Notfallkonzept

Jedes Krankenhaus muss ein Konzept zum Notfallmanagement für medizinische Notfälle vorhalten. Ein solches Notfallkonzept besteht aus verschiedenen Bausteinen, die aufeinander aufbauen und ineinander greifen müssen, damit im Ernstfall der betroffenen Person professionell und zeitnah geholfen, d.h. diese bei Herz-Kreislauf-Stillstand erfolgreich reanimiert werden kann. Mögliche Inhalte eines solchen Konzepts sind:

- Notfallausrüstung
- Notrufkette
- Notfallteam
- Mitarbeiterschulung
- Dokumentation
- Evaluation

Notfallausrüstung auf Normalstation. Zur Notfallausrüstung auf den Normalstationen (**Abb. 20.4**) bzw. in den Funktionsabteilungen gehören i.d.R.:

- Notfallkoffer mit Bestandsliste
- Sauerstoffanschluss
- Absaugvorrichtung
- ggf. AED (Automatischer externer Defibrillator)

Diese Bestandteile sind ausreichend für die Basismaßnahmen (Basic life support = BLS).

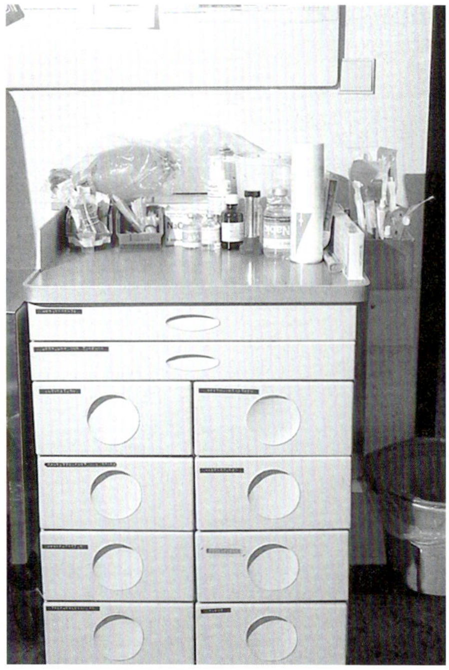

Abb. 20.4 Notfallwagen auf einer Pflegestation.

Darüber hinaus muss festgelegt sein, wer wie oft den Bestand kontrolliert und wer dafür verantwortlich ist. Die Kontrolle muss vom Kontrolleur dokumentiert werden. Außerdem muss jedem Mitarbeiter bekannt sein, wo sich die Notfallausrüstung befindet.

Notrufkette. Mit Notrufkette ist die klinikinterne Ablauforganisation im medizinischen Notfall gemeint. Hierzu gehört zunächst, dass allen Mitarbeitern die zentrale Notrufnummer bekannt ist. Sie sollte möglichst leicht zu merken sein (z.B. 555). Ferner müssen alle Mitarbeiter Kenntnis darüber haben

- **wann** der Notruf zu benutzen ist und
- **wie** der Notruf abzusetzen ist.

Notfallteam. Auch die Notfall- bzw. Reanimationsteams gehen im Notfall nach einem festgelegten Ablaufschema vor. Nur so ist gewährleistet, dass jeder Mitarbeiter genau weiß, was er zu tun hat und keine Zeit verloren geht. Für Notfall- und Reanimationsteams sowie Mitarbeiter aus besonders sensiblen Bereichen gibt es spezielle interdisziplinäre Reanimationstrainings, sog. Megacode-Trainings.

Mitarbeiterschulung. Grundlage für eine gelingende Reanimation sind geschulte Mitarbeiter in allen Bereichen einer Klinik. Entsprechende Fortbildungen für Mitarbeiter aus dem ärztlichen Dienst, der Pflege und anderen Gesundheitsfachberufen müssen mehrmals jährlich angeboten werden. Ebenso muss festgelegt sein, wie oft die Mitarbeiter aus den jeweiligen Bereichen verpflichtet sind, an den Schulungen teilzunehmen.

Für die Auszubildenden in der Gesundheits- und Krankenpflege ist die „Einleitung lebenserhaltender Sofortmaßnahmen bis zum Eintreffen der Ärztin oder des Arztes" gesetzlich vorgeschriebener Bestandteil ihrer Ausbildung.

Dokumentation. Alle Schulungs- und Fortbildungsmaßnahmen müssen dokumentiert werden. Durch die Dokumentation kann sowohl der Einrichtungsträger nachweisen, seiner Organisationspflicht nachgekommen zu haben als auch die Mitarbeiter, ihrer Pflicht zur Fortbildung genügt zu haben.

Evaluation. Im Sinne der Qualitätssicherung im Hinblick auf bestehende Notfallkonzepte ist es sinnvoll, Notfallsituationen zu evaluieren. Nur so können Lücken und Mängel im Konzept zu Tage treten und entsprechend beseitigt werden.

Anwendung auf das Fallbeispiel

Es stellt sich nun die Frage, wie die betreffenden Personen im Fallbeispiel hätten handeln müssen.

Notfallausrüstung

Ort. Offensichtlich war der Gesundheits- und Krankenpflegeschülerin Yvonne nicht bekannt, wo sich die Notfallausrüstung befindet. Auszubildende aller Gesundheitsfachberufe müssen zwingend darüber Bescheid wissen, wo der Notfallkoffer und ggf. ein AED zu finden sind. Eine Möglichkeit hierzu bietet das sog. „Notfallblatt", welches die Auszubildenden der Gesundheits- und Krankenpflege am Kath. Klinikum in Koblenz jeweils zu Beginn eines Praxiseinsatzes mithilfe ihrer Praxisanleiterin ausfüllen müssen (**Abb. 20.5**). Damit ist gewährleistet, dass die Auszubildenden über alle wichtigen Aspekte im Notfall informiert sind.

Material. Der zweite wichtige Punkt betrifft das nicht funktionstüchtige Laryngoskop. Es ist zu evaluieren, welche Person für die Kontrolle verantwortlich ist und wann überhaupt die letzte Kontrolle durchgeführt wurde.

Katholisches Klinikum Koblenz
MARIENHOF UND BRÜDERHAUS

Das Notfallblatt für Auszubildende

Station: ________

	Erklärt	Gesehen
Wie wird die Notfallklingel ausgelöst?	☐	☐
Welche Telefonnummer muss ich im Notfall wählen?	☐	☐
Wo befinden sich Notfallkoffer, Ambu-Beutel und Defibrillator?	☐	☐
Wo stehen die Sauerstoffgeräte? / Wo finde ich das Zubehör zur Sauerstofftherapie?	☐	☐
Wo stehen die Absauggeräte? / Wo finde ich das Zubehör zur Absaugung?	☐	☐
Welche Regeln gibt es auf Station für Feueralarm?	☐	☐
Wo sind die Feuerlöscher im Stationsbereich angebracht?	☐	☐
Wo befinden sich die Notausgänge der Station?	☐	☐

Unterschrift SchülerIn — Datum — Unterschrift AnleiterIn

© Schule für Gesundheits- und Krankenpflege

Abb. 20.5 Notfallblatt. Mithilfe dieses Notfallblattes wird sichergestellt, dass Auszubildende zu Beginn ihres Einsatzes auf einer Station über die wesentlichen Aspekte und Maßnahmen im Notfall informiert sind und angemessen reagieren können (Abdruck mit freundlicher Genehmigung des Katholischen Klinikums Koblenz).

Notrufkette

Hilferuf. Damit auf ihren Notruf möglichst schnell Hilfe herbei eilen kann, hätte Yvonne zunächst einmal die Türe offen stehen lassen müssen – so hätte die Pflegeperson keine Zeit verloren, zuerst in allen Patientenzimmern nachzuschauen, woher der Hilferuf kam.

Notruf. Nachdem die Pflegeperson die Indikation für eine kardiopulmonale Reanimation gestellt hatte, hätte sie – anstatt den Arzt auf seinem Mobiltelefon anzurufen – die klinikinterne Notrufnummer wählen müssen. Innerhalb weniger Minuten wäre das Reanimationsteam zur Stelle gewesen und hätte mit den ALS (s.u.) beginnen können. Bis zum Eintreffen des Reanimationsteams hätte sie selbst, unterstützt durch die Auszubildende, mit den BLS beginnen müssen.

5. Schildern Sie das Vorgehen der kardiopulmonalen Reanimation bei einem Erwachsenen.

ERC-Guidelines. Seit November 2005 gibt es neue europäische Leitlinien zur kardiopulmonalen Reanimation, die ERC- (European Resuscitation Council-)Guidelines. Die ERC-Guidelines gelten nach dem heutigen Stand der Wissenschaft als die wirksamsten und am leichtesten zu erlernenden Maßnahmen.

BLS (Basic life support). Die ERC-Guidelines enthalten in Abschnitt 2 die lebensrettenden Basismaßnahmen bei Erwachsenen (Basic life support = BLS). Bei den BLS geht es um die Aufrechterhaltung freier Atemwege und die Unterstützung von Atmung und Kreislauf ohne spezielle Ausrüstung.

ALS (Advanced life support). In Abschnitt 4 werden die erweiterten innerklinischen Reanimationsmaßnahmen für Erwachsene (Advanced life support = ALS) thematisiert. Bei Patienten mit innerklinischem Herz-Kreislauf-Stillstand ist der Übergang von BLS zu ALS fließend.

BLS – Reanimation

Der Algorithmus für die BLS – Reanimation ist in **Abb. 20.6** dargestellt.

Lebensrettende Basismaßnahmen für Erwachsene

Bewusstsein kontrollieren
↓
Um Hilfe rufen
↓
Atemwege frei machen
↓
Atmung kontrollieren - wenn keine normale Atmung vorliegt
↓
Notruf absetzen (interne Notrufnummer oder nationale Notrufnummer 112)
↓
30 Thoraxkompressionen durchführen
↓
2 Beatmungen : 30 Thoraxkompressionen durchführen

Abb. 20.6 BLS. Lebensrettende Basismaßnahmen für Erwachsene.

Indikation feststellen. Zwei Kriterien stellen eine Indikation zur Reanimation dar: Die betroffene Person
- reagiert nicht mehr und
- hat keine normale Atmung.

Eine Pulskontrolle sollte für maximal 10 Sek. erfolgen und nur durch professionelle Helfer durchgeführt werden.

Thoraxdruckpunkt aufsuchen. Für die Herzdruckmassage muss die betroffene Person auf einer harten Unterlage (auf einem Reanimationsbrett oder auf dem Fußboden) liegen. Der Thoraxdruckpunkt befindet sich lt. ERC „in der Mitte des Brustkorbes". Die American Heart Association (AHA) empfiehlt als Druckpunkt die untere Hälfte des Sternums in der Mitte des Brustkorbes zwischen den Brustwarzen.

Thoraxkompression durchführen. Das Verhältnis Thoraxkompression zu Ventilation beträgt 30:2, d.h. nach 30 Thoraxkompressionen wird 2-mal beatmet. Die Kompression sollte das Brustbein ca. 4–5 cm nach unten drücken und 100-mal pro Minute wiederholt werden. Druck und Entlastung sollen jeweils gleich lang sein. Damit dies kontinuierlich möglich ist, wird ein Helferwechsel alle 2 Minuten empfohlen.

Beatmung durchführen. Die Beatmung sollte eine sichtbare Thoraxanhebung erzeugen. Die Inspirationszeit beträgt eine Sekunde, das Inspirationsvolumen ca. 500–600 ml. Falls ein 3. Helfer zur Stelle ist, kann die Beatmung durch den sog. Krikoiddruck optimiert werden. Beim sog. Krikoiddruck (Krikoid = Ringknorpel des Kehlkopfs) wird auf den Ringknorpel in Richtung Halswirbelsäule gedrückt, sodass der Ösophagus verschlossen ist.

Die Reanimation wird fortgesetzt bis
- das Notfallteam eintrifft oder
- die betroffene Person wieder normal zu atmen beginnt.

Reanimation bei Kindern

Bei Kindern vom 1. bis zum 8. Lebensjahr erfolgt die kardiopulmonale Reanimation nach folgendem Schema:
- 5 Initialbeatmungen
- Kompressions-Ventilationsverhältnis 15:2

Aufgabenstellung 21

Fallbeispiel Frau Sommer

Bearbeitungsvorschläge und fachlicher Hintergrund

Renate Fischer

1. Was ist ein kleinzelliges Bronchialkarzinom?

Das Bronchialkarzinom ist mit 95–98% der häufigste bösartige Tumor der Lunge und hierzulande die häufigste Krebstodesursache bei Männern; bei Frauen liegt das Bronchialkarzinom hinter Brust- und Darmkrebs an dritter Stelle (**Abb. 21.1**).

Bronchialkarzinome werden histologisch unterschieden in
- kleinzellige und
- nichtkleinzellige Karzinome.

Diese Unterscheidung ist von Bedeutung, da sich Therapie und Prognose der beiden Formen unterscheiden.

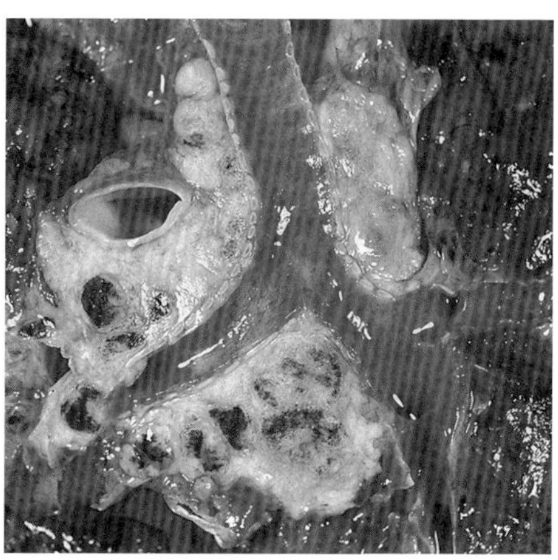

Abb. 21.1 Plattenepithelkarzinom. Hier an der Aufgabelung der Trachea.

Risikofaktoren

Risikofaktoren für ein Bronchialkarzinom sind:
- Zigarettenrauchen
- berufliche Karzinogene
- umweltbedingte karzinogene
- genetische Disposition
- sonstige

Zigarettenrauchen. Der wichtigste Risikofaktor für das – insbesondere kleinzellige – Bronchialkarzinom ist das inhalative Zigarettenrauchen. Das individuelle Risiko wird bestimmt durch Dauer und Ausmaß des Zigarettenkonsums. Auch Passivraucher scheinen ein erhöhtes Risiko zu haben.

Berufliche Karzinogene. Asbest ist das wichtigste berufliche Karzinogen und für ca. 5% der Bronchialkarzinome verantwortlich. Andere Arbeitsstoffgruppen mit einem erhöhten Risiko sind z.B.
- Chrom VI-Verbindungen,
- Arsenverbindungen,
- Haloether,
- ionisierend strahlende Stoffe wie Radon, Uran und Wismut,
- Quarzstaub, Nickelmetall und
- PAH (polyzyklisch aromatische Kohlenwasserstoffe wie Benzo(a)pyren.

Umweltbedingte Karzinogene. Neben Abgasen von Verkehr und Industrie spielt hier auch die Radon-Belastung in Wohnungen eine Rolle. Radon ist ein natürlich vorkommendes radioaktives Edelgas, welches in Böden, Gesteinen, Gewässern und in der Luft vorhanden ist. Radon kommt vermehrt in den Mittelgebirgen aus Granitgestein vor.

Genetische Disposition. Personen, deren Elternteil an einem Bronchialkarzinom erkrankt ist, haben ein 2–3-fach erhöhtes Risiko, ebenfalls zu erkranken.

Sonstige. Auch Lungennarben bedeuten ein erhöhtes Risiko.

Symptome

Das Bronchialkarzinom macht im Frühstadium keine Symptome; daher wird die Erkrankung fast immer zu spät diagnostiziert. Meist ist das kleinzellige Bronchialkarzinom bei Diagnosestellung bereits metastasiert.

Unspezifische Symptome eines Bronchialkarzinoms sind:
- anhaltender Husten
- Dyspnoe
- Thoraxschmerzen

Spätsymptome sind:
- Hämoptysen (blutiger Husten)
- Rekurrensparese (Stimmbandlähmung)
- Lähmung des N. Phrenicus
- rezidivierende Pleuraergüsse

Beim kleinzelligen Bronchialkarzinom finden sich häufig sog. paraneoplastische Syndrome, d.h. Symptome, die durch tumorbedingt gebildete Hormone und Polypeptide verursacht werden. Ein Beispiel ist die Thrombozytose mit erhöhter Thromboseneigung, die ca. ein Drittel der erkrankten Personen betrifft.

Diagnostik

Zur Diagnostik eines möglichen Bronchialkarzinoms stehen folgende Maßnahmen im Vordergrund:
- **Röntgen-Diagnostik**: Mit Röntgen-Thorax, CT oder Spiral-CT kann ein Karzinom lokalisiert werden. Hinter jeder Lungenverschattung kann sich prinzipiell ein Bronchialkarzinom verbergen.
- **Endobronchialer Ultraschall**: Auch der endobronchiale Ultraschall („Endo-Sonografie") ermöglicht die genaue Lokalisation eines Tumors. Gleichzeitig können endosonografisch gesteuert Feinnadelbiopsien entnommen werden.
- **Bronchoskopie:** Mithilfe der Bronchoskopie können gezielt Gewebeproben entnommen und die Diagnose damit gesichert werden.

Therapie

Die Therapie des kleinzelligen Bronchialkarzinoms ist abhängig vom Krankheitsstadium. Unterschieden werden drei Stadien:

1. Very limited disease („sehr begrenzter Krankheitsbefund")
2. Limited disease („begrenzter Krankheitsbefund")
3. Extensive disease („ausgedehnter Krankheitsbefund")

Beim kleinzelligen Bronchialkarzinom steht die primäre Radio-/Chemotherapie im Vordergrund. Bei einem noch begrenzten Befund (ca. ein Drittel der Fälle) ist die Zielsetzung kurativ. Hier kommt eine Operation in Kombination mit Radio-/Chemotherapie in Frage. Patienten, die sich bereits im Extensive disease-Stadium befinden (ca. 70% der Patienten) werden palliativ in erster Linie chemotherapeutisch behandelt und nur bei Hirn- und Skelettmetastasen und bei oberer Einflusstauung, also einer venösen Stauung im Bereich der oberen Körperhälfte, auch bestrahlt.

Prognose

Die 5-Jahres-Überlebensrate aller an Bronchialkarzinom erkrankten Personen liegt bei 5%.

2. Welche Vorbereitungs-, Assistenz- und Nachsorgemaßnahmen sind bei der Durchführung einer Pleurapunktion notwendig? Begründen Sie Ihre Antworten.

Die Pleurapunktion ist eine Punktion der Pleurahöhle. Die Pleurahöhle befindet sich zwischen der Pleura visceralis (Lungenfell), welches die Lunge umgibt, und der Pleura parietalis (Rippenfell) auf der Innenseite des Thorax (**Abb. 21.2**). Im Pleuraraum herrscht physiologisch ein Unterdruck, durch den die Lunge entfaltet bleibt.

Luft (Pneumothorax) und Flüssigkeit im Pleuraraum (Pleuraerguss) schränken die Entfaltungsmöglichkeit der Lunge ein und verursachen somit eine Dysfunktion. Durch eine Punktion kann der Arzt sowohl Punktat zur Laboruntersuchung gewinnen als auch mit einer Entlastungspunktion zur besseren Belüftung der Lunge beitragen. Über eine Pleurapunktion können ebenso Medikamente wie Zytostatika, Antibiotika oder Fibrinkleber in den Pleuraraum eingebracht werden.

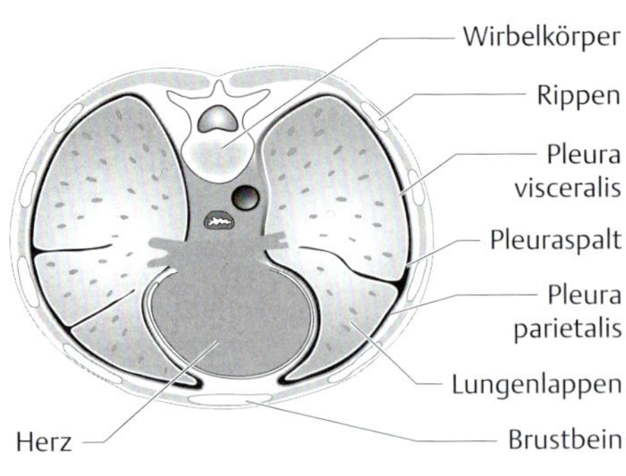

Abb. 21.2 Anatomie. Die Pleura besteht aus der Pleura visceralis, die die Oberfläche beider Lungen einhüllt und der Pleura parietalis, die die Innenwände des Brustkorbs, die Oberseite des Zwerchfells und den Herzbeutel bedeckt. Zwischen den beiden Pleurablättern liegt der Pleuraspalt.

Indikationen

Indikationen für eine Pleurapunktion sind:
- Pleuraerguss
- Pneumothorax
- Pleuraempyem

Kontraindikationen

Eine Pleurapunktion darf nicht durchgeführt werden bei:
- Lungenabszess
- Lungengangrän
- pleuranahen infizierten Bronchiektasen
- Blutgerinnungsstörungen

Punktionsort

Die Punktion eines Pleuraergusses (**Abb. 21.3**) wird i.d.R. nach sonografischer Identifizierung und Lokalanästhesie am sitzenden Menschen durchgeführt; sie kann als schmerzhaft empfunden werden. Üblicher Punktionsort ist der 5.–7. Interkostalraum (Zwischenrippenraum) der Axillarlinie. Beim Pneumothorax erfolgt der Einstich auch im 2. Interkostalraum der Medioklavikularlinie.

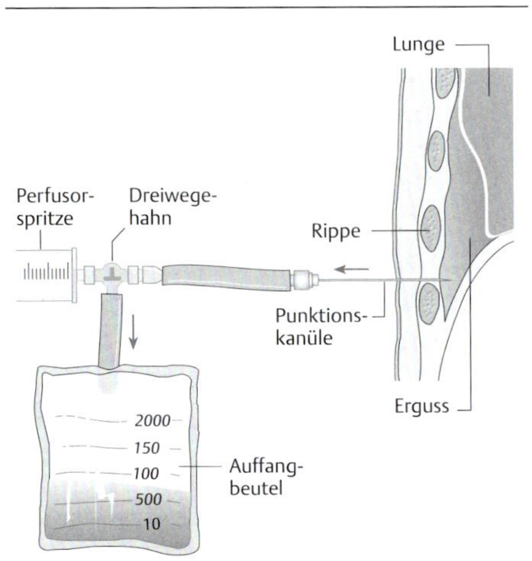

Abb. 21.3 Pleurapunktion. Prinzip der Pleurapunktion.

Komplikationen

Mögliche Komplikationen einer Pleurapunktion sind:
- Blutungen durch Punktion von Gefäßen
- Verletzung der Lunge oder anderer Organe
- Infektionen
- Pneumothorax

Bei Entleerung einer größeren Menge Flüssigkeit sind darüber hinaus Kreislaufkomplikationen möglich. Zum Ende der Punktion tritt häufig Hustenreiz auf.

Vorbereitung

Um die Gefahr von Nachblutungen auszuschließen, muss die aktuelle Blutgerinnung (Quick/INR, PTT, Thrombozyten) vorhanden sein. Da eine Pleurapunktion zu Hustenreiz führen kann, wird oft die Verabreichung eines Hustenblockers angeordnet, seltener auch ein Analgetikum.

Eine Pleurapunktion wird immer unter sterilen Bedingungen durchgeführt. Das benötigte Material ist abhängig von der Indikation zur Punktion. Soll lediglich eine Probe zur Untersuchung entnommen werden, wird gebraucht:
- Händedesinfektionsmittel
- Einmalhandschuhe
- sterile Tupfer und Kompressen
- evtl. Lokalanästhetikum, 5-ml-Spritze, Kanülen Nr. 12, Nr. 16
- Punktionskanülen: 3 Stck. Nr. 1, 10-ml-Spritze, evtl. Verschlusskappen
- Probengefäße für Labor und Pathologie
- Verbandmaterial

Geht es darum, zusätzlich eine größere Menge Sekret zu entleeren, kommen hinzu:
- sterile Handschuhe
- sterile Abdecktücher
- Pleurapunktionsbesteck mit Punktionsnadel, Saugspritze und Sekretauffangbeutel mit Dreiwegehahn
- optional: Venenverweilkanüle zur Punktion, weil die Verletzungsgefahr aufgrund des atraumatischen Materials geringer ist

Durchführung

Die zu punktierende Person sollte möglichst in eine sitzende Position gebracht werden. Ist dies nicht möglich, kann die Punktion auch Rücken- oder Seitenlage erfolgen. Es ist günstig, eine Pleurapunktion zu dritt durchzuführen: neben dem punktierenden Arzt eine Person für die Assistenz und eine für die Betreuung des Patienten. Die betreuende Pflegeperson steht dann vor der zu punktierenden Person, um sie ggf. zu stützen, Kreislaufreaktionen zu beobachten, ihr beruhigend zuzusprechen und über den Fortschritt der Untersuchung zu informieren. Die assistierende Pflegeperson befindet sich hinter dem Patienten, reicht dem Arzt das Material steril an, nimmt das Punktat entgegen, versorgt es und füllt die Begleitscheine aus. Zum Schluss erfolgt die Dokumentation der abpunktierten Flüssigkeitsmenge und der angeforderten Laboruntersuchungen in der Dokumentationsmappe des Patienten.

Nachsorge

Die Nachsorge der Pleurapunktion sieht wie folgt aus:

- Nach einer Pleurapunktion wird der Patient im Bett oder Rollstuhl zur Station zurückgebracht.
- Kontrollen von Blutdruck und Puls geben Aufschluss über die Kreislaufsituation.
- Der Verband wird auf Nachblutung und nachlaufende Ergussflüssigkeit kontrolliert und bei Bedarf erneuert.
- Der Patient wird darüber informiert, sich bei Atemnot sofort zu melden; es besteht die Gefahr eines Pneumothorax.
- Nach 4–6 Std. wird eine Röntgenaufnahme des Thorax angefertigt, um einen punktionsbedingten Pneumothorax auszuschließen.

3. Beschreiben Sie Grundsätze für den sicheren Umgang mit Zytostatika auf der Station.

Zytostatika sind Arzneimittel, die auf die Zellteilung Einfluss nehmen bzw. diese hemmen. Eine Therapie mit Zytostatika wird auch „Chemotherapie" genannt.

Bei der Überwachung der Zytostatika-Therapie stehen neben dem sicheren Umgang mit den Arzneimitteln 2 weitere Aspekte im Vordergrund:

1. die Durchführung und Überwachung der Therapie
2. die Beobachtung des Patienten auf Nebenwirkungen und Komplikationen der Therapie

Diese werden in Schewior-Popp u. Fischer: Schriftliche Prüfung Tag 1, S. 126 ff. u. S. 147 ff. umfassend dargestellt.

Zytostatika sind Gefahrstoffe

CMR-Arzneimittel. Aufgrund ihrer krebserzeugenden (k(c)anzerogenen), erbgutschädigenden (mutagenen) sowie fruchtschädigenden (reproduktionstoxischen) Wirkung werden Zytostatika als CMR-Arzneimittel bezeichnet.

Merkblatt M 620. Ausführliche Anweisungen zur sicheren Handhabung mit Zytostatika finden sich im Merkblatt M 620, welches von der Berufsgenossenschaft für Gesundheitsdienst und Wohlfahrtspflege herausgegeben wird und welches auch im Internet (www.bgw-online.de) vollständig und kostenlos erhältlich ist.

TRGS 525. Das Merkblatt orientiert sich an der Technischen Regel für Gefahrstoffe „Umgang mit Gefahrenstoffen in Einrichtungen der humanmedizinischen Versorgung" (TRGS 525) des Bundesministeriums für Arbeit und Sozialordnung, in der Anforderungen des Arbeitsschutzes beim Umgang mit krebserzeugenden, erbgutverändernden und fortpflanzungsgefährdenden Arzneistoffen festgelegt sind. In der TRGS 525 wird ausgeführt, dass ein großer Teil der Arzneimittel, die als Zytostatika verwendet werden, als Hauptbestandteil Stoffe dieser Gruppe enthält.

Bei der Zubereitung, Verabreichung, Entsorgung und Transport der Zytostatika können geringste Mengen dieser Arzneimittel über die Atemwege und die Haut von den mit diesen Tätigkeiten beauftragten Personen aufgenommen werden. Welche Wirkungen und Risiken diese geringen Mengen bei den Betroffenen verursachen können, ist bisher nicht eindeutig geklärt. Dessen ungeachtet rechtfertigen die bekannten Wirkungen dieser Medikamentengruppe, dass präventive Maßnahmen zum Schutz der mit der Therapie und Pflege von Krebspatienten befassten Personen ergriffen werden (vgl. BGW, M 640, S. 5).

Zytostatika verursachen jedoch nicht nur systemische Nebenwirkungen, sondern können auch bei lokalem Kontakt reizend, ätzend oder sensibilisierend wirken.

Sicherer Umgang mit Zytostatika

Die Zubereitung von Zytostatika (**Abb. 21.4**) sowie das Auflösen der Trockensubstanz in Lösungsmittel oder das Dosieren eines aufgelösten Zytostatikums in eine Infusionslösung wird i.d.R. zentral in der Apotheke durchgeführt. Den Pflegepersonen auf der Station obliegen daher schwerpunktmäßig die Tätigkeitsbereiche

- Transport des zubereiteten Arzneimittels von der Apotheke zur Station,
- Vorbereitung des Arzneimittels zur Applikation,
- Entsorgung von Arzneimittelresten, Behältnissen und Körperausscheidungen sowie
- ggf. Durchführung von Maßnahmen bei unbeabsichtigter Freisetzung eines Zytostatikums.

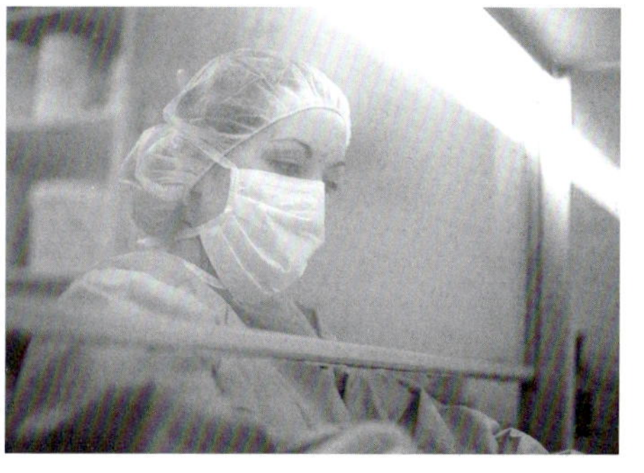

Abb. 21.4 Zubereitung von Zytostatika. Der Umgang mit Zytostatika unterliegt strengen Sicherheitsbestimmungen.

Transport. Entsprechend der TRGS 525 müssen Zytostatika in speziell gekennzeichneten, bruchsicheren, flüssigkeitsdichten und verschließbaren Behältnissen transportiert werden. Wenn dies gewährleistet ist, sind persönliche Schutzmaßnahmen für die transportierende Person nicht notwendig.

Applikation. Für den Fall der unbeabsichtigten Freisetzung (z.B. Verschütten) des Zytostatikums sollte ein sog. PSA-Set (PSA = Persönliche Schutzausrüstung) bereitgehalten werden. Zur sicheren Vorbereitung und Applikation empfiehlt die BGW M 640 (S. 34) folgende Maßnahmen:

- „Das Infusionsbesteck mit der jeweiligen Trägerlösung (ohne Zytostatika) auffüllen und entlüften.
- Nachdem die Verschlusskappe am Kanülenanschluss wieder aufgesetzt und der Tropfenregler ganz zugedreht ist, mit diesem befüllten Infusionsbesteck die Zytostatikainfusionen versehen.

- Bei der Vorbereitung der Infusionen die geschlossenen Infusionsbestecke durch den Verschluss der Infusionsflaschen/-beutel stecken. Hierbei das Besteck von oben durch den Verschluss stecken, um bei heraustropfender Zytostatikalösung die Handschuhe nicht zu benetzen.
- Infusionsbehältnisse und -systeme nach Gebrauch nicht trennen, sondern komplett entsorgen.
- Spritzen sorgfältig in Tupfer entlüften.
- Spritze und Kanüle nach Injektion nicht trennen, sondern komplett entsorgen.
- Kein Recapping.
- Verwendung von Schutzhandschuhen."

Entsorgung. Da entsprechend der TRSG 525 Zytostatika-Reste als überwachungsbedürftiger Abfall in gesondert gekennzeichneten, widerstandsfähigen und dicht schließenden Behältnissen gesammelt und der Entsorgung zugeführt werden müssen, sollte der Abfall direkt schon auf der Station als Sonderabfall gesammelt und entsprechend transportiert werden.

Körperflüssigkeiten hingegen sind nicht als krebserzeugende Gefahrstoffe nach der Gefahrenstoffverordnung zu bewerten; lediglich bei Erbrochenem nach oraler Gabe und bei Ausscheidungen nach einer Hochdosistherapie wird eine Gefährdung, die Schutzmaßnahmen erfordert, von der TRSG 525 als möglich angesehen. Das Tragen von Schutzhandschuhen im Umgang mit Ausscheidungen und Körperflüssigkeiten ist jedoch schon aus hygienischen Gründen obligat.

Unbeabsichtigte Freisetzung. Zur Beseitigung von Verunreinigungen (z.B. verschütteten Zytostatika) muss eine Schutzausrüstung getragen werden. Im Handel erhältlich sind sog. „Spill-Kits", die alle benötigten Gegenstände enthalten, um sicher und gefahrenfrei verschüttete Zytostatika beseitigen zu können. Die Mindestvorgabe hierzu, die in der TRSG 525, Kap.5.4, aufgeführt ist, beinhaltet:

- Überschuhe
- flüssigkeitsdichter Schutzkittel mit langem Arm und eng anliegenden Bündchen
- Schutzbrille
- Schutzhandschuhe
- Atemschutzmaske mindestens Schutzstufe P2
- geschnittener Zellstoff
- Handschaufel
- Aufnahme- und Abfallbehälter

In Spill-Kits befinden sich häufig jedoch auch noch zusätzliche Gegenstände wie

- ein Markierungsstift,
- Wischtücher,
- Zange,
- destilliertes Wasser und
- ein Warnschild.

Verschüttete Zytostatika lassen sich am besten mithilfe von saugfähigen Tüchern (z.B. Zellstoff) aufnehmen. Bei Glasbruch muss ein zusätzliches Paar Handschuhe getragen und geeignete Hilfsmittel (z.B. eine Zange) verwendet werden. Die verunreinigten Flächen werden anschließend gereinigt.

Ist es zum Kontakt mit der Haut gekommen, wird die betroffene Stelle mit fließendem kaltem Wasser gespült. Bei Spritzern in die Augen müssen diese mindestens 10 Min. lang mit Wasser oder isotonischer Kochsalzlösung gespült werden; danach ist ein Augenarzt aufzusuchen (vgl. TRGS 525, Kap.5.5).

4. Grenzen Sie Ihren Verantwortungsbereich im Hinblick auf die Aufklärung eines Patienten zu seiner Diagnose gegenüber dem des Arztes ab. Wie handeln Sie in der beschriebenen Situation?

Walter Hell

Im Fallbeispiel fragt Frau Sommer die Pflegeperson nach dem Ergebnis ihrer Untersuchung, d.h. nach ihrer Diagnose bzw. Prognose. Damit ist die Frage angesprochen, wer im Krankenhaus den Patienten über welche Inhalte aufklären muss bzw. darf.

Selbstbestimmungsrecht des Patienten

Die Aufklärung des Patienten ist in mehrfacher Hinsicht von rechtlicher Bedeutung. Ausgangspunkt ist hier zunächst das Selbstbestimmungsrecht des freiverantwortlichen Patienten, d.h. des Patienten, der aufgrund seines Alters und seiner geistigen sowie psychischen Verfassung in der Lage ist, eigenständig über seine Belange zu entscheiden und die Bedeutung und Tragweite medizinischer Maßnahmen zu erfassen bzw. die Informationen über seinen Gesundheitszustand zu verarbeiten. Der wesentliche Inhalt des Selbstbestimmungsrechts ist dabei, dass der Patient selbst bestimmt, was mit ihm zu geschehen hat.

Der Patient kann jedoch nur dann von diesem Recht Gebrauch machen, wenn er über all die Umstände Bescheid weiß, die für seine Entscheidung von Bedeutung sind. Zu diesem Zweck muss er umfassend informiert werden. Diese Information umfasst nicht nur bevorstehende Maßnahmen, sondern auch deren Auswirkungen und Folgen, Risiken, Aussichten auf Heilung usw.

Aufklärung über Eingriffe in die Körperintegrität

Ärztliche oder pflegerische Maßnahmen, die die körperliche Integrität tangieren, stellen i.d.R. eine strafbare Körperverletzung dar, sofern der Patient nicht wirksam eingewilligt hat. Damit der Patient wirksam in einen medizinischen oder pflegerischen Eingriff einwilligen kann, muss er vor dem Eingriff umfassend und rechtzeitig aufgeklärt worden sein. Auch hier ist wichtig, wer diese Aufklärung durchführt, denn für die Frage der Haftung ist von entscheidender Bedeutung, ob die Einwilligung des Patienten wirksam war oder nicht (vgl. Kap. 23, S. 177).

Information eines Patienten

Von der Aufklärung zu unterscheiden ist die bloße Information des Patienten. Stellt er eine Frage, wie z.B. was ein Pleuraerguss überhaupt ist, so kann dies unabhängig von der vorliegenden Situation, also abstrakt beantwortet werden. In diesem Fall handelt es sich nicht um eine Aufklärung, sondern nur um die Erklärung eines medizinischen Fachbegriffes. Eine derartige Auskunft kann auch eine Pflegeperson erteilen.

Aufgabenbereiche

Bei Frau Sommer, die von der Pflegeperson konkret wissen möchte, wie es gesundheitlich um sie steht, stellt sich nun die Frage, wer ihr diese Information geben darf bzw. muss.

Um diese Frage beantworten zu können, bedarf es erst einmal der Klärung, worüber der Patient konkret aufzuklären ist. Hier gilt es, zwei Bereiche zu unterscheiden (**Abb. 21.5**):

- zum einen den ärztlichen Aufgabenbereich und
- zum anderen den pflegerischen Bereich, also der Bereich, der zum ureigensten Tätigkeitsbereich der Krankheits- und Gesundheitspflegerin zählt.

Die Abgrenzung dieser beiden Bereiche ist oft schwierig, zumal sie gesetzlich nicht geregelt ist. Ein erster Anhaltspunkt für die Unterscheidung zwischen ärztlichem und pflegerischem Aufgabenbereich ist der Inhalt der jeweiligen Berufsausbildung.

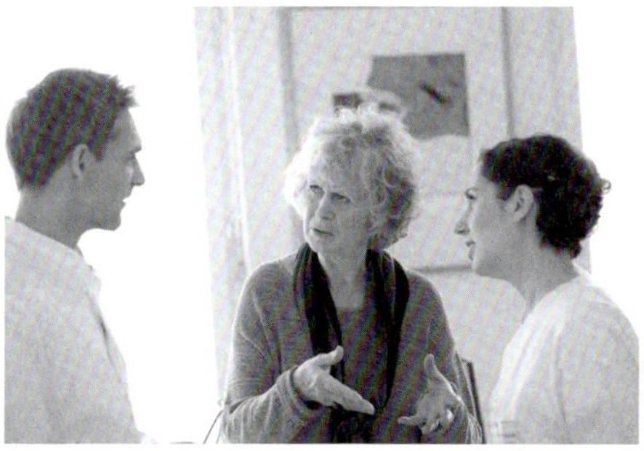

Abb. 21.5 Patientenaufklärung. Bei der Aufklärung eines Patienten muss zwischen ärztlichem und pflegerischem Aufgabenbereich unterschieden werden.

Pflegerische Aufgaben. Die Ausbildungsvorschriften für Pflegepersonen (Krankenpflegegesetz und Ausbildungs- und Prüfungsverordnung) beinhalten u.a., dass bestimmte Aufgaben von einer Pflegeperson eigenverantwortlich durchgeführt werden können (§ 3 II Nr.1 KrPflG). Hierbei handelt es sich dann um ureigenste Aufgaben der Pflege, die eindeutig in deren Zuständigkeits- und Aufgabenbereich fallen.

Geht es bei der Aufklärung also um eine pflegerische Maßnahme (z.B. Grundpflege, vorbereitende Maßnahmen für eine Operation, Verlauf der Behandlungspflege, Information über ein spezielles Sturzrisiko), handelt die Pflegeperson innerhalb der ihr zustehenden Kompetenz. In diesem Fall kann sie selbst die erforderliche Auskunft dem Patienten gegenüber geben bzw. ihn aufklären, soweit sie danach gefragt wird oder sie die Aufklärung als Bestandteil einer wirksamen Einwilligung benötigt.

Ärztliche Aufgaben. Maßnahmen, bei denen nur eine Mitwirkung der Pflegeperson vorgesehen ist (§ 3 II Nr.2 KrPflG), fallen eher in den Verantwortungsbereich des Arztes; eine Delegation diesbezüglicher Informationsweitergabe ist hier jedoch denkbar.

Für die Frage, wer aufzuklären hat, bedeutet dies: Liegt die Maßnahme oder die zu beantwortende Frage innerhalb des ärztlichen Aufgabenbereiches (z.B. Anamnese, Diagnose und Therapieauswahl), so gehört die dementsprechende Aufklärung zum ärztlichen Aufgabenbereich. Hier hat der Arzt selbst aufzuklären.

Schlussfolgerung für die Situation von Frau Sommer

Im vorliegenden Fallbeispiel will Frau Sommer wissen, „wie es mit ihr aussieht". Frau Sommer will also nicht nur abstrakt und generell wissen, was ein Pleuraerguss ist, sondern hat Fragen zur speziellen Diagnose und evtl. zum weiteren Krankheitsverlauf. Die Beantwortung dieser Frage liegt eindeutig im ärztlichen Aufgabenbereich. Nur ein Arzt mit seinem speziellen ärztlichen Fachwissen kann die Frage von Frau Sommer zuverlässig beantworten, ebenso wie die Fragen, die sich für Frau Sommer möglicherweise erst aufgrund der Beantwortung der Frage noch ergeben. Deshalb ist auch eine Delegation der Aufklärung an die Pflegeperson nicht zulässig (s. Schewior-Popp u. Fischer, Schriftliche Prüfung Tag 3, S. 203 ff. und 207f.).

Als Pflegeperson sollten Sie deshalb zunächst einmal Frau Sommer erläutern, dass Sie für diese Frage nicht die geeignete Ansprechperson sind, sondern dass dies der Arzt ist. Sie sollten Frau Sommer zusichern, den Arzt über ihren Wunsch nach einem Gespräch zu informieren und diesen mit Nachdruck und zeitnah an den Arzt weitergeben.

Aufgabenstellung 22

Fallbeispiel Herr Brinkmann

Bearbeitungsvorschläge und fachlicher Hintergrund

Renate Fischer

1. Was ist eine alkoholtoxische Leberzirrhose? Wie entsteht Aszites?

Leberzirrhose

Eine Leberzirrhose ist die Spätfolge verschiedener Lebererkrankungen. Die Läppchen- und Gefäßstrukturen der Leber werden dabei durch einen bindegewebigen Umbau des Lebergewebes zerstört. Die Leber verhärtet sich, bildet sog. Regenerat-Knoten aus und schrumpft schließlich. Infolgedessen kann das Organ seine Funktionen nicht mehr wahrnehmen, und es kommt zur Leberinsuffizienz. Der reduzierte Gefäßquerschnitt innerhalb der Leber führt zum Pfortaderhochdruck, der sog. portalen Hypertension.

Alkoholtoxische Leberzirrhose. Als alkoholtoxische Leberzirrhose wird eine Leberzirrhose bezeichnet, die durch Alkoholmissbrauch entstanden ist. Neben dem Alkoholabusus als häufigster auslösender Faktor kommen als Ursachen für eine Leberzirrhose auch folgende Faktoren in Betracht:

- Virushepatitiden (B,C und D)
- Autoimmunhepatitis
- primär biliäre Zirrhose
- primär biliäre Cholangitis
- lebertoxische Medikamente
- verschiedene Stoffwechselerkrankungen (z.B. Hämochromatose, M. Wilson)
- Herzerkrankungen

Alkoholtoxischer Leberschaden. Die toxische Grenze für Männer beträgt ca. 40 g Äthylalkohol täglich, bei Frauen die Hälfte. Alkohol wird zum größten Teil in der Leber abgebaut. Beim oxidativen Abbau von Äthylalkohol entsteht im ersten Schritt Azetaldehyd, welches lebertoxisch wirkt, also die Leberzellen schädigt und außerdem den Abtransport von Lipoproteinen aus der Leber blockiert. Im 2. Schritt wird Azetat gebildet, dessen Abbauprodukte die Fettsäuresynthese anregen und die Fettsäureoxidation hemmen. Daher führt chronischer Alkoholkonsum über die genannten Grenzwerte hinweg zu einer Fettleber. Wenn die Leber entzündlich auf die nekrotisierten Zellen reagiert, entsteht eine Fettleberhepatitis, die wiederum die häufigste Ursache der Leberzirrhose ist.

Symptome

Bei den Symptomen der Leberzirrhose wird unterschieden zwischen:

- Allgemeinsymptomen
- Leberhautzeichen
- hormonellen Störungen
- ätiologiespezifischen Symptomen
- Dekompensationszeichen

Allgemeinsymptome. Viele Patienten haben zunächst keine spezifischen Beschwerden, sondern klagen lediglich über Müdigkeit, Leistungsabfall, Druck oder Völlegefühl im Oberbauch und Verdauungsbeschwerden.

Leberhautzeichen. Typisch sind (**Abb. 22.1**)

- die sog. Spider naevi (Gefäßspinnen),
- das Palmarerythem, d.h. eine Rötung der Daumen- und Kleinfingerballen sowie
- das Plantarerythem, bei dem die Fußsohlen gerötet sind.

Hormonelle Störungen. Bei Frauen treten Menstruationsstörungen bis hin zur sekundären Amenorrhoe auf. Männer leiden unter Verlust ihrer Sekundärbehaarung, Potenzstörungen, Hodenatrophie und evtl. unter Gynäkomastie.

Ätiologiespezifische Symptome. Je nach Ursache der Leberzirrhose finden sich bspw. neurologische Symptome (M. Wilson) oder ein dunkles Hautkolorit (Hämochromatose).

Dekompensationszeichen. Als Zeichen der herabgesetzten Leberfunktion können verschiedene Komplikationen auftreten. Hierzu gehören

- Ikterus,
- erhöhte Blutungsneigung,
- Mangelernährung,
- hepatische Enzephalopathie,
- Leberausfallkoma,
- primäres Leberzellkarzinom (als Spätfolge) und
- der Pfortaderhochdruck mit seinen Folgen wie Ösophagusvarizenblutungen, Ödembildung und Aszites.

Diagnostik

Eine Leberzirrhose kann nur durch eine Leberbiopsie, am besten im Zusammenhang mit einer Laparoskopie, gesichert werden. Gleichzeitig gibt es sowohl typische Laborbefunde als auch sonografische Hinweise, die auf eine Leberzirrhose hindeuten bzw. ihren Verlauf beobachten lassen.

Therapie

Bei Leberschäden aufgrund von Alkohol, lebertoxischen Medikamenten oder anderen toxischen Substanzen steht das Weglassen der verursachenden Noxe im Vordergrund. So hat die alkoholtoxische Leberzirrhose bei konsequenter Alkoholabstinenz eine durchaus günstige Prognose. Gleichzeitig muss auf eine ausreichende Energie- und Eiweißzufuhr geachtet werden, bei hepatischer Enzephalopathie wird die Eiweißzufuhr hingegen reduziert, um die Entstehung von Ammoniak zu verringern. Bei Bedarf ist auch die Substitution von Vitaminen notwendig.

Aszites

Aszites ist eine seröse Flüssigkeitsansammlung in der freien Bauchhöhle. Zur Bildung von Aszites sind mehrere Faktoren notwendig:

- Pfortaderhochdruck
- Hypoalbuminämie

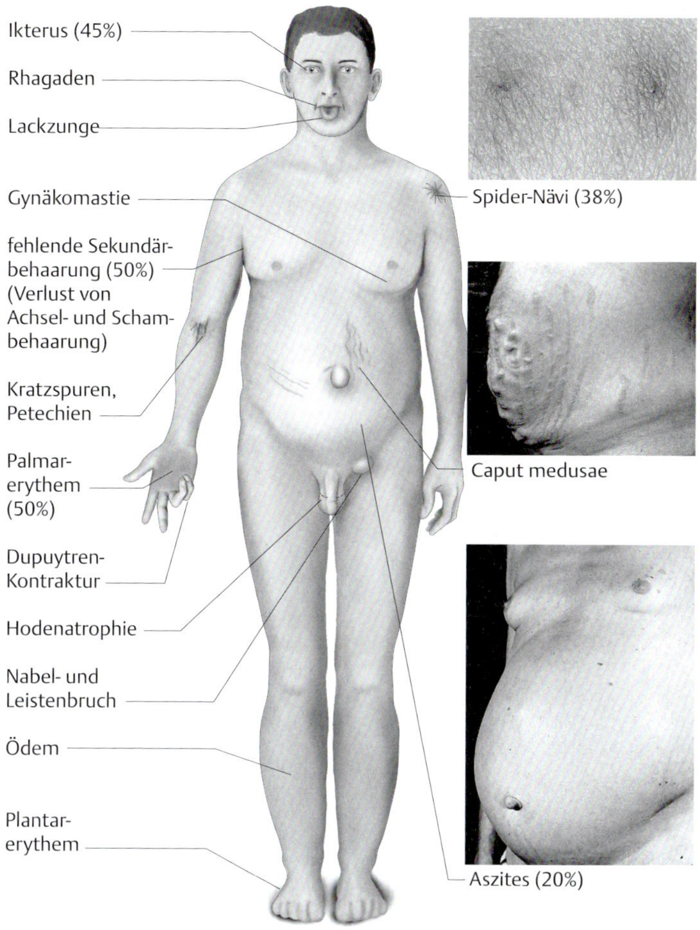

Abb. 22.1 Symptomkomplex. Eine Leberzirrhose äußert sich durch Symptome im gesamten Organismus.

- verminderte Natrium- und Wasserausscheidung durch die Niere
- vermehrte Bildung von Lymphe in der Leber

Ursache ist zunächst der Pfortaderhochdruck, der den hydrostatischen Druck in den Bauchraumkapillaren erhöht. Hierdurch wird der Austritt von Flüssigkeit aus den Gefäßen in die freie Bauchhöhle begünstigt. Gleichzeitig liegt durch die Leberfunktionsstörung eine Hypoalbuminämie vor, die Ursache für einen verringerten kolloidosmotischen Druck ist. Dieser führt dazu, dass das Wasser aus dem Extravasalraum vermindert rückresorbiert wird und dadurch das Plasmavolumen in den Blutgefäßen herabgesetzt ist. Die dadurch entstehende Hypovolämie wiederum bewirkt eine herabgesetzte Nierendurchblutung mit Wasser- und Natriumretention, was die Aszitesbildung zusätzlich fördert. Auch die Leberlymphe, deren venöser Abfluss gestört ist, verstärkt den Aszites.

2. Welche Vorbereitungs- und Nachsorgemaßnahmen sind zur Durchführung einer Aszitespunktion notwendig? Begründen Sie Ihre Antworten.

Eine Aszitespunktion (Parazentese) ist die Punktion von Flüssigkeit aus der freien Bauchhöhle. Sie kann entweder diagnostisch oder therapeutisch zur Entlastung bzw. Drainage durchgeführt werden. Die Aszitespunktion wird i.d.R. nach sonografischer Lokalisation durchgeführt. Sie erfolgt meist mit Lokalanästhesie und unter sterilen Bedingungen am liegenden Menschen. Punktionsstelle ist der Unterbauch zwischen Nabel und Spina iliaca anterior superior (Darmbeinstachel).

Kontraindikationen

Kontraindikationen für eine Aszitespunktion sind:

- Gerinnungsstörungen
- ungenügende Kooperation der zu punktierenden Person
- unsicherer Punktionsweg

Vorbereitung

Wie bei jedem invasiven Eingriff muss der Patient vor der Punktion über die Aszitespunktion aufgeklärt werden und sein Einverständnis erklären.

Vor der Aszitespunktion sollte die Harnblase entleert werden, was die Gefahr einer versehentlichen Blasenpunktion verringert. Die zu punktierende Person wird in bequemer Rückenlage gelagert. Um durch den Vergleich des Bauchumfangs vor und nach der Punktion Rückschlüsse auf evtl. nachlaufenden Aszites erhalten zu können, wird vor der Punktion der Bauchumfang gemessen und die Stelle auf dem Bauch wasserfest markiert.

Material. Um eine größere Menge Aszites zur Entlastung abzupunktieren, werden folgende Gegenstände benötigt:

- Einmalhandschuhe
- Hautdesinfektionsmittel
- sterile Tupfer und Kompressen
- Lokalanästhetikum (z.B. Scandicain 1%), 5-ml-Spritze, Kanülen Nr. 16, 20, 22
- sterile Abdecktücher
- sterile Handschuhe
- Venenkatheter oder Subklavia-Katheterset
- Saugspritze
- Sekretauffangbeutel mit Dreiwegehahn (z.B. aus einem Pleurapunktionsset)
- evtl. Eimer als Auffanggefäß für größere Aszitesmengen
- evtl. Klemme, um den Schlauch zwischendurch abklemmen zu können
- Stretchverband
- evtl. Bauchbinde

Durchführung

Steht nur eine Pflegeperson für Assistenz und Betreuung des Patienten zur Verfügung, müssen alle benötigten Materialien vor Beginn des Eingriffs steril auf einem Tisch bereitgestellt sein. Um die Kleidung zu schützen, sollte der Oberkörper freigemacht und die verbleibende Kleidung mit Einwegtüchern oder Handtüchern geschützt werden.

Während der Arzt die Punktion durchführt, kann die Pflegeperson beruhigend auf den Patienten einwirken und Allgemeinzustand, Kreislaufreaktionen oder Schmerzäußerungen beobachten und an den Arzt weitergeben. Die abpunktierte Aszitesmenge wird in der Dokumentationsmappe des Patienten festgehalten. Bei Abpunktieren größerer Mengen Aszites oder wiederholter Punktion ist oft die Substitution mit Humanalbumin notwendig, um ein Absinken der

Bluteiweiße bei wieder nachlaufendem Aszites zu reduzieren.

Nachsorge

Mögliche Komplikationen der Aszitespunktion sind eine Perforation von Darmschlingen und Kreislaufprobleme wie Blutdruckabfall bis hin zum Schock. Zur Nachsorge gehören deshalb folgende Pflegemaßnahmen:

- Blutdruck- und Pulskontrollen werden regelmäßig durchgeführt.
- Der Verband wird auf Blutung und nachlaufende Flüssigkeit kontrolliert und ggf. gewechselt.
- Falls ärztlich verordnet, wird die Albumin-Infusion gerichtet und das Einlaufen überwacht.

Gelegentlich wird nach der Punktion größerer Aszitesmengen eine Bauchbinde angelegt. Dies dient zum Ausgleich der nun wegfallenden Kompression des Aszites auf die großen Bauchgefäße (z.B. der Vena cava). Durch den plötzlich nachlassenden Druck könnte es zur Vasodilatation und dadurch zum Schock kommen.

3. Beschreiben Sie die Durchführung der venösen Blutentnahme mit dem Vacutainer-System.

Aufgrund der Zugänglichkeit wird die venöse Blutentnahme beim Erwachsenen i.d.R. in der Ellenbeuge, am Unterarm oder auch am Handrücken durchgeführt. Die gängigste Punktionsstelle ist die Ellenbeuge, wo die Venen oberflächlich liegen und meist gut sichtbar bzw. gut zu punktieren sind. Arterien und Nerven liegen hier tiefer und sind dadurch vor Fehlpunktionen weitestgehend geschützt (**Abb. 22.2**). Auch am Unterarm besteht die Möglichkeit, ohne Komplikationen die oberflächlich verlaufenden Venen zur Blutentnahme zu punktieren. Die Venenpunktion am Handrücken kann aufgrund der sensiblen Versorgung mitunter schmerzhaft sein. Bei sehr dünnlumigen Venen besteht außerdem die Gefahr der Perforation.

Vorbereitung

Zunächst wird die zu punktierende Person bequem gelagert. Blutentnahmen können sowohl im Sitzen als auch im Liegen erfolgen. Entscheidend ist, dass der Arm gestreckt und unterpolstert gelagert werden kann; dies ist im Liegen oft leichter. Auch für nicht vorhersehbare vagale Reaktionen ist es günstiger, wenn die betreffende Person liegt.

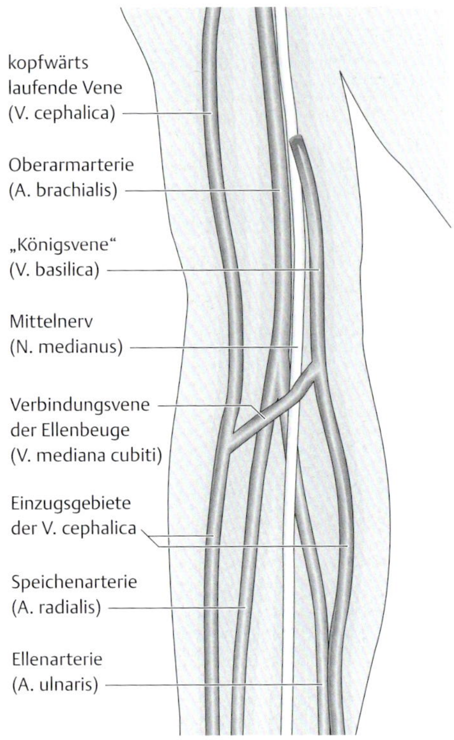

Abb. 22.2 Verlauf von Blutgefäßen und Nerven in der Ellenbeuge.

Material. Zur venösen Blutentnahme mit dem Vacutainer-System (**Abb. 22.3**) werden folgende Materialien benötigt:

- Händedesinfektionsmittel
- Einmalhandschuhe
- Staubinde
- Hautdesinfektionsmittel
- Tupfer
- Kanülen Nr. 1, Nr. 2
- Halter
- Röhrchen mit entsprechenden Etiketten
- Pflasterstreifen und Wundschnellverband
- Abwurfbehälter für Kanülen und für nicht spitze Gegenstände (z.B. Nierenschale)

Durchführung

Nach Durchführung der hygienischen Händedesinfektion werden zunächst die Venen gestaut, indem die Staubinde mindestens 10 cm oberhalb der Punktionsstelle angelegt wird. Hierbei ist darauf zu achten, dass die Stauung nicht zu fest erfolgt – der Puls muss noch tastbar, d.h. die arterielle Durchblutung gewährleistet sein. Nun können in Betracht kommende Venen gesucht und palpiert werden. Ist eine geeignete Vene gefunden worden, wird das Punktionsgebiet mit Hautdesinfektionsmittel besprüht. Während die Pflegeperson die korrekte Einwirkzeit entsprechend den Herstellerangaben abwartet und letzte Vorbereitungen trifft, sollte der Stauschlauch gelockert werden. Anschließend wird die erneut gestaute Vene durch Spannen der Haut über der Punktionsstelle mit der nicht dominanten Hand fixiert. Die Kanüle wird nun mit nach oben gedrehter, geschliffener Seite in flachem Winkel in die Vene eingeschoben und nach Durchstechen der Gefäßwand noch ca. 0,5 cm weit vorgeschoben, um eine sichere Position zu erhalten. Das Röhrchen wird nun auf den Halter aufgesteckt und befüllt sich durch den im Röhrchen herrschenden Sog selbstständig bis zur Markierung.

Sind alle Röhrchen gefüllt, wird zunächst die Stauung gelöst, bevor die Kanüle aus der Vene entfernt wird. Es ist darauf zu achten, dass ein Tupfer vor Ziehen der Kanüle zwar auf die Punktionsstelle aufgelegt wird, aber noch nicht gedrückt werden darf, um die Vene nicht zu durchstechen. Nach Entfernen der Kanüle wird die Punktionsstelle mit dem Tupfer komprimiert und mit einem Pflasterstreifen befestigt. Eine andere Möglichkeit ist, das Ende der Blutungszeit abzuwarten und die Punktionsstelle mit einem Wundschnellverband zu versorgen.

Die Kanüle wird in die Abwurfbox entsorgt und die Röhrchen werden leicht geschwenkt, um gerinnungshemmende Zusätze gleichmäßig zu verteilen.

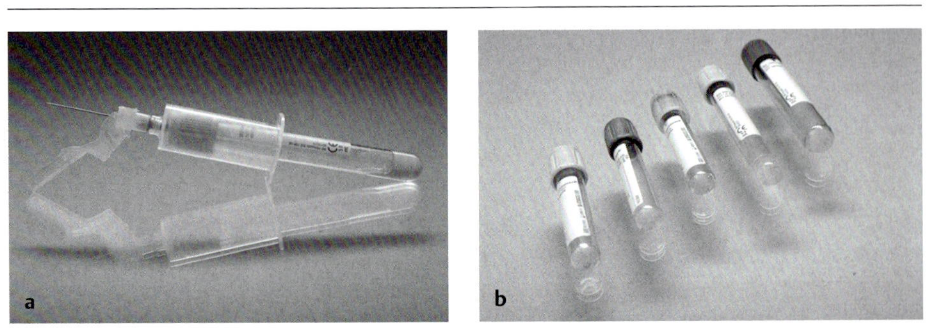

Abb. 22.3 Vacutainer-System. **a** Vacutainer-System mit Sicherheitskanüle. **b** Vacutainer-Röhrchen.

Nachsorge

Falls notwendig, ist die punktierte Person anzuleiten, die Einstichstelle weiter zu komprimieren. Weitere Nachsorgemaßnahmen sind normalerweise nicht erforderlich.

4. Beurteilen Sie die Situation der neuen Mitarbeiterin und machen Sie Vorschläge zur Vermeidung einer solchen Problematik.

Iris arbeitet als Berufsanfängerin in der Gesundheits- und Krankenpflege erst seit 2 Wochen auf der gastroenterologischen Station. Ihre Vorgesetzte, die stellvertretende Stationsleiterin Schwester Irmgard, fordert die junge Kollegin auf, dem Arzt bei einer Aszitespunktion zu assistieren. Offensichtlich ist Iris mit dieser Aufgabe überfordert – sie bricht in Tränen aus.

Systematischer Einarbeitungsprozess

Der Start in den Beruf und in ein neues Arbeitsumfeld bedeutet ein hohes Maß an Belastungen sowohl körperlicher als auch psychischer, emotionaler und sozialer Art. Neue Mitarbeiter werden mit neuen Vorgesetzten, neuen Kollegen, neuen Aufgaben und letztlich auch neuen Gepflogenheiten und Spielregeln untereinander konfrontiert. Um zu verhindern, dass die neue Mitarbeiterin frustriert noch in der Probezeit kündigt und stattdessen ihre Fähigkeiten möglichst schnell im neuen Einsatzbereich einbringen kann, sollte die Einarbeitungszeit zielgerichtet und geplant vonstattengehen.

Damit eine Überforderungssituation wie im Fallbeispiel geschildert, vermieden und gleichzeitig verhindert wird, dass eine neue Mitarbeiterin monatelang nur „nebenher läuft" und ihre Fähigkeiten nicht voll nutzen kann, ist ein systematisches Einarbeitungsprogramm in das neue Arbeitsfeld geeignet.

Ziele. Das Ziel einer gelungenen Einarbeitung ist eine Mitarbeiterin, die
- engagiert ist,
- leistungsfähig ist,
- ins Team integriert ist und
- sich mit der Einrichtung identifiziert.

Einarbeitung hat also nicht nur eine fachliche Seite, sondern es geht auch um die soziale Eingliederung in den neuen Arbeitsbereich bzw. die neue Institution.

Fachliche Einarbeitung. Bei der fachlichen Einarbeitung steht die Einführung in Arbeitsprozesse und -methoden im jeweiligen Fachbereich im Vordergrund. Die neue Mitarbeiterin muss den Stationsablauf kennenlernen, sich in stationstypische Krankheitsbilder einarbeiten, ggf. spezielle Pflegetechniken erlernen und die gesamte Administration erfassen. Hierzu gehört z.B. auch eine Einarbeitung in die jeweiligen elektronischen Datenverarbeitungsprogramme des Hauses. Die fachliche Einarbeitung geschieht am besten mit einem speziell auf den Arbeitsbereich zugeschnittenen Einarbeitungsplan, in dem Ziele und Maßnahmen aufgeführt und Evaluationstermine geplant sind.

Soziale Eingliederung. Um eine soziale Eingliederung zu gewährleisten, ist es notwendig, dass die neue Mitarbeiterin ihre zukünftigen Bezugs- und Kontaktpersonen kennenlernt und die „Kultur" der neuen Arbeitsstelle erfasst. Hierzu bieten viele Krankenhausträger einen oder mehrere Einführungstage an. Ebenso wichtig sind aber gezielte Kontaktgespräche z.B. mit Mitarbeitern anderer Berufsgruppen, die der neuen Mitarbeiterin helfen, sich möglichst schnell zurechtzufinden (**Abb. 22.4**).

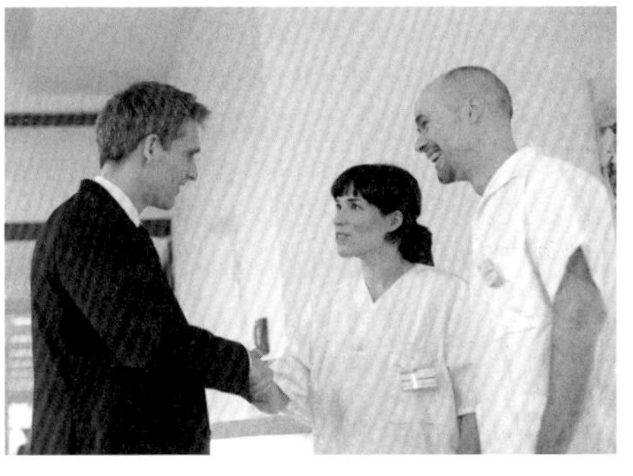

Abb. 22.4 Soziale Eingliederung. Damit sich neue Mitarbeiter gut in das Team und die interdisziplinären Strukturen der neuen Arbeitsstelle integrieren können, ist ein gemeinsamer Rundgang am ersten Arbeitstag durch die Abteilungen sinnvoll.

Bezugsperson. Für die Einarbeitungsphase ist es sinnvoll, der neuen Mitarbeiterin eine Bezugsperson zur Seite zu stellen. Diese sollte nicht nur erfahren und fachlich kompetent, sondern auch motiviert sein, sich der neuen Mitarbeiterin anzunehmen. Die Bezugsperson dient als Bindeglied zwischen dem Arbeitsbereich einschließlich der Teammitglieder und der neuen Mitarbeiterin und unterstützt auch deren soziale Integration.

Phasen der Einarbeitung

Entsprechend der Ausführungen im Leitfaden zur erfolgreichen Einarbeitung neuer Mitarbeiterinnen und Mitarbeiter des Senators für Finanzen der freien Hansestadt Bremen (2004) verläuft die Einarbeitung in drei Phasen:
- Phase I : vor dem ersten Tag
- Phase II: am ersten Tag
- Phase III: Einarbeitung und Probezeit

Phase I. Die Vorbereitungen zur Einarbeitung beginnen bereits vor dem ersten Arbeitstag der neuen Mitarbeiterin. Häufig ist es in der Pflege so, dass Bewerberinnen zu Hospitationstagen eingeladen werden. Dies dient zum einen der Entscheidungsfindung der Bewerberin, zum anderen auch der Bewerberauswahl durch die Einrichtung. Wenn die Entscheidung für eine Person gefallen ist, wird zunächst das Team durch die Pflegedirektion oder Stationsleitung darüber informiert. Gemeinsam wird darüber entschieden, wer als Bezugsperson zur Verfügung steht. Falls ein Einarbeitungskonzept vorliegt, wird dieses auf die aktuelle Situation (z.B. „frisch examinierte" oder berufserfahrene Kollegin) abgestimmt; ansonsten wird ein individueller Einarbeitungsplan erstellt. Der Kontakt zur neuen Mitarbeiterin wird hergestellt, in dem ihr aktuelle Informationen zugesendet werden und sie evtl. bereits zu Informationsveranstaltungen, Teambesprechungen usw. eingeladen wird. Die Vorbereitung des Arbeitsplatzes beinhaltet in der Pflege z.B. die Bestellung von hausinterner Berufskleidung für die neue Mitarbeiterin.

Phase II. Am ersten Tag wird die neue Mitarbeiterin von der Stationsleitung und ihren zukünftigen Kollegen begrüßt und lernt ihre Bezugsperson kennen. Ein gemeinsamer Rundgang durch die Abteilung, wichtige Informationen und ggf. erste Einweisungen in das Arbeitsfeld helfen der neuen Mitarbeiterin, sich zurechtzufinden. Idealerweise findet in den ersten Tagen die Einführungsveranstaltung für alle neuen Mitarbeiter statt, bei der die neue Mitarbeiterin auch z.B. das Leitbild der Einrichtung kennenlernt.

Phase III. Für die Einarbeitungszeit sollte ein konkreter Einarbeitungsplan vorliegen, der Ziele und Maßnahmen beinhaltet. Gleichzeitig werden dort Termine für Feedbackgespräche festgelegt. Ein Ausschnitt eines solchen Einarbeitungsplans ist in **Tab. 22.1** dargestellt. Am Ende der Probezeit erfolgt eine Beurteilung des neuen Mitarbeiters.

Tab. 22.1 Einarbeitungsplan (Auszug)

Zeitplan	*Ziele*	*Inhalte*
vor dem ersten Tag	Der neue Mitarbeiter ... – hat seine Dienstkleidung erhalten – ist über Dienstzeiten informiert – ist zur allgemeinen Informationsveranstaltung eingeladen – hat seine Stellenbeschreibung erhalten – kann offene Fragen vorab klären	– Anprobentermin für Dienstkleidung vereinbaren – Einladung zur Informationsveranstaltung aushändigen – über Dienstzeiten und Arbeitsbeginn informieren – Begrüßungsbrief (Vorlage) zuschicken mit der Aufforderung, sich bei Fragen telefonisch zu melden
erster Tag	Der neue Mitarbeiter ... – lernt seine Kollegen und Vorgesetzten kennen – erhält einen Überblick über die Räumlichkeiten der Station und der Einrichtung – lernt den Tagesablauf der Station kennen – kann offene Fragen klären – ...	– Vorstellung der Bezugsperson, Stationsleitung bzw. Stellvertretung, der Kollegen, der Chef- und Oberärzte der Abteilung und des Stationsarztes – gemeinsames Frühstück im Team – Organigramm aushändigen – Rundgang über die Station und durch die Einrichtung gemeinsam mit der Bezugsperson – Tagesablauf aushändigen und erläutern – bei der Übergabe Vorstellung der Mitarbeiter im Spätdienst – ...
Woche 1	Der neue Mitarbeiter ... – kennt die hausinternen Pflegestandards – ist in medizinische Geräte der Station eingewiesen – hat einen Überblick über stationstypische Krankheitsbilder und Handlungsabläufe – ist in den Hygieneordner eingewiesen – ist in das EDV-System eingeführt – arbeitet selbstständig mit dem Patientendokumentationssystem – ist über Urlaubsplanung und Fortbildungsmodalitäten informiert – ...	– hausinterne Pflege- und Ablaufstandards werden besprochen und erklärt – Einweisung in die Geräte durch die Gerätebeauftragte Frau ... – Empfehlung von fachspezifischer Literatur: .... – Erläuterung der verbindlichen Hygienestandards und Unterzeichnung der Kenntnisnahme – gemeinsames Arbeiten mit der Bezugsperson, ggf. Anleitung zu speziellen Pflegetätigkeiten – Teilnahme an der Fortbildung „Einführung in das EDV-System“ – Vorstellung des Patientendokumentationssystems, seiner Formblätter und deren Handhabung sowie des Farbreitersystems – Informationen zur Urlaubs- und Fortbildungsplanung – ...
Woche 2	Der neue Mitarbeiter ... – arbeitet die Visitenanordnungen aus – bereitet Patienten zu diagnostischen und therapeutischen Maßnahmen vor – ist in das Bestellwesen eingeführt – ...	– Anleitung zum Ausfüllen von Untersuchungsformularen und Laboranforderungen usw. – Anleitung zur Vorbereitung und Nachsorge der stationstypischen diagnostischen und therapeutischen Maßnahmen anhand der Standards – Erläuterung des Bestellwesens für Arzneimittel, Pflegeprodukte und Einwegartikel – ...
Woche 3	...	...
Woche 4	Der neue Mitarbeiter ... – versorgt selbstständig eine Patientengruppe mit allen dazugehörigen Pflege- und administrativen Tätigkeiten – ...	– Die Bezugsperson begleitet den neuen Mitarbeiter bei der Versorgung einer Patientengruppe, bleibt aber im Hintergrund – ...
Termin für erstes Feedbackgespräch:		
Woche 5	– ...	– ...

Aufgabenstellung 23

Fallbeispiel Herr Arnold

Bearbeitungsvorschläge und fachlicher Hintergrund

Renate Fischer

1. Was ist eine KHK? – Was ist eine Angina Pectoris?

Die koronare Herzkrankheit (KHK) ist eine Durchblutungsstörung des Herzmuskelgewebes aufgrund einer Koronarsklerose. Bedingt durch Stenosen in den Koronararterien kann der Blutfluss bei Belastung nicht adäquat gesteigert werden – es kommt zum Missverhältnis zwischen Sauerstoffbedarf und Sauerstoffangebot im Myokard, der sog. Koronarinsuffizienz. Die KHK kann sowohl asymptomatisch verlaufen („stumme Ischämie“) als auch symptomatisch.

Erscheinungsformen der symptomatischen KHK sind:
- Angina Pectoris
- Herzinfarkt
- ischämische Herzmuskelschädigung mit Linksherzinsuffizienz
- Herzrhythmusstörungen
- plötzlicher Herztod

Die Koronarsklerose entwickelt sich aus Endothelverletzungen, an denen sich Lipide anlagern; es entstehen sog. Plaques. Reißt ein solches Plaque auf, kommt es durch die Freisetzung von Lipiden zur Thrombose, die zum Herzinfarkt führen kann. Die KHK ist die häufigste Todesursache in den Industrieländern.

Risikofaktoren

Die wichtigsten beeinflussbaren Risikofaktoren der KHK sind:
- Fettstoffwechselstörungen
- arterielle Hypertonie
- Zigarettenkonsum (erhöhtes Risiko durch die gleichzeitige Einnahme von östrogenhaltigen Ovulationshemmern)
- Diabetes mellitus Typ 2

Hinzu kommen unbeeinflussbare Risikofaktoren wie:
- Alter
- männliches Geschlecht
- genetische Disposition

Mindestens die Hälfte aller Kranken weisen jedoch keinen dieser Risikofaktoren auf.

Angina Pectoris

Als Angina Pectoris werden Thoraxschmerzen bezeichnet, die infolge einer reversiblen Myokard-Ischämie auftreten (vgl. Herold 2007). Die Angina Pectoris ist das Leitsymptom der KHK. Angina-Pectoris-Beschwerden treten i.d.R. jedoch erst bei einer Koronarstenose von 75% auf. Die Angina Pectoris äußert sich meistens als retrosternales Druckgefühl oder Brennen. Die Beschwerden können linksseitig in Schulter, Arm, Oberbauch, Oberkiefer, Hals und Rücken ausstrahlen (**Abb. 23.1**). Kälte sowie ein voller Magen können die Beschwerden verstärken.

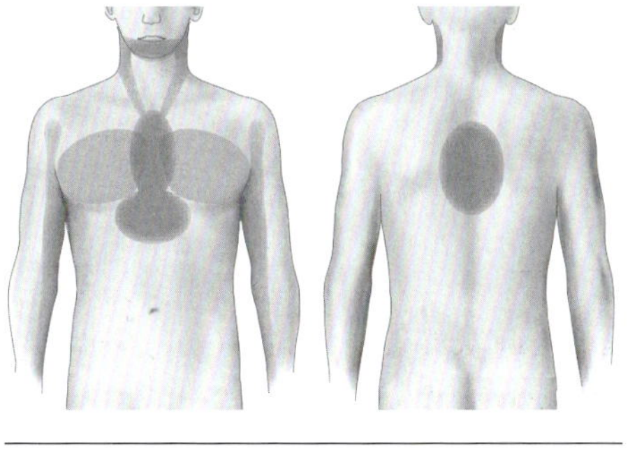

Abb. 23.1 Angina Pectoris. Lokalisation von Schmerz und Druckgefühl.

Formen

Unterschieden werden zwei Formen der Angina Pectoris:
- stabile Angina Pectoris
- instabile Angina Pectoris

Stabile Angina Pectoris. Als stabile Angina Pectoris („Belastungsangina“) werden Beschwerden bezeichnet, die regelmäßig bei bestimmter Belastung auftreten und gut auf Nitrate (z.B. Nitroglyzerinspray) ansprechen.

Die stabile Angina Pectoris wird von der Canadian Cardiovascular Society (CCS) in 4 Stadien eingeteilt (vgl. AWMF-Leitlinie Nr. nvl-004k):
- **CCS I:** Angina Pectoris nur bei schwerer körperlicher Anstrengung, nicht bei normaler körperlicher Belastung wie Laufen oder Treppensteigen
- **CCS II:** Angina Pectoris bei stärkerer Anstrengung wie Treppensteigen, Bergaufgehen und Laufen
- **CCS III:** Angina Pectoris bei leichter körperlicher Belastung wie beim normalen Gehen oder Ankleiden
- **CCS IV:** Angina Pectoris bei geringster körperlicher Belastung oder in Ruhe

Instabile Angina Pectoris. Die instabile Angina Pectoris wird auch Präinfarktsyndrom oder Präinfarkt-Angina genannt, weil 20–30% der Patienten innerhalb von 4 Wochen einen Myokardinfarkt erleiden.

Eine instabile Angina Pectoris kann auftreten als:
- neu aufgetretene Angina Pectoris (Erst-Angina) mindestens im Stadium CCS III,
- Ruhe-Angina,
- Angina mit zunehmender Schwere, Dauer und Häufigkeit der Anfälle,
- Angina mit zunehmendem Bedarf an antianginösen Arzneimitteln.

Diagnostik

Zur Diagnostik einer möglichen KHK kommen verschiedene Verfahren zum Einsatz:
- **Anamnese:** Typische Angina-Pectoris-Beschwerden deuten auf eine KHK hin; ca. die Hälfte der Patienten haben jedoch keine Schmerzen.
- **Ruhe-EKG:** Bei ca. der Hälfte der Patienten ist das Ruhe-EKG unauffällig.

- **Belastungs-EKG:** Wenn es unter Belastung zu Myokard-Ischämien kommt, sind im Belastungs-EKG ST-Veränderungen erkennbar.
- **Langzeit-EKG:** Im Langzeit-EKG lassen sich Ischämien unter Alltagsbelastung bzw. Angina-Pectoris-Anfälle im Schlaf nachweisen.
- **Bildgebende Verfahren:** Belastungsechokardiografie, Myokardperfusionsszintigrafie und Positronenemissionstomografie (PET) geben Aufschluss über die Durchblutung und Beweglichkeit des Herzmuskels.
- **Linksherzkatheteruntersuchung/Koronarangiografie:** Bei der Linksherzkatheteruntersuchung können Stenosen der Koronararterien definitiv nachgewiesen werden und die Funktion des linken Ventrikels beurteilt werden.

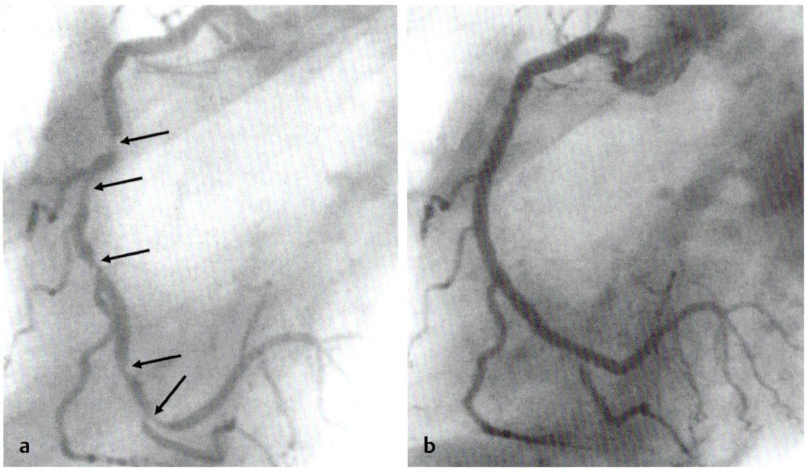

Abb. 23.2 Ballonkatheterdilatation. **a** Diffus erkrankte rechte Herzkranzarterie mit subtotalen Stenosen proximal und zwei schweren Stenosen distal. **b** Die Stenosen wurden mit einem Ballonkatheter aufgedehnt.

Therapie

Das therapeutische Konzept der KHK umfasst drei Ansätze:

1. Ausschalten der Risikofaktoren
2. medikamentöse Therapie
3. revaskularisierende Therapie

Ausschalten bzw. Behandeln der Risikofaktoren

Mögliche Risikofaktoren müssen zunächst identifiziert und dann möglichst ausgeschaltet werden. Hierzu gehören:

- Gewichtsnormalisierung
- Rauchentwöhnung
- Änderung des Ernährungsverhaltens
- kontrolliertes körperliches Training

Da Angina-Pectoris-Anfälle auch durch seelische Belastungen ausgelöst werden können, sollten betroffene Personen Verfahren zur Stressbewältigung sowie Entspannungstechniken erlernen.

Medikamentöse Therapie

Zur medikamentösen Behandlung der KHK gehört zunächst die Behandlung vorhandener Risikofaktoren wie die Einstellung von arterieller Hypertonie, Diabetes mellitus und Hypercholesterinämie. Hierzu werden verwendet:

- **ASS:** Acetylsalicylsäure hemmt die Thrombozytenaggregation.
- **Betarezeptorenblocker:** Sie verringern den Sauerstoffbedarf im Herzmuskel, indem Herzfrequenz und Blutdruck unter Belastung gesenkt werden.
- **ACE-Hemmer bzw. AT-Blocker und Kalziumantagonisten:** Sie senken ebenfalls den Blutdruck, indem der periphere Widerstand reduziert wird.
- **Statine:** Statine senken den Cholesterinspiegel im Blut.

Behandlung des Angina-Pectoris-Anfalls. Bei einem Angina-Pectoris-Anfall ist Nitroglyzerin das Mittel der Wahl. Nitroglyzerin beeinflusst sowohl die Venen als auch die Koronararterien und führt zu einer Vasodilatation (Gefäßweitstellung). Diese bewirkt eine Steigerung der koronaren Durchblutung. Durch die venöse Vasodilatation wird gleichzeitig die Vorlast gesenkt und das Herz entlastet, was ebenfalls zu einer verbesserten Durchblutung des Herzmuskels führt. Nitroglyzerin wirkt rein symptomatisch.

Behandlung der instabilen Angina Pectoris. Im Gegensatz zur stabilen Angina Pectoris wird die instabile Angina Pectoris stationär behandelt, da ein erhöhtes Infarktrisiko besteht. Die Behandlung der instabilen Angina Pectoris hat zum Ziel, die Beschwerden des Patienten zu reduzieren und einen Infarkt zu verhindern. Dies geschieht mit der Gabe von Heparin, ASS, Nitroglyzerin, Betablockern und ACE-Hemmern bzw. AT-Blockern.

Revaskularisierende Verfahren

Revaskularisierung bedeutet normalerweise das Einsprossen von Kapillaren in ein krankheitsbedingt nicht durchblutetetes Gewebe (Roche Lexikon Medizin 2003). Am Herzen kann diese Wiederherstellung der Blutversorgung des Herzmuskels durch therapeutische Verfahren erfolgen. Diese werden eingesetzt, wenn höhergradige Stenosen bestehen oder wenn die medikamentöse Therapie nicht mehr ausreicht, z.B.:

- Ballonkatheterdilatation (PTCA, **Abb. 23.2**),
- Stentimplantation und
- Bypass-Operationen.

Prognose

Die Prognose der KHK ist abhängig von vier Faktoren:

1. der Anzahl und Lokalisation der Koronararterienstenosen,
2. dem Ausmaß der Myokardischämie,
3. der Funktion des linken Ventrikels (Ausprägung der Herzinsuffizienz und Vorliegen von Herzrhythmusstörungen) sowie
4. dem Fortschreiten der Koronar-Arteriosklerose.

2. Welche Vorbereitungs- und Nachsorgemaßnahmen sind bei einer Linksherzkatheteruntersuchung notwendig? Begründen Sie Ihre Antworten.

Koronarangiografie und Ventrikulografie

Bei der Linksherzkatheteruntersuchung werden zunächst die Koronararterien mithilfe von Kontrastmittel angiografisch dargestellt (Koronarangiografie). Anschließend wird zur Ventrikulografie Kontrastmittel in die linke Herzkammer injiziert.

Nach Verabreichung einer Lokalanästhesie wird hierzu die Arteria femoralis punktiert und ein Katheter retrograd, d.h. gegen den Blutstrom, bis in die aufsteigende Aorta vorgeschoben. Hier werden die Mündungsstellen (Ostien) der linken und rechten

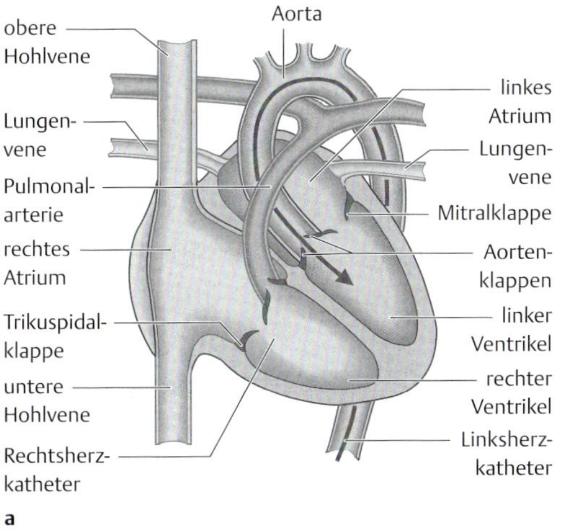

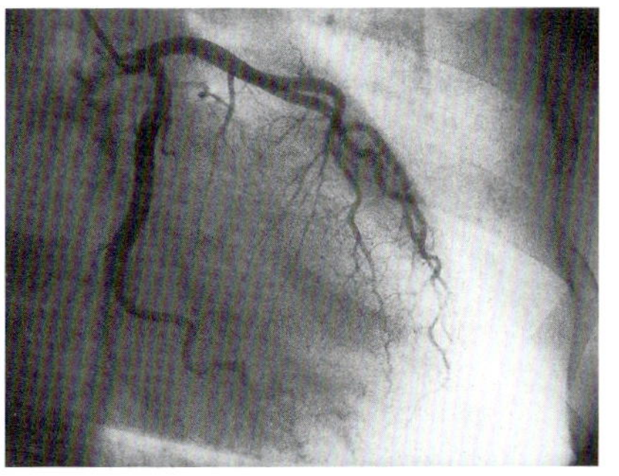

Abb. 23.3 Koronarangiografie. **a** Weg des Katheters bei einer Linksherzkatheterisierung. **b** Normales Koronarogramm der linken Herzkranzarterie.

Herzkranzarterie intubiert und zur Darstellung der Koronargefäße Kontrastmittel in die Koronararterien injiziert. Nun werden Röntgenaufnahmen aller Abschnitte der Koronararterien aus verschiedenen Ebenen angefertigt. Anschließend wird ein Katheter in die linke Herzkammer geschoben (**Abb. 23.3**). Im linken Herzen werden Druckverhältnisse und Sauerstoffsättigung gemessen. Zuletzt erfolgt die Ventrikulografie, um die Pumpfunktion und die Funktion von Aorten- und Mitralklappe zu überprüfen.

Kontraindikationen. Die diagnostische Koronarangiografie wird nicht empfohlen bei Patienten, bei denen das Risiko der Untersuchung größer ist als der Nutzen durch die Sicherung der Diagnose.

Vorbereitung zur Linksherzkatheteruntersuchung

Patienten werden für eine Linksherzkatheteruntersuchung häufig erst am Vortag der Untersuchung aufgenommen und am Tag danach wieder entlassen. Umso wichtiger ist ein ausführliches Pflegevorgespräch am Untersuchungsvortag. Ergänzend zur ärztlichen Aufklärung erläutert die Pflegeperson hierbei die notwendigen Vorbereitungen, den Untersuchungshergang und die Nachsorgemaßnahmen. Vor der Linksherzkatheteruntersuchung müssen folgende Vorbereitungsmaßnahmen erfolgen, die jedoch von Klinik zu Klinik variieren können und meist in Ablaufstandards erfasst sind:

Untersuchungsvortag

- Patienten durch den Arzt aufklären und Einverständnis einholen.
- Termin mit dem Herzkatheterlabor absprechen.
- Laboruntersuchungen nach hausinternem Standard vornehmen. Hierzu gehören z.B:
  - aktueller Gerinnungsstatus (Quick/INR, PTT) und Blutbild (Hb, Thrombozyten), um das Risiko einer Nachblutung einschätzen zu können und Vergleichswerte zu erhalten,
  - Kontrolle des Schilddrüsenstoffwechsels (T3, T4, TSH), da es bei Gabe des jodhaltigen Kontrastmittels zur Schilddrüsenüberfunktion kommen kann,
  - Kontrolle der Nierenfunktion (Harnstoff, Kreatinin), da Kontrastmittel die Nierenfunktion bis hin zum Nierenversagen einschränken kann.
- Sonstige Voruntersuchungen, ebenfalls nach hausinternem Standard, wie z.B. Ruhe-EKG, Belastungs-EKG, Herzecho und Röntgenthorax veranlassen.
- Die Gabe herzwirksamer Medikamente mit dem Arzt absprechen.

Untersuchungstag

- Am Untersuchungstag Patienten nüchtern lassen, um bei Komplikationen wie Übelkeit und Erbrechen die Aspirationsgefahr zu reduzieren; je nach Zeitabstand zur Untersuchung kann auch ein leichtes Frühstück gereicht werden.
- Venösen Zugang durch den Arzt legen lassen.
- Rasur beider Leisten vom Unterbauch bis zur Mitte des Oberschenkels erst am Untersuchungstag vornehmen, um der Infektionsgefahr durch rasurbedingte Mikroverletzungen vorzubeugen.
- OP-Hemd anziehen lassen und bei vorhandener Zahnprothese Prothesenbecher mitgeben, damit diese sicher aufbewahrt werden kann. Brille und Hörgerät sollten getragen werden.
- Blase entleeren lassen.
- Befundmappe und Kurve mitgeben, um alle Vorbefunde, Patientendaten usw. zur Hand zu haben.
- Patient im Bett zum Herzkatheterlabor bringen.

Nachsorge

Mögliche Komplikationen während einer Linksherzkatheteruntersuchung sind Übelkeit und Erbrechen, Kontrastmittelunverträglichkeiten, schwere Herzrhythmusstörungen und Herzinfarkt. Auch nach der Untersuchung können Komplikationen wie Nachblutungen und Aneurysmabildung an der Katheterpunktionsstelle, Kreislaufkomplikationen, Nierenfunktionsstörungen durch die Kontrastmittelgabe und Durchblutungsstörungen durch den Druckverband auftreten.

Daher müssen von pflegerischer Seite her folgende Aspekte beachtet werden:

- Puls, Blutdruck und die Atmung überwachen, um Kreislaufkomplikationen rechtzeitig zu erkennen.
- Das Bein, an dem die Punktion vorgenommen wurde, auf Temperatur- und Farbveränderungen beobachten; die Fußpulse kontrollieren.
- Falls angeordnet, einen Sandsack auf die Punktionsstelle legen.
- Die Urinausscheidung beobachten, um Nierenfunktionsstörungen festzustellen.
- Patient motivieren, die Bettruhe einzuhalten, um das Nachblutungsrisiko möglichst gering zu halten.
- Bei komplikationslosem Verlauf nach einer Stunde eine leichte Mahlzeit anbieten.
- Pflegemaßnahmen aufgrund der einzuhaltenden Bettruhe durchführen, z.B. Unterstützung bei der Körperpflege und Nahrungsaufnahme, Hilfestellung bei der Lagerung, Anreichen einer Urinflasche oder des Steckbeckens usw.
- Ggf. angeordnete Infusionstherapie durchführen und überwachen.

3. Beschreiben Sie die Aufzeichnung eines Ruhe-EKGs.

Als EKG (Elektrokardiogramm = Herzstromkurve) wird die Aufzeichnung der Differenzen zwischen den elektrischen Potenzialen des Herzens auf der Körperoberfläche bezeichnet.

Das Herz hat ein autonomes Reizbildungs- und Reizleitungssystem. Dieses leitet Impulse vom Sinusknoten über den Atrioventrikularknoten (AV-Knoten) zum His-Bündel und über die Kammerschenkel (Tawaraschenkel) weiter zu den Purkinjefasern (**Abb. 23.4**). Dabei entsteht ein Stromfluss, der sich bis auf die Körperoberfläche ausbreitet und dort messbar ist.

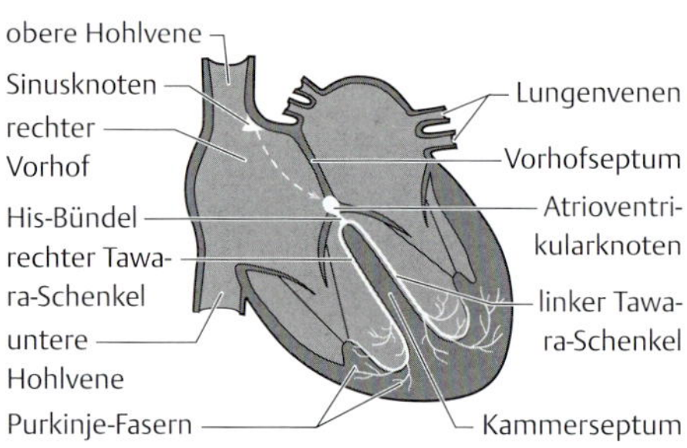

Abb. 23.4 Herzreizleitungssystem. Ein Schnitt durch das Septum und die beiden Segelklappen lässt alle Anteile des Erregungsleitungssystems erkennen. Die Erregung beginnt im Sinusknoten und wird bis zu den Purkinje-Fasern geleitet.

Das Elektrokardiogramm zeichnet die Differenzen zwischen den elektrischen Potenzialen an jeweils 2 verschiedenen Punkten auf der Körperoberfläche im Verlauf der Herzaktion aus Systole und Diastole auf. Standard-EKG-Ableitung ist das 12-Kanal-Oberflächen-EKG. Dieses besteht aus

- 6 Brustwandableitungen (V1–V6) und
- 6 Extremitätenableitungen (I, II, III, aVR, aVL, aVF).

Ruhe-EKG

Ein Ruhe-EKG wird als Standarduntersuchung bei allen kardiologischen Fragestellungen sowie zur präoperativen Diagnostik eingesetzt. Darüber hinaus kann das Ruhe-EKG auch die Diagnostik anderer Erkrankungen unterstützen. Typische Veränderungen sind z.B. zu sehen bei Elektrolytstörungen, Lungenembolie und Intoxikationen (Vergiftungen).

Material. Zur Aufzeichnung eines Ruhe-EKGs werden benötigt:

- EKG-Gerät
- Saug- oder selbstklebende Elektroden
- Elektrodengel bzw. Hautdesinfektionsspray
- bei Bedarf Einwegrasierer

Vorbereitung

Ein Ruhe-EKG wird im Liegen geschrieben und erfordert keine besonderen Vorbereitungsmaßnahmen. Zu beachten ist, dass ein Ruhe-EKG nicht direkt nach körperlicher Anstrengung (z.B. Treppensteigen) oder bei starker psychischer Erregung abgeleitet werden sollte.

Zur Vorbereitung werden alle benötigten Gegenstände gerichtet und der Patient über die geplante Maßnahme informiert. Er wird aufgefordert, den Oberkörper, die Unterarme und Unterschenkel freizumachen und ggf. dabei unterstützt. Bei starker Körperbehaarung kann es in Ausnahmefällen notwendig sein, die Brusthaare an den Elektrodenstellen mit einem Einwegrasierer zu entfernen. Am Gerät selbst werden die Patientendaten (Name, Geburtsdatum, Station usw.) eingegeben, um spätere Verwechslungen auszuschließen.

Durchführung

Bezugslinie beim Anlegen der Elektroden ist die Parasternallinie, die vertikal zwischen der Sternallinie, also am Brustbeinrand, und der Mamillarlinie, der Senkrechten durch die Brustwarzen verläuft. Die Medioklavikularlinie ist die Senkrechte durch die Schlüsselbeinmitte. Als Axillarlinie wird die Vertikale vom höchsten Punkt der Achselhöhle aus in der Mitte zwischen den beiden Achselfalten bezeichnet (**Abb. 23.5**).

Zuerst wird das Elektrodengel auf die Haut aufgebracht, um die Leitfähigkeit der Elektroden zu verbessern. Saugelektroden werden mit Hautdesinfektionsmittel angefeuchtet und vor dem Anbringen zusammengedrückt, damit die Elektrode durch das entstehende Vakuum haftet.

Brustwandableitungen. Nacheinander werden zunächst die Brustwandelektroden V1 bis V6 (nach Wilson) wie folgt angebracht (**Abb. 23.5**):

- V1: rechts der Parasternallinie im 4. Interkostalraum (Zwischenrippenraum)
- V2: links der Parasternallinie im 4. Interkostalraum
- V3: zwischen V2 und V4 auf der 5. Rippe
- V4: in der linken Medioklavikularlinie im 5. Interkostalraum (Herzspitze), bei Frauen mit großer Brust sollte die Elektrode V4 unter der Brust angebracht werden
- V5: in der linken vorderen Axillarlinie in der Höhe von V4
- V6: in der linken mittleren Axillarlinie in der Höhe von V4

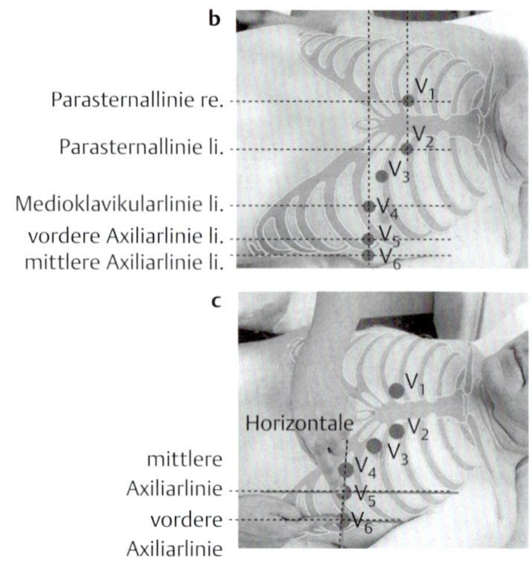

Abb. 23.5 Brustwandableitungen. Anlage der Elektroden zur Brustwandableitung V1–V6 nach Wilson.

Extremitätenableitungen. Anschließend werden die Extremitätenableitungen (nach Einthofen und Goldberger) etwa 2 cm oberhalb der Hand- und Fußgelenke nach dem Ampel-Prinzip befestigt, d.h.:

- Elektrode 1 (rot): rechter Arm
- Elektrode 2 (gelb): linker Arm
- Elektrode 3 (grün): linkes Bein
- Elektrode 4 (schwarz): rechtes Bein

Um Störungen in der EKG-Ableitung zu verhindern (sog. Artefakte), wird der Patient gebeten, während der Aufzeichnung ruhig zu liegen. Das Gerät wird nun eingeschaltet und das EKG auf einem Papierstreifen aufgezeichnet (**Abb. 23.6**).

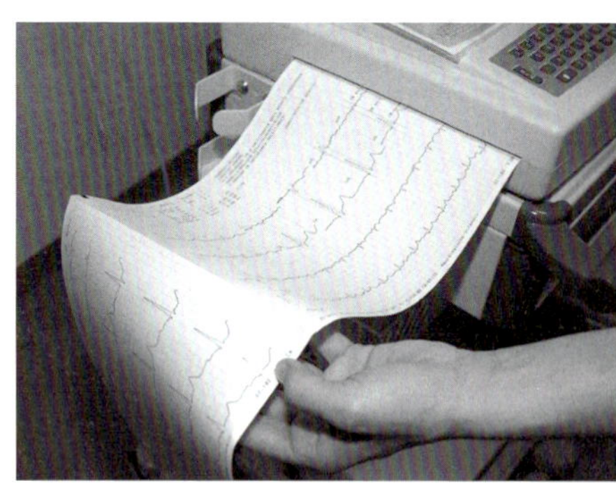

Abb. 23.6 EKG-Aufzeichnung. Während der Aufzeichnung sollte der Patient ruhig liegen.

Nachbereitung

Nach der Aufzeichnung wird das EKG zunächst auf Ableitungsfehler überprüft und dann mit Datum und Unterschrift der durchführenden Person versehen. Das Kontaktgel bzw. Desinfektionsspray wird von der Haut entfernt und der Patient ggf. beim Ankleiden unterstützt. Zur Auswertung wird das EKG dem Arzt vorgelegt; bei auffälligen EKG-Veränderungen muss der Arzt unmittelbar informiert werden.

4. Grenzen Sie Ihren Verantwortungsbereich im Hinblick auf die Aufklärung eines Patienten zu einem ärztlichen Eingriff gegenüber dem des Arztes ab. Wie sollte in der beschriebenen Situation gehandelt werden?

Eine Linksherzkatheteruntersuchung stellt sowohl zivil- als auch strafrechtlich den Tatbestand einer Körperverletzung dar. Damit der ärztliche Eingriff nicht rechtswidrig ist, muss ein Rechtfertigungsgrund vorliegen; dieser ist in diesem Zusammenhang am häufigsten die Einwilligung bzw. Einverständniserklärung des Patienten.

Einwilligung

Die Einverständniserklärung eines Patienten ist eine sogenannte Willenserklärung, die das „Ja" eines Patienten zum beabsichtigten Eingriff – hier einer Linksherzkatheteruntersuchung – darstellt. Eine Einverständniserklärung muss nicht schriftlich erfolgen, auch eine mündliche oder konkludente (konkludent = durch schlüssiges Tun) Einwilligung sind rechtlich ausreichend (vgl. Keller 2007, S. 130). Da es sich später jedoch nur schwer beweisen lässt, dass der Patient tatsächlich eingewilligt hat, ist aus rechtlichen Gründen dringend anzuraten, dass man sich die Einwilligung des Patienten schriftlich erteilen lässt.

Ein Patient kann jedoch nur dann rechtswirksam in eine medizinische Maßnahme einwilligen, wenn er über die Indikation, die Vorgehensweise sowie mögliche Komplikationen und Risiken vom Arzt aufgeklärt wurde.

Aufklärung

Prinzipiell gilt, dass für alle ärztlichen Eingriffe der Arzt die Aufklärungspflicht hat. Diese Aufgabe kann nicht an Pflegende delegiert werden (vgl. Kap.21, S. 166). Umfang des Aufklärungsgespräches und Zeitabstand zur Untersuchung hängen vom Risiko des geplanten Eingriffes ab. Generell gilt, je komplikationsträchtiger der Eingriff ist, desto ausführlicher muss die Aufklärung sein. Die Bedenkzeit für die zu untersuchende Person sollte bei komplikationsträchtigen Eingriffen entsprechend länger sein. Anzustreben ist, dass der Patient seine Entscheidung zumindest einmal „überschlafen" kann. Zur Sicherheit im Falle späterer Beweisfragen empfiehlt es sich, die erfolgte Aufklärung schriftlich zu dokumentieren.

Zur Dokumentation des erfolgten Aufklärungsgespräches werden meistens vorgedruckte Formulare verwendet, auf denen die beabsichtigte Untersuchung schematisch dargestellt und der Ablauf kurz erklärt wird; weiterhin wird auf typische Risiken des Eingriffs hingewiesen. Der Bundesgerichtshof hat in seinem Urteil (BGH AZ 6 ZR 15/83) jedoch festgelegt, dass allein die Unterschrift unter einem Formular kein Beweis für ein erfolgtes Aufklärungsgespräch ist. Begründet wurde dies damit, dass die Unterzeichnung eines Formulars kein Nachweis dafür ist, dass der Unterzeichner es auch gelesen und verstanden hat. Es kann auch nicht als Beweis dienen, dass der Patient über ein nicht auf dem Formular erwähntes Risiko informiert wurde.

Schlussfolgerung

Herr Arnold wurde offensichtlich nicht vom Arzt über die geplante Linksherzkatheteruntersuchung aufgeklärt. Die erwähnten ausführlichen Erläuterungen der Pflegeperson – und seien sie noch so fachkompetent erfolgt – ersetzen auf keinen Fall die ärztliche Aufklärung, sondern können sie lediglich ergänzen. Herr Arnold kann in diesem Falle also gar nicht rechtswirksam in die geplante Linksherzkatheteruntersuchung einwilligen.

Die Aufklärung kann auch nicht einfach ad hoc vom untersuchenden Arzt nachgeholt werden, weil eine Linksherzkatheteruntersuchung – besonders bei einem Patienten mit bekannter KHK und instabiler Angina Pectoris – ein Eingriff mit einem erhöhten Risiko ist. Die Forderung nach einem zeitlichen Abstand zur Untersuchung, damit eine angemessene Bedenkzeit für Herrn Arnold gewährleistet ist, wäre nicht erfüllt.

Da es sich im Fallbeispiel nicht um eine Notfallsituation handelt, die ein sofortiges Handeln erfordert, sollte Herr Arnold zeitnah vom Arzt aufgeklärt werden und die Linksherzkatheteruntersuchung um einen Tag verschoben werden.

Aufgabenstellung 24

Fallbeispiel Frau Daum

Bearbeitungsvorschläge und fachlicher Hintergrund

Renate Fischer

1. Was ist eine chronisch atrophische Gastritis Typ A? Was ist eine perniziöse Anämie?

Definition und Pathogenese

Die chronisch atrophische Gastritis Typ A bzw. die Autoimmungastritis ist eine Autoimmunerkrankung, bei der Antikörper gegen die Belegzellen und gegen den Intrinsic factor gebildet werden. Sie ist immer im Magenkorpus lokalisiert. Durch die Zerstörung der Belegzellen kommt es zu einem Mangel an Salzsäure und zum Fehlen des Intrinsic factors. Der Intrinsic factor wird benötigt, um das mit der Nahrung aufgenommene Vitamin B_{12} im Ileum resorbieren zu können. Fehlt er, kann Vitamin B_{12} nicht resorbiert werden, und es kommt zu Mangelzuständen.

Vitamin B_{12}

Vitamin B_{12} bzw. Kobalamin ist ein wasserlösliches Vitamin. Es kann vom Körper nicht selbst synthetisiert werden, d.h., es muss ihm zugeführt werden. In der menschlichen Ernährung wird Vitamin B_{12} vorwiegend mit tierischen Nahrungsmitteln, insbesondere Innereien wie Leber, Niere oder Herz aufgenommen. Andere Quellen sind Fisch, Eier und Milchprodukte. In Lebensmitteln pflanzlichen Ursprungs fehlt Vitamin B_{12} weitgehend; daher ist die Versorgung bei Vegetariern oftmals unzureichend.

Vitamin B_{12} wird in der Leber gespeichert. Die Wirkung von Vitamin B_{12} ist eng mit der Funktion der Folsäure verknüpft (**Abb. 24.1**). Vitamin B_{12} wird für die DNA-Synthese benötigt und ist an einer Vielzahl von Stoffwechselprozessen beteiligt, insbesondere an der Hämatopoese sowie an der Bildung des Myelins.

Vitamin B12- und Folsäurestoffwechel

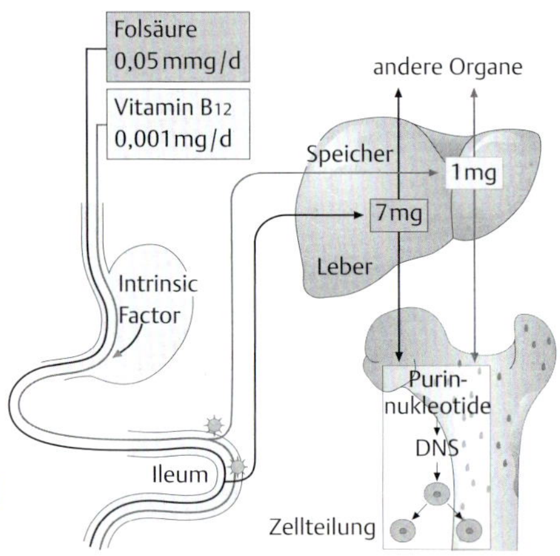

Abb. 24.1 Vitamin B_{12}- und Folsäurestoffwechsel.

Vitamin B_{12}-Mangel

Bei Vitamin-B_{12}-Mangelzuständen kommt es zu einer Störung in der DNA-Synthese. Die Zellbildung ist insbesondere in Geweben mit hoher Zellerneuerungsrate beeinträchtigt. Daher äußert sich ein Vitamin B_{12} -Mangel sowohl in zentralen und peripheren neurologischen Symptomen als auch in einer sog. perniziösen Anämie.

Diagnostik

Blutbild. Die perniziöse Anämie gehört zu den hyperchromen Anämien, d.h. der Blutfarbstoffgehalt des einzelnen Erythrozyten ist erhöht.

Vitamin-B_{12}-Spiegel. Ein Vitamin B_{12}-Mangel kann durch Bestimmung des Vitamin-B_{12}-Spiegels im Blut diagnostiziert werden.

Schilling-Test. Der Schilling-Test gibt darüber Auskunft, ob als Ursache eine Resorptionsstörung oder ein Mangel an Intrinsic factor vorliegt.

Autoantikörper. Bei Patienten mit perniziöser Anämie können in ca. 90% der Fälle Antikörper gegen die Parietalzellen (Belegzellen), sog. PCA, sowie in ca. 70% der Fälle Antikörper gegen den Intrinsic factor nachgewiesen werden.

Gastroskopie. Eine chronisch atrophische Gastritis wird histologisch durch eine Biopsie diagnostiziert, die mithilfe einer Ösophago-Gastro-Duodenoskopie (s.u.) aus der Magenschleimhaut entnommen wird.

Therapie

Für die Autoimmungastritis gibt es bisher keine Therapie. Der Vitamin B_{12}-Mangel wird durch lebenslange parenterale Substitution von Vitamin B_{12} behandelt. Da die Erkrankung mit einem erhöhten Karzinomrisiko einhergeht, werden regelmäßige gastroskopische Kontrolluntersuchungen empfohlen.

2. Welche Vorbereitungs- und Nachsorgemaßnahmen sind im Rahmen einer diagnostischen Gastroskopie notwendig? Begründen Sie Ihre Antworten.

Die Ösophago-Gastro-Duodenoskopie, kurz als ÖGD oder Gastroskopie bezeichnet, ist eine Untersuchung der Speiseröhre, des Magens und des Zwölffingerdarms. Der Patient wird vor dem Eingriff meist sediert und der Rachen anästhesiert. Das Endoskop wird dann durch die Speiseröhre bis zum unteren duodenalen Knie vorgeschoben. Unter Lufteinblasung entfalten sich die Organe und können inspiziert werden. Im Rahmen der ÖGD erfolgen eine Schleimhautbeurteilung, sowie die Feststellung von Veränderungen wie Entzündungen, Geschwüre und tumorösen Veränderungen. Falls angezeigt, werden aus allen Bereichen Proben entnommen.

Therapeutische Maßnahmen können in der gleichen Sitzung durchgeführt werden. Hierzu zählen blutstillende Verfahren, Fremdkörperentfernungen und die Abtragung von Polypen mithilfe einer Schlinge oder Zange unter Verwendung von Hochfrequenzchirurgiestrom.

Kontraindikationen

Eine Ösophago-Gastro-Duodenoskopie ist kontraindiziert bei:

- ungenügender Kooperation der zu untersuchenden Person
- Verdacht auf eine Perforation
- instabilen Kreislaufverhältnissen

Kontraindikation für eine endoskopische Biopsieentnahme sind schwere Gerinnungsstörungen.

Vorbereitung

Viele Menschen haben die Befürchtung, das Endoskop nicht schlucken zu können oder bei liegendem Endoskop keine Luft zum Atmen mehr zu bekommen. Da die Kooperation der zu untersuchenden Person von Bedeutung für eine sichere Befunderhebung ist, kann die Pflegeperson viel zum Gelingen der Untersuchung beitragen, indem sie in einem ruhigen und fachkompetenten Gespräch den Untersuchungsvorgang erläutern und damit Ängste nehmen kann (**Abb. 24.2**). Auch die Möglichkeit der Sedierung sollte angesprochen werden, allerdings bei ambulanten Patienten mit dem Hinweis, dass dann innerhalb der nächsten 24 Stunden kein Fahrzeug geführt und keine Maschine bedient werden darf.

Vor einer ÖGD müssen folgende Vorbereitungsmaßnahmen erfolgen:

- Patienten durch den Arzt aufklären und Einverständnis einholen.
- Laboruntersuchungen vornehmen: aktueller Gerinnungsstatus (Quick/INR, PTT) und Blutbild (Hb, Thrombozyten), um bei Biopsieentnahme das Risiko einer Nachblutung einschätzen zu können.
- Am Untersuchungstag den Patienten mindestens 6 Stunden nüchtern lassen (Ausnahme: Notfallsituation), um einer Aspiration von Mageninhalt vorzubeugen.
- Einen venösen Zugang für die Prämedikation durch den Arzt legen lassen.
- Bei vorhandener Zahnprothese Prothesenbecher mitgeben, damit diese sicher aufbewahrt werden kann.
- Befundmappe und Kurve mitgeben, um alle Vorbefunde, Patientendaten usw. zur Hand zu haben.

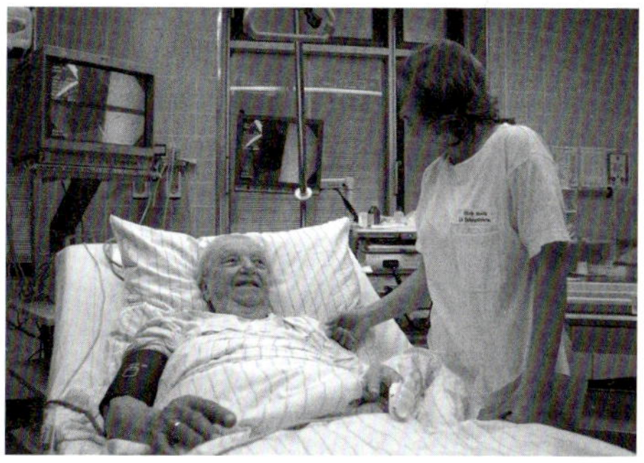

Abb. 24.2 Vorbereitung. Die Pflegeperson bereitet die Patientin auf die ÖGD vor und versucht, eine vertrauensvolle Beziehung aufzubauen.

Nachsorge

Die diagnostische ÖGD ist ein risikoarmer Eingriff. Mögliche Komplikationen entstehen meist durch Reaktionen auf die Prämedikation. Sie können jedoch auch vom Herzkreislaufsystem, vom Vagusnerv oder durch eine Aspiration von Mageninhalt verursacht werden. Besonders gefährdet sind ältere Menschen, Patienten mit Herzkreislauferkrankungen und Personen mit erhöhter Blutungsneigung.

Nach einer ÖGD sind folgende Aspekte zu beachten:

- Um Aspirationen zu vermeiden, müssen Patienten nach dem Eingriff noch zwei Stunden nüchtern bleiben, bis die Rachenanästhesie abgeklungen ist.
- Nach einer erfolgten Sedierung müssen Puls, Blutdruck und die Atmung überwacht werden.
- Um rechtzeitig eine Perforation erkennen zu können, den Patienten auf Schmerzäußerungen und Fieber beobachten.

3. Beschreiben Sie das Auffinden der Injektionsstelle für die intramuskuläre Injektion nach A. von Hochstetter.

Bei der intramuskulären Injektion wird das Arzneimittel in einen Skelettmuskel injiziert. Neben der ventroglutealen Injektion kann eine intramuskuläre Injektion auch in den Oberarm oder in den Oberschenkel erfolgen:

- am Oberarm befindet sich die Injektionsstelle im medialen Teil des M. deltoideus,
- am Oberschenkel eignet sich die Injektion in den M. vastus lateralis des M. quadriceps femoris.

Eine weitere Injektionstechnik zur ventroglutealen Injektion ist die sog. Crista-Methode nach Sachtleben.

Auffinden der Injektionsstelle nach A. v. Hochstetter

Bei der intraglutealen Injektion nach v. Hochstetter wird in den M. glutaeus medius bzw. minimus injiziert. Der Patient wird gebeten, sich zur Injektion mit leicht gebeugter Hüfte und entspannter Muskulatur auf die Seite zu legen.

Für die Injektion nach A. v. Hochstetter gibt es drei Fixpunkte, die aufgesucht werden müssen (**Abb. 24.3**):

1. Darmbeinhöcker (Eminentia cristae)
2. vorderer oberer Darmbeinstachel (Spina iliaca anterior superior)
3. großer Rollhügel (Trochanter major)

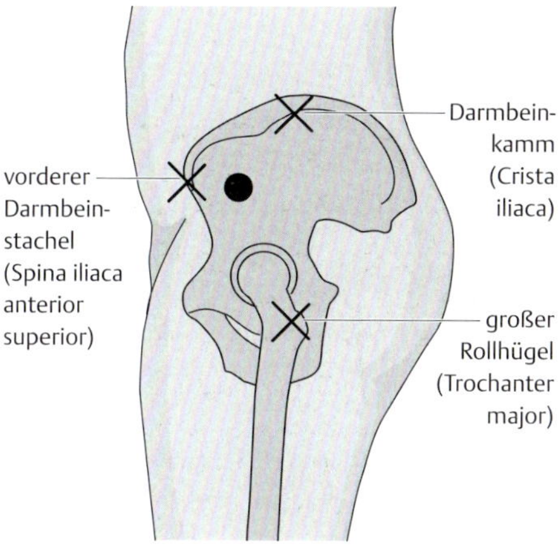

Abb. 24.3 Injektionsstelle. Als Markierungspunkte zur intraglutealen Injektion nach v. Hochstetter dienen der vordere Darmbeinstachel, der Darmbeinkamm und der große Rollhügel.

Die Pflegeperson stellt sich entweder vor oder hinter den Patienten, verschafft sich zunächst einen Überblick über die anatomischen Verhältnisse und ertastet dann mit der Hand die drei genannten Fixpunkte. Zum genauen Aufsuchen der Injektionsstelle bildet die Pflegeperson nun eine „Schwurhand", wobei der ventrale (bauchwärts zeigende) Finger der Schwurhand an den Darmbeinstachel angelegt wird, der dorsale (zum Rücken zeigende) Finger tastet den Darmbeinhöcker. Die Hand wird nun nach kaudal (steißwärts) verlagert, sodass die Handfläche auf dem Trochanter liegt (**Abb. 24.4a**). Dabei bleibt der ventrale Finger am Darmbeinstachel fixiert. Die Einstichstelle befindet sich in der Mitte des gebildeten Dreiecks aus Zeige- und Mittelfinger (**Abb. 24.4b**). Die ventrogluteale Punktion wird nun im 90°-Winkel zur Haut durchgeführt (**Abb. 24.4c-d**).

Abb. 24.4 zeigt die Injektion bei Rechtsseitenlage des Patienten und Position der Pflegeperson hinter diesem. Der ventrale

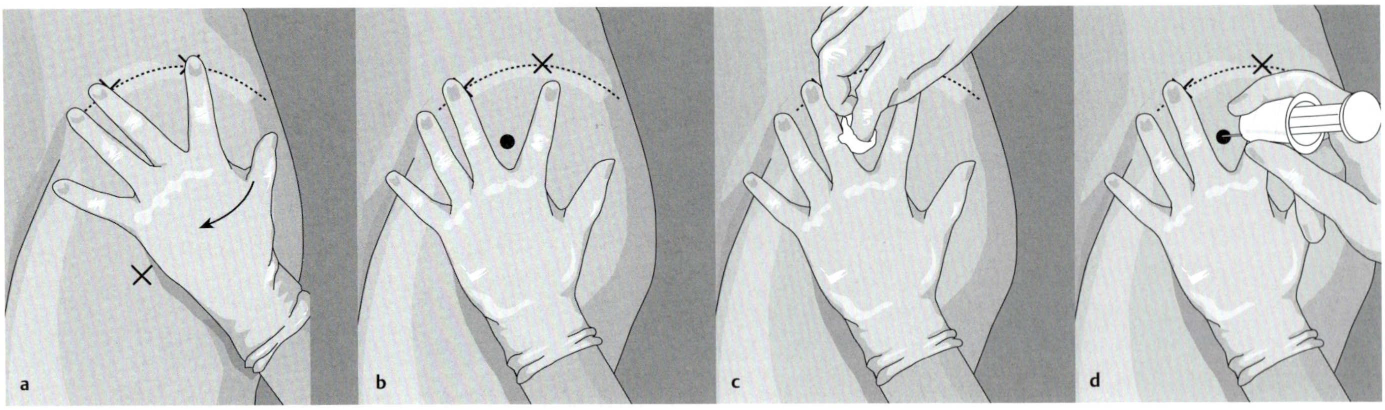

Abb. 24.4 Durchführung. Vorgehen bei der intraglutealen Injektion nach A. von Hochstetter.

Finger entspricht in dieser Position dem Mittelfinger der linken Hand, der dorsale Finger dem Zeigefinger.

4. Nennen Sie Maßnahmen, die verhindern, dass Patienten mit unvollständigen Unterlagen zu Untersuchungen gebracht werden.

Um zu verhindern, dass Patienten mit unvollständigen Unterlagen zu diagnostischen und therapeutischen Maßnahmen gebracht werden, eignen sich z.B.
- Standards,
- Checklisten oder
- EDV-gesteuerte Anmeldesysteme.

Standards. Eine Möglichkeit, derartige Probleme zu vermeiden, ist die Erstellung von verbindlichen Standards als Handlungsanweisung (vgl. Schewior-Popp u. Fischer: Examen Pflege – Schriftliche Prüfung Tag 3, S. 112) für alle im Haus üblichen diagnostischen und therapeutischen Eingriffe. Standards als Handlungsanweisung beinhalten die Festlegung organisatorischer und pflegerischer Abläufe.

In einem solchen Standard wird z.B. untersuchungs- oder operationsspezifisch aufgeführt,
- wie der Patient vorzubereiten ist,
- ob Voruntersuchungen notwendig sind,
- welche Laborparameter bestimmt werden müssen,
- in welcher Form die Terminabsprache bzw. Anmeldung erfolgt,
- wie der Patient in die Funktionsabteilung transportiert wird und
- welche Nachsorgemaßnahmen zu treffen sind.

Ein Beispiel für einen Standard zur Vorbereitung bzw. Nachsorge zur ÖGD wird in **Abb. 24.5** dargestellt.

Checklisten. Sog. Checklisten dienen dazu, vor einer Untersuchung – quasi auf einen Blick – überprüfen zu können, ob alle notwendigen Unterlagen vollständig sind und der Patient korrekt vorbereitet wurde. Fragen auf einer solchen Checkliste für eine ÖGD könnten sein:
- Termin bestätigt?
- Patient nüchtern?
- Aufklärung durch den Arzt erfolgt?
- Quick/INR, PTT und Thrombozyten im Normbereich?
- Peripherer Venenzugang gelegt?
- …

Klinik für Innere Medizin II **Standard diagnostische Ösophago-Gastro-Duodenoskopie**	
Vorbereitung	- Aufklärung durch den Arzt mind. 12 Std. vor der ÖGD - Einverständniserklärung durch den Patienten - Patient ist mind. 6 Std. nüchtern (ansonsten Rücksprache mit dem untersuchenden Arzt) - Labor: BB, Quick ≥ 60 %, Thrombozyten ≥ 60 000, PTT/TZ norm. (ansonsten Rücksprache mit dem untersuchenden Arzt) - Legen einer peripheren Venenverweilkanüle - Zahnprothese verbleibt auf der Station - Patient wird mit dem Bett in die Endoskopie-Abteilung gebracht
Nachsorge	- 2 Std. nüchtern lassen - bei Sedierung Vitalzeichenkontrolle - Beobachtung auf Schmerzäußerung, Fieber, Blutungszeichen
19.01.2008 *K. Meyer* Prof. Dr. Klaus Meyer, Chefarzt med. Klinik	*D. Nordmann* Dorothee Nordmann, Pflegedirektorin

Abb. 24.5 Standard zur Ösophago-Gastro-Duodenoskopie.

Können alle Fragen mit „ja" beantwortet werden, kann der Patient in die Funktionsabteilung gebracht werden.

EDV-Anmeldesysteme. Eine einfache und effektive Maßnahme, für vollständige Patientenunterlagen zu sorgen, ist eine EDV-gesteuerte Anmeldung. Um einen Patienten zu einer Untersuchung anzumelden, müssen bestimmte Parameter (z.B. die Laborwerte) in eine Maske eingegeben werden. Ohne diese Eingabe kann das Formular nicht zur Anmeldung weitergeleitet werden.

Anhang

Verwendete Literatur

Kapitel 1

Kaster M. Entwicklung der Pflege zum Beruf. In: Lauber A, Schmalstieg P. Grundlagen beruflicher Pflege, 2. Aufl. Stuttgart: Thieme; 2007

Kapitel 2

Kaster M. Entwicklung der Pflege zum Beruf. In: Lauber A, Schmalstieg P. Grundlagen beruflicher Pflege, 2. Aufl. Stuttgart: Thieme; 2007

Internetadressen

http://www.napier.ac.uk/fhlss/NMSC/Pages/Pre-reg.aspx (Napier-University Edinburgh)

http://www.tvu.ac.uk/ (Thames Valley University London)

Kapitel 3

Kaster M. Entwicklung der Pflege zum Beruf. In: Lauber A, Schmalstieg P. Grundlagen beruflicher Pflege, 2. Aufl. Stuttgart: Thieme; 2007

Internetadressen

http://www.drk.de

http://www.roteskreuzcalw.de

Kapitel 4

Kaster M. Entwicklung der Pflege zum Beruf. In: Lauber A, Schmalstieg P. Grundlagen beruflicher Pflege, 2. Aufl. Stuttgart: Thieme; 2007

Möller U, Hesselbarth U. Die geschichtliche Entwicklung der Krankenpflege. Hagen: Brigitte Kunz Verlag; 1994

Kapitel 5

Hell W. Alles Wissenswerte über Staat, Bürger, Recht. 5. Aufl. Stuttgart: Thieme; 2007

Kaster M. Entwicklung der Pflege zum Beruf. In: Lauber A, Schmalstieg P. Grundlagen beruflicher Pflege, 2. Aufl. Stuttgart: Thieme; 2007

Keller C. Pflegehandeln an rechtlichen Rahmenbestimmungen ausrichten. In: Schewior-Popp S, Fischer R. Examen Pflege. Schriftliche Prüfung Tag 3, Stuttgart: Thieme; 2008

Steppe H, Hrsg. Krankenpflege im Nationalsozialismus, 7. Aufl. Frankfurt: Mabuse; 1993

Internetadressen

http://www.gedenkstaette-hadamar.de

http://www.exit.ch/wDeutsch/

http://www.niederlandenet.de

http://www.wernerschell.de/Rechtsalmanach/Heilkunde/SterbehilfeG_Belgien.pdf

Kapitel 6

Kaster M. Entwicklung der Pflege zum Beruf. In: Lauber A, Schmalstieg P. Grundlagen beruflicher Pflege, 2. Aufl. Stuttgart; Thieme 2007

Kruse AP. Die Krankenpflegeausbildung seit der Mitte des 19. Jahrhunderts. Stuttgart; Kohlhammer 1987

Kurtenbach H, Golombek G, Siebers H.: Krankenpflegegesetz mit Ausbildungs- und Prüfungsverordnung für die Berufe in der Krankenpflege, 4. Aufl. Stuttgart; Kohlhammer 1994

Kapitel 7

Fischer R. Problemorientiertes Lernen in Theorie und Praxis. Stuttgart: Kohlhammer; 2004

Kaster M. Entwicklung der Pflege zum Beruf. In: Lauber A, Schmalstieg P. Grundlagen beruflicher Pflege, 2. Aufl. Stuttgart: Thieme; 2007

Kieschnick H. Arbeitsfelder in der Pflege. In: Thiemes Pflege, 11. Aufl. Stuttgart: Thieme; 2009

Kommission der Europäischen Gemeinschaften, Hrsg. Arbeitsdokument der Informationsdienststellen – Memorandum über lebenslanges Lernen. Brüssel: Selbstverlag; 2000

Roes M. Pflege auf dem Weg nach Europa. In: PADUA 2008; 01: 6ff.

Kapitel 8

Mitschriften aus dem Seminarvortrag „Pflegekammer" von Frau Prof. Dr. Edith Kellnhauser, 6. Semester Gesundheit und Pflege der KFH Mainz; 2008

Internetadressen

http://www.pflegekammer-nrw.de

http://www.pflegekammer.de

Kapitel 9

Antonovsky A. Gesundheitsforschung versus Krankheitsforschung. In: Franke A, Broda M, Hrsg. Psychosomatische Gesundheit. Tübingen: DGVT; 1993

Burisch M. Das Burnout-Syndrom. 3. Aufl. Berlin: Springer; 2006

Ekert B, Ekert C. Psychologie für Pflegeberufe. Stuttgart: Thieme; 2005

Faust V. Das Burnout-Syndrom und seine Folgen. Online im Internet: www.psychosoziale-gesundheit.net/psychiatrie/burnout.htm (Stand: 04.02.2008)

Jaggi F. Burnout – praxisnah. Stuttgart: Thieme; 2008

Kocs U: Arbeitsbelastungen und Methoden zur Bewältigung. In: Köther I, Hrsg. Thiemes Altenpflege. Stuttgart: Thieme; 2005

Köther I, Hrsg. Thiemes Altenpflege. Stuttgart: Thieme; 2005

Maslach C, Leiter MP. Die Wahrheit über Burnout. Stress am Arbeitsplatz und was sie dagegen tun können. Wien: Springer; 2001

Raddatz G, Peschers B. Burnoutprävention in der Pflegeausbildung. München: Urban & Fischer bei Elsevier; 2007

Raddatz G. Burnoutprävention. Persönlichkeitsbildung als Aufgabe der Pflegepädagogik. In PADUA 2008; 1: 44-46

Schmidt B. Burnout in der Pflege. Stuttgart: Kohlhammer; 2004

von Klitzing W, von Klitzing K. Psychische Belastungen in der Krankenpflege. Göttingen: Vandenhoek & Ruprecht; 1995

Kapitel 10

Ekert B. Ekert C. Psychologie für Pflegeberufe. Stuttgart: Thieme; 2005

Hausmann C. Psychologie und Kommunikation für Pflegeberufe. Wien: Facultas; 2005

Jasper BM. Gerontologie. Hannover: Vincentz; 2002

Schmidbauer W. Das Helfer-Syndrom. Reinbek: rororo; 2007

Hornung R, Lächler J. Psychologisches und soziologisches Grundwissen für Gesundheits- und Krankenpflegeberufe. Weinheim: Beltz; 2006

Kapitel 11

Caplan G, Grunebaum H. Perspektiven primärer Prävention. In: Sommer G, Ernst H, Hrsg. Gemeindepsychologie. München: Urban & Schwarzenberg; 1977

Ekert B, Ekert C. Psychologie für Pflegeberufe. Stuttgart: Thieme; 2005

Hausmann C. Psychologie und Kommunikation für Pflegeberufe. Wien: Facultas; 2005

Hornung R, Lächler J. Psychologisches und soziologisches Grundwissen für Gesundheits- und Krankenpflegeberufe. Weinheim: Beltz; 2006

Ihle J. Wenn Krankheit zur Krise wird. Die Schwester/Der Pfleger 2008; 9: 862–866

Oerter R, Montada L, Hrsg. Entwicklungspsychologie. Weinheim: Beltz; 2002

Schmidt B. Burnout in der Pflege. Stuttgart: Kohlhammer; 2004

Kapitel 12

Bonse-Rohmann M u.a., Hrsg. Kompetenzorientiert Prüfen. München: Urban & Fischer; 2008

Ekert B, Ekert C. Psychologie für Pflegeberufe. Stuttgart: Thieme; 2005

Hausmann C. Psychologie und Kommunikation für Pflegeberufe. Wien: Facultas; 2005

Kocs U. Aggression und Gewalt in der Pflege. In: Köther I, Hrsg. Thiemes Altenpflege. Stuttgart: Thieme; 2005

Köther I, Hrsg. Thiemes Altenpflege. Stuttgart: Thieme; 2005

Landespräventionsrat Nordrhein-Westfalen, Hrsg. Gefahren für alte Menschen in der Pflege. Köln: 2006. Online im Internet: http://www.justiz.nrw.de/JM/praevention/opfer/pflege.pdf (Stand: 28.10.2008)

Ostermann BM. Psychologie für Krankenpflegeberufe. Weinheim: Beltz; 1996

Ruthemann U. Aggression und Gewalt im Altenheim. Basel: Recom; 1993

Thobe M. Portfolio zum Thema „Gewalt in der Pflege“. In: Bonse-Rohmann M. u.a., Hrsg. Kompetenzorientiert Prüfen. München: Urban & Fischer; 2008

Wirsing K. Psychologisches Grundwissen für Altenpflegeberufe. 5. Aufl. Weinheim: Beltz; 2000

Wittig O. u.a. Gewalt im Berufsalltag. Die Schwester/Der Pfleger 2005; 4: 316–318

Zimbardo GP, Gerrig RJ. Psychologie. 16. Aufl. München: Pearson Education; 2004

Kapitel 13

Ekert B, Ekert C. Psychologie für Pflegeberufe. Stuttgart: Thieme; 2005

Bundesministerium für Familie, Senioren, Frauen und Jugend, Hrsg. Die Entwicklung der Kommunikationskultur in Pflegeheimen. Ein Praxishandbuch. Berlin: DruckVogt GmbH; 2002

Hausmann C. Psychologie und Kommunikation für Pflegeberufe. Wien: Facultas; 2005

Hoehl M, Kullick P. Thiemes Gesundheits- und Kinderkrankenpflege. 3. Aufl. Stuttgart: Thieme; 2008

Hornung R, Lächler J. Psychologisches und soziologisches Grundwissen für Gesundheits- und Krankenpflegeberufe. 9. Aufl. Weinheim: Beltz; 2006

Köther I, Hrsg. Thiemes Altenpflege. Stuttgart: Thieme; 2005

Willig W, Kommerell T, Hrsg. Psychologie, Sozialmedizin, Rehabilitation. 2. Aufl. Balingen: Selbstverlag Willig; 2002

Kapitel 14

Ekert B, Ekert C. Psychologie für Pflegeberufe. Stuttgart: Thieme; 2005

Holzbrecher M, Meschkutat B. Mobbing am Arbeitsplatz. Bremerhaven: Wirtschaftsverlag NW; 2005

Kasper H. Mobbing in der Schule. Weinheim: Betz; 1998

Kirchner H. Mobbing im Pflegeteam. Stuttgart: Thieme; 2000

Köther I, Hrsg. Thiemes Altenpflege. Stuttgart: Thieme; 2005

Leymann H. Mobbing. Psychoterror am Arbeitsplatz und wie man sich dagegen wehren kann. Reinbek: rororo; 1993

Leymann H, Hrsg. Der neue Mobbing Bericht. Reinbek: rororo; 1995

Schmidt B. Burnout in der Pflege. Stuttgart: Kohlhammer; 2004

Kapitel 15

Antonovsky A. Gesundheitsforschung versus Krankheitsforschung. In: Franke A, Broda M, Hrgs. Psychosomatische Gesundheit. Tübingen: DGVT; 1993

Ekert B, Ekert C. Psychologie für Pflegeberufe. Stuttgart: Thieme; 2005

Domnowski M. Burnout und Streß in Pflegeberufen. Hagen: Brigitte Kunz Verlag; 1999

Jaggi F. Burnout praxisnah. Stuttgart: Thieme; 2008

Kristel KH. Gesund pflegen. München: Urban & Schwarzenberg; 1998

Köther I, Hrsg. Thiemes Altenpflege. Stuttgart: Thieme; 2005

Lazarus RS, Folkmann S. Stress, Appraisal and Coping. New York: Springer; 1996

Schmidt B. Burnout in der Pflege. Stuttgart: Kohlhammer; 2004

von Klitzing W, von Klitzing K. Psychische Belastungen in der Krankenpflege. Göttingen: Vandenhoek & Ruprecht; 1995

Wirsing K. Psychologisches Grundwissen für Altenpflegeberufe. 5. Aufl. Weinheim: Beltz; 2000

Zimbardo PG, Gerrig RJ. Psychologie. 16. Aufl. München: Pearson Studium; 2004

Kapitel 16

Heinze G, Reuß M. Alkohol-, Medikamenten- und Drogenmissbrauch im Betrieb. 2. Aufl. Berlin: Erich Schmidt Verlag; 2004

Ladewig D. Sucht und Suchtkrankheiten. München: C.H. Beck; 1996

Nette A. Medikamentenprobleme am Arbeitsplatz. BR-Info 1996; 2

Nolte A. Sucht - Gefahr für Pflegende in Heilberufen. München: Urban & Vogel GmbH; 2007

Pegel-Rimpl U. Substanzbezogene Störungen am Arbeitsplatz. Eine Praxishilfe für Personalverantwortliche. DHS Info (Deutsche Hauptstelle gegen die Suchtgefahren e.V.). Hamm: DHS; 2001

Prattke A. Sucht. Formen - Probleme - Aufgaben in der Pflege. Stuttgart: Kohlhammer; 2001

Kapitel 17

Buer M. u.a., Hrsg. Informationsschrift Pränatale Diagnostik, 3. Aufl. Münster: Arbeitskreis pränatale Diagnostik; 2004

Fickus P. Pflegerische Interventionen im Zusammenhang mit der Atmung. In: Lauber A, Schmalstieg P. Pflegerische Interventionen. 2. Aufl. Stuttgart: Thieme; 2007

Fischer R. Pflegerische Interventionen im Zusammenhang mit diagnostischen Maßnahmen. In: Lauber A, Schmalstieg P. Pflegerische Interventionen. 2. Aufl. Stuttgart: Thieme; 2007

Follmann U. Pflegerische Interventionen im Zusammenhang mit der Atmung - Besonderheiten bei Kindern. In: Lauber A, Schmalstieg P. Pflegerische Interventionen. 2. Aufl. Stuttgart: Thieme; 2007

Kerbl R. u.a., Hrsg. Checkliste Pädiatrie. 3. Aufl. Stuttgart: Thieme; 2007

Lexikon der Krankheiten und Untersuchungen. Stuttgart: Thieme; 2006

Menche N, Hrsg. Biologie, Anatomie, Physiologie. 6. Aufl. München: Elsevier; 2007

Menche N, Hrsg. Pflege Heute. 4. Aufl. München: Elsevier; 2007

Snijders RJM et al. UK multicentre project of assessment of risk of trisomy 21 by maternal age and fetal nuchal-translucency at 10–14 weeks of gestation. Lancet 1998; 352: 343–346

Ullrich L, Wilpsbäumer S. Förderung der Atmung und Atemtherapie. In: Ullrich L u.a. Thiemes Intensivpflege und Anästhesie, Stuttgart, Thieme; 2005

Internetadressen

Tracheo-Bronchoskopie - Leitlinien der Dt. Ges. f. Hals-Nasen-Ohren-Heilkunde, Kopf- und Hals-Chirurgie, AWMF-Leitlinien Register Nr. 017/061, überarbeitet 2004 http://www.uni-duesseldorf.de/AWMF/ll/017-061.htm

http://www.ds-infocenter.de

http://www.gesundheit-nordhessen.medical-guide.net

http://www.sonderpaed-online.de

Kapitel 18

Berthold H, Hrsg.Klinikleitfaden Arzneimitteltherapie. München: Urban & Fischer; 2003

Diener HC u.a., Hrsg. Leitlinien für Diagnostik und Therapie in der Neurologie. 3. Aufl. Stuttgart: Thieme; 2005

Fickus P. Pflegerische Interventionen im Zusammenhang mit der Arzneimittelverabreichung. In: Lauber A, Schmalstieg P. Pflegerische Interventionen. 2. Aufl. Stuttgart: Thieme; 2007

Fischer R. Pflegerische Interventionen im Zusammenhang mit Punktionen. In: Lauber A, Schmalstieg P. Pflegerische Interventionen. 2. Aufl. Stuttgart: Thieme; 2007

Follmann U. Pflegerische Interventionen im Zusammenhang mit Punktionen - Besonderheiten bei Kindern. In: Lauber A, Schmalstieg P. Pflegerische Interventionen. 2. Aufl. Stuttgart: Thieme; 2007

Herold G, Hrsg. Innere Medizin. Köln: Herold; 2007

Kerbl R. u.a., Hrsg. Checkliste Pädiatrie. 3. Aufl. Stuttgart: Thieme; 2007

Kramer A, Heeg P, Botzenhart K. Krankenhaus- und Praxishygiene. München: Urban & Fischer; 2001

Roche Lexikon Medizin. 5. Aufl. München: Urban & Fischer; 2003

Simon C, Stille W. Antibiotika-Therapie in Klinik und Praxis. 10. Aufl. Stuttgart: Schattauer; 2004

Internetadressen

RKI: Meningokokken-Erkrankungen. RKI-Ratgeber Infektionskrankheiten - Merkblätter für Ärzte. http://www.rki.de

Leitlinien der Deutschen Gesellschaft für Neurologie, AWMF-Leitlinienregister Nr. 030/089: Bakterielle (eitrige) Meningoenzephalitis. http://www.uni-duesseldorf.de/WWW/AWMF/11/030-089.htm

Leitlinie der Deutschen Gesellschaft für Neurologie, AWMF-Leitlinienregister Nr. 030/107: Diagnostische Liquorpunktion. http://www.uni-duesseldorf.de/WWW/AWMF/11/030-107.htm

Kapitel 19

Jocham D, Miller K, Hrsg. Praxis der Urologie. Band I. Stuttgart: Thieme; 2007

Hauri D, Jaeger P, Hrsg. Checkliste Urologie. 3. Aufl. Stuttgart: Thieme 2000

Baumgart G, Jorge S. Perioperative Pflege. In: Kellnhauser E et al., Hrsg. Thiemes Pflege. 10. Aufl. Stuttgart: Thieme; 2004

Pflege Heute. 3. Aufl. München: Elsevier; 2004

Schmidt D, Zimmer M, Hrsg. Pflege Konkret Chirurgie Orthopädie Urologie. München: Urban & Fischer; 2000

Kapitel 20

Fickus P. Pflegerische Interventionen im Zusammenhang mit der Arzneimittelverabreichung. In: Lauber A, Schmalstieg P. Pflegerische Interventionen. 2. Aufl. Stuttgart: Thieme; 2007

Fischer R. Pflegerische Interventionen im Zusammenhang mit diagnostischen Maßnahmen. In: Lauber A, Schmalstieg P. Pflegerische Interventionen. 2. Aufl. Stuttgart: Thieme; 2007

Herold G, Hrsg. Innere Medizin. Köln: Herold; 2007

Katholisches Klinikum Koblenz: Innerklinisches Notfallkonzept

Mutschler E. u.a. Arzneimittelwirkungen. 8. Aufl. Stuttgart: Wissenschaftliche Verlagsgesellschaft; 2001

Rosien U. u.a. Endoskopie. In: Layer P, Rosien U, Hrsg. Praktische Gastroenterologie. 2. Aufl. München: Elsevier; 2004

Internetadressen

ERC-Leitlinien 2005 Erwachsenenreanimation

http://www.bgs-aelrd.de/pdf/ERCd.pdf

Kapitel 21

Berufsgenossenschaft für Gesundheitsdienst und Wohlfahrtspflege, Hrsg. Sichere Handhabung von Zytostatika - BGW M 640, Hamburg: 2004

Fischer R.Pflegerische Interventionen im Zusammenhang mit Punktionen. In: Lauber A, Schmalstieg P. Pflegerische Interventionen. 2. Aufl. Stuttgart: Thieme; 2007

Herold G, Hrsg. Innere Medizin. Köln: Herold; 2007

Internetadressen

http://www.bgw-online.de

http://www.radon-info.de

http://www.bmu.de/files/pdfs/allgemein/application/pdf/radon_themenpapier.pdf

Kapitel 22

Der Senator für Finanzen/freie Hansestadt Bremen, Hrsg. Leitfaden zur erfolgreichen Einarbeitung neuer Mitarbeiterinnen und Mitarbeiter. Bremen; 2004. Online im Internet: http://finanzen.bremen.de/sixcms/media.php/13/Einarbeitung%20neuer%20MitarbeiterInnen-Neu.pdf

Fischer R. Pflegerische Interventionen im Zusammenhang mit Punktionen. In: Lauber A, Schmalstieg P. Pflegerische Interventionen. 2. Aufl. Stuttgart: Thieme; 2007

Herold G, Hrsg. Innere Medizin. Köln: Herold; 2007

Schwarz W. u.a. Ultraschallsonografie und Endosonografie. In: Layer P, Rosien U, Hrsg. Praktische Gastroenterologie. 2. Aufl. München: Elsevier; 2004

Kapitel 23

Fischer R. Pflegerische Interventionen im Zusammenhang mit diagnostischen Maßnahmen. In: Lauber A, Schmalstieg P. Pflegerische Interventionen. 2. Aufl. Stuttgart: Thieme; 2007

Fischer R. Pflegerische Interventionen im Zusammenhang mit Punktionen. In: Lauber A, Schmalstieg P. Pflegerische Interventionen. 2. Aufl. Stuttgart: Thieme; 2007

Herold G, Hrsg. Innere Medizin. Köln: Herold 2007

Keller C. Pflegehandeln an rechtlichen Rahmenbestimmungen ausrichten. In: Schewior-Popp S, Fischer F, Hrsg. Examen Pflege – Schriftliche Prüfung Tag 3, Stuttgart: Thieme; 2007

Lexikon der Krankheiten und Untersuchungen. Stuttgart: Thieme; 2006

Münzel T. Neue Erkenntnisse bei der Nitratwirkung, Nitratbioaktivierung und Toleranzwirkung. Deutsche Medizinische Wochenschrift 2008; 44: 2277–2282

Roche Lexikon Medizin. 5. Aufl. München: Urban & Fischer bei Elsevier 2003

Schewior-Popp S, Fischer R, Hrsg. Examen Pflege – Schriftliche Prüfung Tag 1. Stuttgart: Thieme; 2006

Internetadressen

Chronische KHK – Kurzfassung, Nationale VersorgungsLeitlinien in: http://leitlinien.net/

Kapitel 24

Fischer R. Pflegerische Interventionen im Zusammenhang mit diagnostischen Maßnahmen. In: Lauber A, Schmalstieg P. Pflegerische Interventionen. 2. Aufl. Stuttgart: Thieme; 2007

Herold G, Hrsg. Innere Medizin. Köln: Herold; 2007

Rosien U. u.a.: Endoskopie. In: Layer P, Rosien U, Hrsg. Praktische Gastroenterologie. 2. Aufl. München: Elsevier; 2004

Sitzmann F. Injektion und Gefäßpunktion. In: Thiemes Pflege. 10. Aufl. Stuttgart: Thieme; 2004

Bildquellennachweis

Ekert B, Ekert C. Psychologie für Pflegeberufe. Stuttgart: Thieme; 2005: Abb. 9.2, 9.3, 11.2, 13.1, 14.2, 14.3, 15.2, 15.4, 16.3

Hell W. Alles Wissenswerte über Staat, Bürger, Recht. 5. Aufl. Stuttgart: Thieme; 2007: Abb. 5.2, 17.7

Hoehl M, Kullick P. Thiemes Gesundheits- und Kinderkrankenpflege. 3. Aufl. Stuttgart: Thieme; 2008: Abb. 17.5, 18.2, 18.3, 18.4, 18.5

Jaggi F. Burnout – praxisnah. Stuttgart: Thieme; 2008: Abb. 9.4

Kellnhauser E u.a., Hrsg. Thiemes Pflege. 10. Aufl. Stuttgart: Thieme; 2004: Abb. 2.1, 6.1, 19.2, 19.3, 20.4, 24.3, 24.4

Kellnhauser E u.a., Hrsg. Thiemes Pflege. 11. Aufl. Stuttgart: Thieme; 2009: Abb. 7.2

Kerbl R. u.a., Hrsg. Checkliste Pädiatrie. 3. Aufl. Stuttgart: Thieme; 2007: Abb. 17.4

Kirschnick O. Pflegetechniken. 3. Aufl. Stuttgart: Thieme; 2006: Abb. 19.4, 21.3

Köther I, Hrsg. Thiemes Altenpflege. Stuttgart: Thieme; 2005: Abb. 12.2, 12.3, 15.3

Lauber A. Grundlagen beruflicher Pflege. 2. Aufl. Stuttgart: Thieme; 2007: Abb. 1.1, 1.2, 1.3, 1.4, 2.2, 3.1, 4.1, 4.2

Lauber A, Schmalstieg P. Pflegerische Interventionen. 2. Aufl. Stuttgart: Thieme; 2007: Abb. 20.2, 20.3, 22.2

Lexikon der Krankheiten und Untersuchungen. Stuttgart: Thieme; 2006: Abb. 17.1, 17.2, 17.3, 18.1, 21.1, 21.2, 22.1, 23.1, 23.2, 23.3, 23.4, 23.5

Oestreicher E u.a. HNO, Augenheilkunde, Dermatologie und Urologie für Pflegeberufe. Stuttgart: Thieme; 2003: Abb. 19.1

Paetz B, Benzinger-König B. Chirurgie für Pflegeberufe. 20. Aufl. Stuttgart: Thieme; 2004: Abb. 3.3

Thiemes Innere Medizin (TIM). Stuttgart: Thieme; 1999: Abb. 20.1, 24.1

Sachverzeichnis

E

F

G

H

I

K